हृदयरोग से मुक्ति

एक हृदयरोगी चिकित्सक की आत्मकथा

डॉ. अभय बंग

डॉ. अभय बंग मेडिसिन शाखा के एम.डी. और अमरिका के जॉन्स हॉपकिन्स विश्वविद्यालय के एम.पी.एच. हैं। विश्वविद्यालयों में सर्वप्रथम स्थान और कई स्वर्ण पदकों सहित पढ़ाई पूरी करने पर अपनी डॉक्टर पत्नी के साथ महाराष्ट्र के गड़चिरौली नामक आदिवासी इलाके में स्वयं प्रेरणा से जाकर रहे और पिछले बाईस वर्षों से वहाँ स्वास्थ्य सेवा कर रहे हैं। सार्वजनिक स्वास्थ्य के क्षेत्र में विश्वख्याति के शोधकर्ता हैं।

डॉ. अभय बंग

हृदयरोग से मुक्ति

एक हृदयरोगी चिकित्सक की आत्मकथा

अनुवाद
आशा चतुर्वेदी

राजकमल पेपरबैक्स

राजकमल पेपरबैक्स में
पहला संस्करण : 2012
चौथा संस्करण : 2017

राजकमल पेपरबैक्स : उत्कृष्ट साहित्य के जनसुलभ संस्करण

राजकमल प्रकाशन प्रा.लि.
1-बी, नेताजी सुभाष मार्ग, दरियागंज
नई दिल्ली-110 002
द्वारा प्रकाशित

शाखाएँ : अशोक राजपथ, साइंस कॉलेज के सामने, पटना-800 006
पहली मंजिल, दरबारी बिल्डिंग, महात्मा गांधी मार्ग, इलाहाबाद-211 001
36 ए, शेक्सपियर सरणी, कोलकाता-700 017
वेबसाइट : www.rajkamalprakashan.com
ई-मेल : info@rajkamalprakashan.com

बी.के. ऑफसेट
नवीन शाहदरा, दिल्ली-110 032
द्वारा मुद्रित

मूल्य : ₹400

HRIDAY ROG SE MUKTI
Autobiography of a Heart Patient Doctor
by Dr. Abhay Bang
Translated by Asha Chaturvedi

ISBN : 978-81-267-2106-1

Twenty years have come and gone
and I am still at the dance
I guess that God just changed his mind
and gave me another chance.

And on that day I took a vow
to let go of the past,
to live my life and love each day
as if it were my last.

–Jill Warren
(a cancer survivor)

प्रस्तावना

तीन वर्ष पूर्व मुझे अचानक हृदयरोग का दौरा पड़ा। क्या यह हृदयरोग सचमुच ही अचानक हुआ था? या वर्षों से वह रोज ही हो रहा था; केवल मुझे वह एक दिन 'अचानक' ज्ञात हुआ? हृदयरोगी होने पर मुझे कैसा लगा? मेरे हृदयरोग के क्या कारण थे? मृत्यु के नजदीक से दर्शन का मेरे मन पर क्या परिणाम हुआ? हृदयरोग से मुक्ति के लिए मैंने क्या किया? मैंने स्वयं हृदयरोग का उपचार करने के बजाए हृदयरोग ने ही कैसा मेरा उपचार किया और मुझे ठीक कर दिया? एक बार फिर से मिली जिन्दगी को मैं कैसे जी रहा हूँ?

यह सारी भीतरी कहानी बहुत व्यक्तिगत थी। परन्तु मित्रों को वह न बताना भी तो उनको हृदयरोग के खतरे में रहने देना था। किसी भी तरह उन्हें सावधान करना चाहिए, ऐसा तीव्रता से मुझे लगने लगा। यही सोचकर अपने हृदयरोग की कहानी मैंने एक पत्र द्वारा चुनिन्दा मित्रों को लिखी। इरादा इतना ही था– मित्र, सावधान! दैनिक 'महाराष्ट्र टाइम्स' ने वह कहानी प्रकाशित कर दी। मराठी 'साप्ताहिक सकाल' के सम्पादक श्री सदा डुम्बरे ने उसे पढ़कर मुझे उस अनुभव को आधार बनाकर एक विस्तृत लेख लिखने का सुझाव दिया। 'साप्ताहिक सकाल' के 1996 के दीवाली अंक में वह लेख 'मेरा साक्षात्कारी हृदयरोग' शीर्षक से प्रकाशित हुआ।

"Things we consider most personal, are the most general," मनोवैज्ञानिक कॉर्ल रॉजर्स ऐसा कहा करते थे। मेरे हृदयरोग की व्यक्तिगत कहानी में समाज के हृदय से सम्बन्धित

कुछ गहरा भाव था। मानो वह दुख हर एक का था। मानो हर व्यक्ति राह खोज रहा था। उस लेख को सारे महाराष्ट्र ने अपना लिया। ऐसा कहा जाता है कि वह अभूतपूर्व रूप से लोकप्रिय हुआ। उसकी हजारों फोटोकापियाँ लोगों ने अपने मित्रों को और स्नेहीजनों को भेजीं। डॉक्टर अपने हृदयरोग के मरीजों को दवा की पर्ची के साथ उस लेख की कापी देने लगे। उस वर्ष सर्वश्रेष्ठ मराठी लेख का साहित्यिक पुरस्कार भी उसे मिला। मैं चकित था।

वही लेख अब मैं अधिक विस्तृत स्वरूप में इस पुस्तक के रूप में प्रस्तुत कर रहा हूँ। हृदयरोग के कारण मेरे जीवन में जो खोज प्रारम्भ हुई, वह मुझे हृदयरोग के भी उस पार ले गई। फिर तो वह आगे की खोज ही मुख्य हो गई। 1996 में 'सकाल' वाले लेख के उपरान्त भी खोज चलती ही रही। अपनी उसके बाद की यात्रा को भी मैंने इस पुस्तक में शामिल किया है। जिज्ञासुओं के लिए उपयोगी हो ऐसी जानकारी अन्तिम प्रकरण (7) में समाविष्ट की है। खुद के निदान के लिए कुछ परीक्षण-खेल जैसी चीजें भी शामिल की हैं।

इस पुस्तक को लिखना एक अति आनन्ददायी अनुभव रहा। मेरी भूमिका आत्मकथन की है। हृदयरोग की घटना एवं उस कारण मेरी भीतरी अन्तर्यात्रा–इसका यह प्रवास वर्णन है। शुद्ध वैज्ञानिक एवं समग्र वैचारिक प्रस्तुति इसका उद्देश्य नहीं है। यह कोई चिकित्साशास्त्र, योगशास्त्र अथवा अध्यात्म पर लिखी शास्त्रीय पुस्तक नहीं है। मेरा अपना अनुभव ही इस कहानी का विषय है। उसे पूरी ईमानदारी से प्रस्तुत करने का प्रयत्न मैंने किया है। अतः स्वाभाविक है कि मेरे जीवन के सन्दर्भ एवं इस यात्रा में आए स्थानों का ही इसमें प्रमुखता से उल्लेख मिलेगा। दूसरे स्थानों से इनकार नहीं है! मुझे उनका अनुभव नहीं है–बस इतना ही! मेरी यात्रा ही सही है, ऐसा मेरा कोई दावा नहीं है। कहानी में क्या सही, क्या गलत। जो भी कुछ घटित हुआ वह ऐसा है, बस!

एक उल्लेख आवश्यक है। 'महाराष्ट्र टाइम्स' व 'साप्ताहिक

सकाल' के लेख पढ़कर अक्षरशः एक हजार से अधिक पाठकों ने मुझे पत्र लिखे। इच्छा होते हुए भी मैं उन सबको उत्तर नहीं दे पाया। गढ़चिरौली जिले में आदिवासियों के बीच मेरे काम करते हुए पाठकों के असंख्य पत्रों के उत्तर देने की प्रचंड कार्यक्षमता मुझमें न थी। मैंने उनके प्रेम का आनन्द तो लिया, परन्तु जवाब नहीं दे सकने का खेद मुझे रहेगा। एक-एक पत्र भावनाओं से सराबोर था। उनके उत्तर भी मैं क्या देता? विदुर के छोटे-से घर में जैसे कृष्ण आए हों। मैं उनका आदर आतिथ्य कैसे करूँ? पाठकों का यह ऋण शायद मुझ पर से कभी नहीं उतर पाएगा।

हृदयरोग की समस्या से ग्रस्त अथवा इसकी सम्भावना वाले मुझ जैसे लोगों की लम्बी होती हुई कतारें मुझे समाज में दिखाई दे रही हैं। हृदयरोग की मेरी इस कहानी के कारण उनका मार्ग कुछ आसान हो जाएगा, इस आशा से यह कहानी कहने का प्रयत्न किया है। वैसा अगर सचमुच हो जाए तो वह किसका यश होगा! मुझे हृदयरोग का और उसमें से मेरी उँगली पकड़कर बाहर निकालने का वरदान जिसने दिया, उस जीवन को ही मैं यह सेवा अर्पित करना चाहूँगा।

श्रीकृष्णार्पणमस्तु।

—अभय बंग

कृतज्ञता

इस पुस्तक के साकार होने में अनेक लोगों की महत्त्वपूर्ण भूमिका है। इस बीमारी के दौरान और बाद में भी मेरा खयाल रखकर सँभालने के लिए मेरी पत्नी रानी दृढ़ता से मेरे साथ खड़ी रही। मेरी इस यात्रा का भार उसने बिना गिले-शिकवे के, प्रेमपूर्वक उठाया। रानी मेरी इस यात्रा की सबसे नजदीक की साक्षी व श्रोता रही।

मेरे डॉक्टर व शिक्षक डॉ. बिडवई, जिनसे मुझे आध्यात्मिक मार्गदर्शन मिला वे सुश्री विमलाताई ठकार एवं उस काल में पुस्तकों के द्वारा मुझे पुनः मिलकर आध्यात्मिक व संस्कृत पुस्तकों का गूढ़ अर्थ समझानेवाले विनोबा–इन तीनों का मैं ऋणी रहूँगा।

डीन ऑर्निश एवं योग के क्षेत्र में काम करनेवाले अनेक व्यक्तियों एवं संस्थाओं से मैंने सीखा। मेरा पत्र व्यक्तिगत मित्रों के घेरे तक ही सीमित रह जाता व सम्भवतः पुस्तक कभी स्वरूप न ले पाती; परन्तु श्री प्रह्लाद जाधव ने उसे पढ़कर 'महाराष्ट्र टाइम्स' में प्रकाशित करवाया और श्री सदा डुम्बरे ने मुझसे 'साप्ताहिक सकाल' के दीपावली अंक के लिए लेख लिखवाया। राजहंस प्रकाशन के श्री दिलीप माजगाँवकर ने गढ़चिरौली के जंगलों में बारम्बार सन्देश भेजकर मुझसे पुस्तक लिखने का आग्रह किया एवं प्रकाशन की जिम्मेदारी उठाई। प्रो. सुरेश पांढरीपांडे, डॉ. एस.पी. कलंत्री, श्री सदा डुम्बरे, श्री विवेक व सौ. नीला फडणीस ने पुस्तक की पांडुलिपि पढ़कर उपयोगी सुझाव दिए।

हजारों पाठक एवं रोगी मुझसे प्रत्यक्ष मिलकर अथवा पत्र

द्वारा प्रेरणा देते रहे। मेरे द्वारा लिखा एवं बारम्बार सुधारा गया हस्तलिखित पाठ श्री बलवन्त सूर्वे ने ध्यानपूर्वक वर्ड-प्रोसेस किया।

जिनके विचारों व अनुभवों का मैंने पग-पग पर आधार लिया वे अनेक शास्त्रज्ञ, ऋषि, विचारक एवं सन्त मेरे मार्गदर्शक हैं। उन्हीं से राह पूछते हुए मैं इस रास्ते पर चला हूँ।

इन सबके बिना यह सम्भव ही नहीं था।

—अभय बंग

हिन्दी अनुवाद की प्रस्तावना

मराठी किताब ने महाराष्ट्र में जो लोकप्रियता प्राप्त की है और जनमानस में इसे जो स्वीकृति मिली है वह अचम्भित करनेवाली है। कहते हैं कि इसने मराठी पढ़नेवाले समाज को जगा दिया; कि लोग इस किताब को पढ़कर अपना जीवन बदल रहे हैं, कि डॉक्टर दवा के प्रिस्क्रिप्शन के साथ यह किताब रोगियों को दे रहे हैं! इसे कई साहित्यिक पुरस्कार मिले। एक समय पुस्तकों के विश्व में दावा था कि यह मराठी भाषा की सबसे तेजी से बिकनेवाली किताब है, जिसके बारह संस्करण पाँच वर्ष में प्रकाशित हुए।

इस सबके लिए मैं जिम्मेदार नहीं हूँ। न ही मैं साहित्यिक लेखक हूँ; न ही कोई सिद्धपुरुष। जिस दिन मुझे हृदयरोग का दौरा हुआ उसी दिन से मेरे मन में यह तीव्र छटपटाहट रही कि कम से कम औरों को आगाह करूँ कि वे ऐसी गलती न करें। ईश्वर ने मुझे इस कार्य का वाहक बनाया—बस मेरा कर्तत्व इतना ही है।

हिन्दीभाषी वाचकों को स्वभावतः मराठी किताब की भनक लगी। मुझसे बार-बार माँग की जाती रही कि इसका हिन्दी अनुवाद दूँ। बम्बई की प्रोफेसर प्रतिभा सिंह ने स्वयं की प्रेरणा से छोटे मराठी लेख का हिन्दी अनुवाद प्रकाशित भी किया, बिना मूल्य वितरण के लिए।

अकोला की बहन सुश्री आशा चतुर्वेदी महाराष्ट्र में पली तथा पढ़ी हैं और विवाहोपरान्त इन्दौर में प्राचार्या हैं। मराठी और हिन्दी पर उनका सहज प्रभुत्व है। उन्होंने जब हिन्दी अनुवाद करने की

इच्छा प्रकट की तो मैंने उन्हें सहर्ष सम्मति दी। परिवार में गम्भीर रोगों के संकट होते हुए भी उन्होंने जिस प्रेम से इस अनुवाद को पूरा किया वह एक कर्मयज्ञ ही था। मैं और इस अनुवाद के पाठक उनके ऋणी रहेंगे।

मेरे पिता वरिष्ठ गांधीवादी श्री ठाकुरदास बंग तथा सुप्रसिद्ध पत्रकार-सम्पादक स्वर्गीय श्री प्रभाष जोशी की पहल के कारण राजकमल प्रकाशन द्वारा यह पुस्तक हिन्दी वाचकों तक पहुँच रही है।

डायबिटीज और हृदयरोग की प्रचंड महामारी (mega-epidemic) भारतीय समाज में फैल रही है, इसलिए हिन्दी वाचकों को भी यह आत्मकथा, यह आत्मशोध अपनी खुद की कहानी लगेगी, इसमें मुझे कोई सन्देह नहीं है। अन्ततोगत्वा, हम सब एक ही मनुष्य हैं।

—अभय बंग

सावधानी

इस किताब में दी हुई जानकारी चिकित्साशास्त्र का मेरा ज्ञान, विज्ञान की आज की मान्यताएँ और खुद के जीवन में आए प्रयोगों के अनुभव पर आधारित है। लेकिन हर व्यक्ति की प्रकृति और रोग दूसरों से भिन्न होते हैं। इसलिए हृदयरोग के मरीज व्यायाम की मर्यादा और दवाइयाँ अपने डॉक्टर की सलाह से ही तय करें।

—अभय बंग

अनुक्रम

हृदयरोग से मुक्ति

1
आघात

Life is what is happening
while you are busy making other plans.

–John Lenon

1.1

18 अप्रैल, 1995 को हमेशा की तरह सुबह उठकर घूमने निकला। गढ़चिरौली जिले के जंगल में जहाँ हम रहते हैं, उस बस्ती को हमने 'शोधग्राम' नाम दिया है। वहीं हमारा रुग्णालय, अनुसन्धान केन्द्र तथा व्यसनमुक्ति केन्द्र है। मैं शोधग्राम के गेट तक चलते हुए आ पहुँचा। हमारे दो अल्सेशियन कुत्ते–शेरा व सोनी और दो पामेरियन कुत्तियाँ–मीता एवं रूपी–यह पूरा कुनबा मेरे आगे-पीछे चल रहा था। शोधग्राम के आसपास हरा-भरा जंगल है। रामायण में वर्णित दंडकारण्य यही है। इस जंगल में से गुजरती हुई कुडकवाही गाँव की ओर जानेवाली मुरुम की लाल सर्पिली पगडंडी हमारे रोज घूमने जाने का रास्ता है।

अभी सौ कदम भी न चला होऊँगा कि अचानक सीने में दर्द उठा मानो किसी ने कसकर पकड़ लिया हो। बायें हाथ में भी दर्द होने लगा। इससे पहले भी मुझे कभी-कभार ऐसा दर्द हुआ था, किन्तु सम्पूर्ण डॉक्टरी जाँच के पश्चात वह दर्द एसिडिटी से हुआ होगा, ऐसा निष्कर्ष निकाला गया था। परन्तु आज का दर्द कुछ ज्यादा ही तीव्र था। हृदयरोग का दर्द 'एंजाइना' जैसा! अतः वापस लौटा और एंटासिड की भरपूर गोलियाँ चबा डालीं। यह मात्र एसिडिटी होगी तो थोड़ी देर में शान्त हो जाएगी, ऐसी उम्मीद थी।

थोड़ी देर बाद पुनः घूमने निकला। इस बार मेरी पत्नी रानी भी साथ थी। पुनः वही लाल पगडंडी, परन्तु सौ कदम भी नहीं चला कि फिर वही दर्द उठा। रानी को बताऊँ या नहीं? कुछ कदम और चला किन्तु आगे चलना असम्भव हो गया। 'रानी, मुझसे चला नहीं जा रहा, चलने से छाती में दर्द होता है।'

जैसे ही मैंने रानी से यह कहा, मन में कहीं कुछ खट् से टूटा। मैं साफ-साफ जान चुका था कि मुझे हृदयरोग हो गया है।

दिल तो जान चुका था, किन्तु बुद्धि अभी प्रमाण माँग रही थी। धीरे-धीरे चलकर किसी तरह वापस लौटा और तुरन्त अपने दवाखाने में जाकर कार्डियोग्राम (ईसीजी) निकाला। नर्स ने ईसीजी निकालकर मेरे हाथ में दिया। रानी और हमारी नर्स नन्दा चिन्तित होकर मेरी ओर देख रही थीं। ईसीजी मशीन के तार अभी मेरे हाथ-पैर एवं छाती पर बँधे हुए थे। मेरा ईसीजी कौन देखता? अन्य किसी को बताने की यहाँ सुविधा नहीं थी। नागपुर यहाँ से 200 कि.मी. दूर था। स्वयं ही अपना ईसीजी देखने लगा। मेरे ईसीजी की रेखाएँ आज नार्मल नहीं थीं। 'एस-टी सेगमेंट' की रेखा पटरी से थोड़ी-सी नीचे खिसक गई थी। अर्थात मेरी छाती में जो दर्द हुआ था, वह निरुपद्रवी नहीं था। जैसे ही मैंने रानी को यह बताया, उसने तुरन्त निर्णय लिया, 'हम अभी तुरन्त नागपुर जा रहे हैं।'

तुरन्त निकलने की तैयारी शुरू हो गई। हमारा बड़ा बेटा आनन्द नौवीं की वार्षिक परीक्षा देने के लिए 16 कि.मी. दूर गढ़चिरौली शहर गया हुआ था। उससे मिलकर उसे बता पाना भी सम्भव नहीं हुआ। छोटा बेटा अमृत नौ वर्ष का था। उसे किसी तरह समझाया कि हम लोग सम्भवतः शाम तक अथवा दूसरे दिन सुबह तक लौट आएँगे। निकलने से पूर्व रानी से मैंने मेरी हृदयरोग से सम्बन्धित दो पुस्तकें साथ लाने को कहा। 'क्यों लेते हो? वहाँ हैं न दूसरे डॉक्टर तुम्हारा इलाज करने के लिए।'

'हाँ रे, लेकिन मुझे समझ में तो आना चाहिए कि मुझे आखिर हुआ क्या है?'

हृदय का रक्तसंचार बढ़ानेवाली 'सॉर्बिट्रेट' की गोली जुबान के नीचे रखी। रास्ते में यदि दर्द बढ़ा या मेरा हृदय रुक गया तो क्या करना होगा, इसकी हिदायतें रानी को दीं। कुछ इमरजेंसी दवाएँ साथ लीं और हम दोनों नागपुर के लिए निकल पड़े।

गाड़ी नागपुर की ओर दौड़ रही थी। रास्ते भर ईसीजी की पुस्तक पढ़ता रहा। आज ईसीजी में जो थोड़ा-सा बदलाव दिखा उसका मतलब क्या था? पढ़ते-पढ़ते याद आया कि बीस साल पहले एम.डी. की पढ़ाई करते समय ईसीजी को और ईसीजी में दिखाई देनेवाले बारीक से बारीक बदलाव को खोज

निकालना, उनका अर्थ लगाना एवं निदान करना यह हमारा शौक ही बन गया था। एक-दूसरे की ओर हम ईसीजी फेंकते और कहते, 'चल, इसका डाइग्नोसिस कर।' उस समय इस बौद्धिक खेल में बड़ा मजा आता था। परन्तु गत दस-पन्द्रह वर्षों में ईसीजी से मेरा सम्बन्ध करीब-करीब टूट गया था। जहाँ मैं रहता हूँ और काम करता हूँ, उस आदिवासी इलाके में हृदयरोगी और उसमें भी हार्ट अटैक के रोगी करीब-करीब न के बराबर ही मिलते हैं। अतः अनेक वर्षों के बाद आज पहली बार ईसीजी की पुस्तक पुनः पढ़ रहा था। परन्तु जैसे अर्जुन को केवल पक्षी की आँख दिख रही थी; पेड़, आकाश और उसके साथी बाकी कुछ भी नहीं, वैसे ही आज इस पुस्तक में मुझे और कुछ नहीं दिखाई दे रहा था। केवल मेरे ईसीजी में जो थोड़ा परिवर्तन दिखाई दिया था–ईसीजी की एस-टी लकीर का नीचे खिसकना–उसी का अर्थ खोजने में मैं जुटा हुआ था। मुझे कौन-सी बीमारी हुई है? क्या मेरा निदान हृदयरोग निकलेगा? गाड़ी तीव्र गति से नागपुर की ओर जा रही थी। मेरे हृदय में, बहुत गहराई में खलबली मची थी। बार-बार प्रश्न उठ रहा था–'यह मुझे क्या हो गया? कुछ भयंकर तो नहीं होगा न?'

दोपहर को नागपुर पहुँचते ही, वहाँ के वरिष्ठ हृदयरोग विशेषज्ञ डॉ. बिडवई के पास पहुँचे। बीस साल पहले एम.डी. करने के लिए पी.जी.आई. चंडीगढ़ में मैं डॉ. बिडवई के निर्देशन में हृदयरोग विभाग में पढ़ा था। तब से उनका मुझ पर पुत्रवत स्नेह था। सर को लगा कि मैं सहज ही मिलने आया हूँ। उन्होंने स्वागत किया और अपने पुराने विद्यार्थी से मिलने पर होनेवाले आनन्द में मग्न हो गप्पें मारने लगे। हाल ही में देखे एक दिलचस्प मरीज के बारे में सुनाने लगे। मैं बोला, 'सर, आज जरा मुझे भी देख लीजिए। आज सुबह मेरी छाती में दर्द हुआ।'

सर ने मेरी ओर थोड़ा आश्चर्य से देखा। मैं केवल 44 वर्ष का था। अभय को हृदयरोग हो सकता है, यह स्वीकारने के लिए उनका मन तैयार नहीं था। उन्होंने मुझसे विस्तृत जानकारी ली। मेरा चेकअप किया और पुनः ईसीजी लिया। डॉ. बिडवई का चेहरा गम्भीर हो गया। मेरे दर्द पर 'अंस्टेबल एंजाइना, नॉन क्यू वेव इन्फार्कशन' का लेबल लग गया। 'अभय, तुझे एडमिट होना पड़ेगा', सर बोले। अब शंका के लिए कोई जगह नहीं बची थी। बात गम्भीर थी। मेरा हॉस्पिटल में भर्ती होना आवश्यक था।

जाते-जाते सर के टेबल पर दो मोटी-मोटी लाल कवर की पुस्तकें दिखाई दीं। युजीन ब्रॉनवॉल्ड की विश्वप्रसिद्ध 'हार्ट डिसीज' नामक पुस्तक के ये दो खंड थे। कई दिनों से वह पुस्तक पढ़ने की मैं सोच रहा था, किन्तु कभी मिली नहीं थी। आज तो अनेकों प्रश्न मेरे दिमाग में गूँज रहे थे। 'सर, मैं यह पुस्तक पढ़ने के लिए साथ ले चलूँ क्या?' क्षण भर उन्होंने मेरी ओर देखा। रोगी को उसके रोग सम्बन्धी पुस्तक पढ़ने दी जाए अथवा नहीं, ऐसा विचार उनके मन में आया होगा। परन्तु अन्ततः तो वे प्रोफेसर थे। अपने विद्यार्थी को 'पढ़ मत' ऐसा कैसे कहते? 'ले लो साथ।' उन्होंने कहा। ब्रॉनवॉल्ड की वे दो भारी भरकम पुस्तकें रानी ने मेरे लिए उठा लीं। दोपहर ठीक चार बजे अस्पताल के एक कमरे में मैं लेटा हुआ था। मैं हृदयरोगी हो चुका था।

रानी और मैं, हम दोनों ही सुन्न हो गए थे। मेरे मन में सतत विचारों का बवंडर चल रहा था। 'आनेवाले 48 घंटों में, आनेवाले सप्ताह में इस रोग के बढ़ने से मैं अचानक मर भी सकता हूँ। मर गया तो क्या होगा? रानी का क्या होगा? आनन्द और अमृत का क्या होगा? इतनी जल्दी उनकी जिम्मेदारी छोड़कर मैं चला जाऊँगा? हमारी संस्था 'सर्च' का आरोग्यसेवा का काम, शराबबन्दी का काम व्यापक हो चला है, उसका क्या होगा? क्या ऐसे चले जाने का मुझे अधिकार है?'

जैसे-जैसे मैं विचार करने लगा, वैसे-वैसे क्या घटित हुआ है, यह मुझे अब समझ में आने लगा। खतरे की कल्पना स्पष्ट होने लगी। 'अरे, अभी तो मैं जिन्दगी जिया ही क्या हूँ और इतने में जीवन का अन्त आ गया? अभी-अभी तो जीवन आरम्भ हुआ था। कल-परसों ही तो मैं बालमन्दिर में जानेवाला छोटा-सा लड़का था। वो देखो...मैं बस्ता लेकर बालमन्दिर में जा रहा हूँ...और वह लड़का अब इतनी जल्दी मर जाएगा? अजी नहीं, नहीं! कितनी सारी बातें अभी मुझे करनी हैं। अभी तो जीवन का अर्थ भी नहीं समझ पाया हूँ। मेरा तो सबकुछ रह गया है! और अन्त आ पहुँचा?' अचानक मेरे पैरों तले की जमीन खिसक रही थी और जिन्दगी के गढ़ ढहने लगे थे। आयुष्य के बारे में मेरी धारणाएँ और गणित गलत साबित होने जा रहे थे।

मृत्यु के लिए मैं तैयार नहीं था। जीवन सदा ही चलता रहेगा ऐसा मैंने मान लिया था, और सचमुच जीने को आज तक टालता रहा, स्थगित करता

रहा था। 'आज इतना कर लूँ, कल से अच्छी तरह जीना शुरू करूँगा!' असली जीवन जीना कभी शुरू ही नहीं हुआ। मानो जीने की रिहर्सल ही चल रही हो– वैसे ही सतही जिये जा रहा था।

और अब जाने का समय आ गया।

1.2

मृत्यु के भय के साथ दूसरे अनेक प्रश्न परेशान कर रहे थे। 'ऐसा कैसे हुआ? मैंने ही क्या पाप किया था? स्वयं डॉक्टर होते हुए भी मैं पहले ही सावधान क्यों न हो गया?' किन्तु क्या वास्तव में मुझे ऐसा आज सुबह ही हुआ था? एक-एक घटना याद आने लगी।

17 अप्रैल, 1995 को रात छत पर सोया हुआ था। करीब दो बजे होंगे। हमारा छोटा बेटा अमृत हमेशा की तरह अपने बिस्तर से उठकर मेरी बगल में आकर सो गया था। मैंने उसे पास खींचकर थपथपाया। उस समय मुझे लगा कि मेरी ठुड्डी में हल्का दर्द हो रहा है। रात के दो बजे ठुड्डी के हल्के दर्द का क्या उपचार...वैसे ही सो गया। रात के दो बजे ठुड्डी में होनेवाला दर्द अगले दिन क्या रोग निकलेगा, इसकी किंचित भी शंका मुझे नहीं हुई थी।

पिछले कई दिनों से कभी-कभी साइकिल चलाते हुए या सहज खेलते हुए बीच-बीच में सीने में दर्द होता था। दर्द छाती के बीचोंबीच होता था और बाएँ हाथ में भी फैल जाता था। चिकित्सकीय भाषा में जिसे 'एंजाइना' कहते हैं, वैसा यह दर्द था। जब हृदय को रक्त प्रदान करनेवाली रक्त नलिकाएँ सँकरी हो जाती हैं तो हृदय को रक्त सप्लाई कम हो जाती है और रोगी को एंजाइना का दर्द होने लगता है। विशेषकर जब हृदय को अधिक काम करना पड़ता है, जैसे शारीरिक श्रम करते हुए, खाना खाने पर, या उत्तेजित होने पर हृदय को आवश्यक रक्त की कमी पड़ जाती है और रोगी को एंजाइना का दर्द महसूस होता है।

किन्तु मेरे दर्द को एंजाइना कहने में कुछ दिक्कतें थीं। कई बार यह भी होता था कि कठिन श्रम करते हुए, दौड़ते हुए या कभी-कभार व्यायाम करते हुए, कोई दर्द या किसी तरह की परेशानी नहीं होती थी। सालभर पहले ही तो सह्याद्रि की पहाड़ी पर रायगढ़ किले की पूरी 9500 सीढ़ियाँ चढ़ गया था,

किन्तु सीने में कहीं भी दर्द नहीं हुआ था। इस दर्द के कारण कई बार ईसीजी किए, किन्तु वे नार्मल ही थे। फिर भी यह दर्द मुझे शंकास्पद लगता था, इसलिए मेरे एक कार्डियोलॉजिस्ट मित्र ने दो बार ट्रेडमिल टेस्ट किया। ट्रेडमिल टेस्ट यानी एक यंत्र पर तेज चलाकर, चलते हुए ईसीजी किया जाता है। परिश्रम के दौरान हृदय को रक्त सप्लाई की आवश्यकता बढ़ जाती है; परन्तु सप्लाई अगर जरूरत से कम होती हो तो वह ट्रेडमिल टेस्ट में दिखाई देता है। मेरा ट्रेडमिल टेस्ट दोनों बार नार्मल था। अतः मेरे सीने में दर्द एंजाइना का नहीं, एसिडिटी से हुआ होगा, यही माना गया। 'रोग निदान में यह गलती हमने न की होती तो सालभर पहले ही मेरे रोग का निदान हो गया होता।'

फिर मुझे याद आया कि साल-भर पहले मेरे रक्त में कोलेस्ट्रॉल का परिमाण 244 मिलीग्राम आया था। चिकित्साजगत में 150 से 240 मिलीग्राम कोलेस्ट्रॉल सामान्य माना जाता था। कोलेस्ट्रॉल में भिन्न-भिन्न घटक होते हैं। उनमें से खतरनाक घटक है एलडीएल कोलेस्ट्रॉल। दूसरा घटक हृदय का रक्षक है, उसे एचडीएल कोलेस्ट्रॉल कहते हैं। मेरा एलडीएल कोलेस्ट्रॉल बढ़ा हुआ व एचडीएल कोलेस्ट्रॉल कम था। अर्थात मामला दोनों तरह से गड़बड़ था। किन्तु तब भी मैंने उसे बहुत गम्भीरता से नहीं लिया था। 240 मिलीग्राम कोलेस्ट्रॉल नॉर्मल की ऊपरी सीमा है, मेरा 244 था, अतः बहुत चिन्ता करने का कोई कारण न था। हाँ, तब से मलाई खाना मैंने कम कर दिया—इतना ही बदलाव किया। 'मैंने तभी अधिक ध्यान दिया होता तो शायद यह स्थिति न आती।' मेरा मन आज भी पश्चात्ताप करता है।

इससे भी पहले, दो वर्ष पूर्व, मुझे डाइबिटीज अर्थात मधुमेह होने का पता चला था। तब भी बड़ा सदमा लगा था। मुझे मधुमेह है, यह बात स्वीकार करने में मुझे काफी दिन लगे थे। मधुमेह की बीमारी में शरीर में केवल शर्करा ही नहीं बढ़ती, बल्कि शरीर के अन्दर की अनेक रक्तनलिकाएँ बन्द होने लगती हैं। किन्तु मधुमेह की दवाई मैंने तुरन्त प्रारम्भ कर दी थी और मेरी शर्करा नियंत्रण में थी। परन्तु उसके साथ ही हृदयरोग न होने के लिए आवश्यक अन्य सावधानियाँ बरती होतीं तो? लेकिन उस समय मैं शराबमुक्ति आन्दोलन में आकंठ डूबा हुआ था। काम और अधिक काम, समाज-सुधार इत्यादि का पागलों की तरह पीछा कर रहा था। रोज रोगियों को देखता था, उन्हें स्वास्थ्य

के नियम बताता था, लागू करवाता था। स्वयं के लिए उसकी आवश्यकता कभी महसूस ही नहीं हुई।

और उससे भी पहले, पाँच साल पहले की बात याद आई। 1990 में अध्ययन के लिए मैं तीन महीने अमेरिका में रहा था। लौटते समय साथ में पुस्तकों और कागजों की खूब बड़ी-बड़ी पेटियाँ थीं। न्यूयॉर्क हवाई अड्डे पर आया। मुम्बई जाने वाला हवाई जहाज मेरी राह देख रहा था। विदेशों में कुली नहीं होते, अतः वह सारा सामान एक हाथगाड़ी पर रखकर स्वयं ही ढकेलकर ले जा रहा था। एक जगह चढ़ाई आने पर भरपूर जोर लगाना पड़ा और उस समय अचानक सीने में दर्द होने लगा। किसी तरह उस बोझ को पार ले गया। थोड़ी देर में सीने का दर्द कम हुआ। जीवन में पहली बार ही ऐसा दर्द हुआ था। मैं कुछ चिन्तित हुआ। 'सीने में दर्द क्यों हुआ होगा? निश्चय ही हृदयरोग का नहीं होगा। उनतालीस की उम्र में थोड़े ही मुझे यह बीमारी हो सकती है?' इसके अलावा एक मुसीबत और थी। मेरी अमेरिका में मेडिकल इंश्योरेंस की अवधि एक दिन पहले ही समाप्त हुई थी। सीने में दर्द की शिकायत के लिए चिकित्सकीय सहायता माँगता तो मुझे फौरन अस्पताल में भर्ती कर दिया जाता। अमेरिका में चिकित्सा इतनी भयंकर महँगी है कि मेरी सात पीढ़ियों का दिवाला निकल गया होता। बहुत कठिन निर्णय लेना था।

मेरा हवाई जहाज खड़ा था। मैं उसमें चढ़ गया। निर्विघ्न भारत पहुँच भी गया। कुछ दिनों के बाद मैंने अपने कार्डियोलॉजिस्ट मित्र से इस घटना का उल्लेख किया। उसने तुरन्त मेरा ट्रेडमिल टेस्ट किया। पसीने-पसीने होने तक मुझे चलवाया, किन्तु टेस्ट नॉर्मल निकला। अतः सीने के इस दर्द को अनदेखा कर दिया गया। अब जब पीछे मुड़कर देख रहा था तो स्पष्ट हो रहा था कि वह खतरे की पहली घंटी थी। 'उस समय यदि इसके निदान में गफलत न करता और उपाय शुरू कर देता तो आज की स्थिति नहीं आती। मुझसे बड़ी भूल हुई थी!'

और आज से दस वर्ष पूर्व, उम्र के 34-35वें वर्ष में ऐसे लगने लगा कि शरीर की शक्ति थोड़ी कम हो रही है, शरीर ढीला पड़ रहा है। उस समय मैं और रानी अमेरिका से उच्च शिक्षा लेकर लौटे ही थे और गढ़चिरौली में आदिवासियों के बीच काम शुरू करने की तैयारी में जुटे थे। ऐसा लगा कि

व्यायाम शुरू करना चाहिए। नियमित खेलना चाहिए। पर, 'करेंगे शुरू, अभी क्या जल्दी है? पूरा जीवन पड़ा है। अभी तो मैं केवल 34 वर्ष का हूँ, अभी क्या होनेवाला है मुझे? अभी तो भरपूर जोश-खरोश से काम करने का समय है, पर निकट भविष्य में जरूर व्यायाम करना शुरू करूँगा'—ऐसा सोचकर मैंने कुछ भी नहीं किया।

उससे पूर्व, आज से करीब 25 वर्ष पहले मेडिकल कॉलेज के अध्ययन के दरमियान पैथोलॉजी विषय पढ़ते समय पढ़ा था कि हृदय की नलियों के संकुचन के इस रोग (अथरोस्क्लिरॉसिस) के लक्षण प्रायः पचासवें वर्ष के बाद दिखाई देते हैं। किन्तु पश्चिमी देशों में पोस्टमार्टम में बच्चों की रक्तनलिकाओं में इस रोग की शुरुआत होती दिखाई दी थी। अर्थात इस रोग से बचने के लिए सावधानी बाल्यकाल से ही बरती जानी चाहिए। यह मैंने पच्चीस वर्ष पहले पढ़ा था। तब भी मैंने मन को समझाया, 'ये सब अमेरिकी फैड है। अपने देश में थोड़े ही यह होता है? हम भारतीयों की तो नैसर्गिक जीवनशैली है। हमें कहाँ ये रोग होने लगे? करूँगा, आगे कभी इसका ध्यान रखने की कोशिश करूँगा, पर अभी तो मैं केवल 20 वर्ष का हूँ।'

आज ये सब याद आया और बहुत खेद हुआ। प्रकृति समय-समय पर, बारम्बार मुझे सूचनाएँ देती रही, किन्तु हर बार मैंने उसे अनदेखा किया। 'आगे कभी', 'फिर कभी', ऐसा कहकर टालता रहा। काश, मैंने ऐसे न टाला होता? सचमुच यदि टाला न होता तो आज इस प्रकार मृत्यु के द्वार पर आकर न खड़ा होता! क्यों नहीं मैं पहले ही जागा?

पहले नहीं जागा, और आज मैं अस्पताल में पड़ा था!

1.3

डॉक्टर बनने के बाद आज तक बीस वर्ष के काल में हजारों रोगियों के गम्भीर रोगों का मैंने निदान किया। सैकड़ों रोगियों की मृत्यु भी देखी। किन्तु आज पहली बार मैं स्वयं रोगी बना था और मृत्यु का भय क्या होता है, यह अनुभव कर रहा था। 'आएगा-आएगा' कहते हुए, हार्ट अटैक की राह देखते-देखते वे 72 घंटे कैसे गुजरे, इसका मेरे दिमाग में धुँधला-सा चित्र भर

है। सारा संसार जैसे अवास्तविक, काल्पनिक लग रहा था। यथार्थ और काल्पनिकता के बीच की सीमारेखा मानो धुँधली हो गई थी। क्या मैं मर जाऊँगा? दवाखाने में पहली रात सोते वक्त मन में ख्याल आया कि यह मेरी आखिरी नींद हो सकती है। आज रात हार्ट अटैक होने पर शायद मैं कल की सुबह भी न देख पाऊँ। तो यह अन्तिम दर्शन है! रात को देर तक रानी से बातें करता रहा और बाद में पढ़ता रहा। यदि रात ही मैं मर गया तो उससे पूर्व जितने क्षण जाग्रत अवस्था में जी सकूँ, उतने क्षण जी लेना चाहता था।

दस-बारह वर्ष पहले अमेरिका में पढ़ते समय गैरी कूपर की 'हाय नून' नाम की फिल्म देखी थी। एक शहर के ईमानदार शेरिफ द्वारा पकड़कर जेल भिजवाए हुए तीन खतरनाक अपराधी जेल से ज़ब छूटे तो शेरिफ से बदला लेने के लिए दोपहर की गाड़ी से उस शहर में लौटनेवाले थे। 'वे आएँगे' इस डर से पूरा शहर भयाक्रान्त था। इस आनेवाली विपत्ति के डर से हर आदमी आतंकित था। किसी भी प्रकार की मारपीट या हिंसा न दिखाते हुए भी सम्भाव्य हिंसा के डर की काली छाया पूरी फिल्म भर में हावी रहती है। वैसा ही कुछ मृत्यु के सम्बन्ध में मेरे साथ हो रहा था। वह आएगी क्या? कब आएगी? कैसे आएगी? फिर क्या होगा? खेल खत्म हो जाएगा?

हमेशा रुटीन प्रतीत होनेवाला जीवन अचानक कितना रमणीय और प्यारा लगने लगा था। दूसरे दिन सवेरे आँख खुलने पर ली हुई पहली साँस अभी भी याद है। 'मैं अब भी जीवित हूँ।' यह उस साँस ने जता दिया था। गर्दन घुमाई। पैर सीधे किए। मैं अपने स्नायु अभी भी हिला सकता हूँ। अभी भी वे मेरे हैं। गर्दन नीची करके देखा। स्नायुओं की एक लहर गर्दन में से गुजरी। ओह, जीवन में कितना आनन्द है! मैं गर्दन भी घुमा सकता हूँ! आज तक यह आनन्द मैंने क्यों नहीं भोगा? अब अगर जीने का मौका मिला तो हर बार गर्दन घुमाते हुए उसका भरपूर आनन्द लूँगा।

उस दौरान मुझे सतत इच्छा होती थी बच्चों से मिलने की। हॉस्पिटल में भर्ती होने के दूसरे दिन मैंने रानी से कहा, 'रानी, बच्चों को गढ़चिरौली से बुलवा लो।' वह बोली, 'तुम दवाखाने में थोड़े सेटल तो हो जाओ, बच्चे तुम्हें दवाखाने में देखेंगे तो घबरा जाएँगे। यह जानकर कि उनके पिता को

हृदयरोग हो गया है, उनके मन को गहरा आघात पहुँचेगा। तुम्हारी तबीयत स्थिर हो जाने पर बच्चों को बुलवा लेंगे।' मेरा स्वभाव सहसा आक्रामक या हठी नहीं है, परन्तु बच्चों से मिलने की इच्छा मन में इतनी तीव्र थी कि मैंने रानी से कहा, 'मुझे तुरन्त बच्चों से मिलना है' और मैंने मुँह दूसरी ओर फेर लिया।

रानी समझ गई। बच्चों को गढ़चिरौली से बुला लिया गया। छोटा अमृत दौड़ता हुआ आया और उसने मुझे प्यारी-सी आवाज दी, 'नायना!' बच्चे मुझे नायना कहते हैं। मेरी पत्नी, रानी, तेलुगु है। तेलुगु भाषी में पिता को नायना कहते हैं। अमृत ने मासूमी से पूछा, 'नायना, तुम्हें क्या हो गया? तुम्हें हार्ट अटैक हुआ है क्या?' तेरह वर्ष का बड़ा बेटा आनन्द समझदारी दिखाते हुए अमृत के निष्पाप बोलने पर नियन्त्रण करने का प्रयत्न कर रहा था। दोनों बच्चों को एक बार जोर से छाती से लगा लिया। आदमी अपने बच्चों का मुँह देखे बिना सुख से आँखें नहीं मूँद सकता, ऐसा कहा जाता है। अपने 'बाल-बच्चों को देखकर आँखें तृप्त हुईं' इसका क्या अर्थ है, यह अनुभव स्वयं ही लेना पड़ता है। ऐसा होते हुए भी अधिकांश अस्पतालों में रिश्तेदारों से मिलने का समय केवल दोपहर 4 से 6 बजे रहता है। इस नियम के पीछे चिकित्सकीय सुविधा जरूर है, लेकिन रुग्ण की भावनात्मक उर्मियाँ कुछ और ही होती हैं। हम डॉक्टरों को वे कहाँ समझ में आती हैं?

मुझे अचानक याद आया। शोधग्राम में जब आदिवासियों के लिए अस्पताल बनाने का निश्चय किया था, तब आदिवासियों ने एक बड़ी कठिनाई बतलाई। 'डॉक्टर साहब, सारे सरकारी अस्पतालों में रोगी को दाखिल करते हैं, किन्तु रिश्तेदारों को बाहर निकाल देते हैं। हमें तो रिश्तेदारों के साथ ही जीना और मरना अच्छा लगता है।' उनकी इस चाहत को ध्यान में रखते हुए शोधग्राम में हमने झोपड़ियों का अस्पताल बनाया। वहाँ रोगी अपने परिवार के साथ, झोपड़ी में रह सकता है। आदिवासियों को यह कल्पना बेहद पसन्द आई। आज मेरी समझ में आया कि यह केवल आदिवासियों की आवश्यकता ही नहीं है, मेरी भी आवश्यकता है। मेरे मन की आँखों के आगे गढ़चिरौली के आदिवासी आ खड़े हुए। उदेगाँव का बूढ़ा आदिवासी मुखिया सम्भाजी दर्रो हँसते हुए कह रहा था, 'क्या

डॉक्टर साहब, तुम भी हमारे जैसे ही हो?' 'हाँ, दर्रो पाटिल! हम सब एक जैसे ही हैं!'

दूसरे दिन माँ, भाई, भाभी आए। माँ को कैसा लग रहा होगा? उसकी उम्र 72 वर्ष की और मैं चवालीस वर्ष की आयु में ऐसी स्थिति में! मैं अपनी माँ से आँखें नहीं मिला पा रहा था। अपराधी महसूस कर रहा था।

इस दौरान मेरी पत्नी रानी सतत मेरे साथ रही। मुझे अचानक कुछ हो गया तो मेरा क्या होगा, इसकी बजाय रानी का क्या होगा, यह प्रश्न अधिक बड़ा था। परन्तु अपना दुख और चिन्ता दिखाने की उसे फुरसत ही नहीं थी। अन्दरूनी चिन्ता का कोई अहसास न देते हुए सारा भार आत्मविश्वासपूर्वक अपने कन्धों पर लेकर प्रसन्न चेहरे से वह सबकुछ निभा रही थी। हमारे विवाह को 18 वर्ष हो गए। इस बीमारी के दौरान मैं पुनः उसके प्रेम में पड़ गया। वह एक क्षण भी मुझसे दूर न जाए, ऐसा लगता था। खतरे से सामना हो जाने से क्या मैं आधार ढूँढ़ रहा था? कौन जाने! लेकिन, यदि अचानक मृत्यु आई तो उस समय रानी पास हो, ऐसी तीव्र इच्छा मन में थी।

1.4

मन में एक ओर यह खींचतान चल रही थी। डर नहीं था, किन्तु जीवन ही हाथ से खिसक जाएगा, इसकी व्याकुलता थी। दूसरी ओर जैसे कि मुझे कुछ हुआ ही नहीं—केवल सर्दी, खाँसी के लिए मुझे अस्पताल में भर्ती किया गया है—ऐसे ही मैं हँस रहा था, बैठ रहा था, गप्पें मार रहा था और लगातार पढ़ रहा था। युद्ध में लड़नेवाले सैनिकों को मरते वक्त भय या वेदना नहीं होती, ऐसा कहते हैं। मन सुन्न-सा हो जाता है जो दुख की अनुभूति से रक्षा करता है। ऐसा ही कुछ जीवन की सीमा-रेखा पर मेरे साथ हो रहा था।

सीने में दर्द पुनः नहीं हुआ। बेडरेस्ट ले रहा था, दवाइयाँ चल रही थीं। उसके बाद तीन दिन सीने में दर्द नहीं हुआ। धीरे-धीरे मुझे जीने की सम्भावना लगने लगी; इतना ही नहीं, अपितु 'मुझे वास्तव में दर्द हुआ भी था या कि केवल भ्रम था?' ऐसी शंका होने लगी। चौथे दिन मैंने एक प्रयोग किया। बताने में शर्म आती है, किन्तु बात मुझे कहनी ही चाहिए। सीने में जो दर्द

हुआ था, वह वास्तव में एंजाइना ही था या केवल स्नायुओं का मामूली दर्द था और मैं खामखा हृदयरोग का लेबल लगाकर बैठा हूँ, इसका निर्णय करने के लिए चौथे दिन मैंने दवाखाने के अपने कमरे में चक्कर लगाकर देखे। नाड़ी पर हाथ रखकर अपने हृदय की गति मैं नाप रहा था और चलने की गति बढ़ा रहा था। आशा थी कि मुझे कोई तकलीफ नहीं होगी और हृदयरोग के निदान को मैं निकाल फेंक सकूँगा। हृदय की गति जब 110 के दरमियान पहुँची तो सीने में बिलकुल वैसे ही दर्द की शुरुआत हो गई। तुरन्त बिस्तर पर जाकर लेट गया। हृदयरोग पक्का हो गया था। अब जब सोचता हूँ तो लगता है कि मेरी वह परीक्षा कितनी खतरनाक और मूर्खतापूर्ण हरकत थी। सोचकर शर्म आती है और हँसी भी। 'मुझे रोग नहीं होगा, मुझे रोग नहीं होना चाहिए' इसका इच्छा चिन्तन कितना प्रबल होता है?

मेरा दुख दोहरा था। किसी भी अन्य मनुष्य की तरह मुझे भी मृत्यु नहीं चाहिए थी। इसके अलावा डॉक्टर होते हुए भी अपना रोग-निदान चूक जाने की शर्मिन्दगी और अपमान भी था। मेरा चिकित्सकीय निदान भला क्योंकर गलत हुआ? मैं स्वयं डॉक्टर हूँ। मेडिसिन में एम.डी. हूँ। विद्यार्थी-जीवन में अच्छा विद्यार्थी था। मैं जीवन में मेडिकल अध्ययन से सम्बन्धित अधिकांश परीक्षाओं में भारत में तो क्या विदेशों में भी विश्वविद्यालय में सदा प्रथम आता रहा। परन्तु इन सबका क्या लाभ, यदि मैंने स्वयं के हृदयरोग का निदान ही मैं नहीं कर पाया? इतने साल मैं इस बीमारी के निदान में गलती करता रहा। और सिर्फ मेरी ही गलती हुई हो ऐसा नहीं। मेरे मित्र कार्डियोलॉजिस्ट थे, वे भी इसे पकड़ नहीं पाए। ऐसा क्यों हुआ? यह दूसरा दुख और ग्लानि थी।

मैं डॉक्टर होते हुए भी और सीने का दर्द एंजाइना है, इसकी बारम्बार आशंका होते हुए भी उसका पक्का निदान नहीं कर पाया। हमारा डाइग्नोसिस क्यों चूका? ट्रेडमिल टेस्ट के दौरान भरपूर चलने पर भी मुझे कोई तकलीफ नहीं हुई थी। ईसीजी में कोई बदलाव पकड़ में नहीं आया था। अतः सीने का दर्द एंजाइना का नहीं है, ऐसा निष्कर्ष निकाला गया। यहीं पर हमारी गलती हुई। ब्रानवॉल्ड की हृदयरोग पर लिखी गई पुस्तक दवाखाने के बिस्तर पर पड़े-पड़े पढ़ते हुए इस समस्या का उत्तर प्राप्त हुआ।

ट्रेडमिल टेस्ट की सेन्सिटिविटी (संवेदन-क्षमता) केवल 75 प्रतिशत है।

सेन्सिटिविटी यानी रोग सचमुच होते हुए भी मेडिकल परीक्षण में टेस्ट के पॉजीटिव आने की सम्भावना। रोग होने पर अगर हर बार टेस्ट पॉजीटिव आ रही हो तो हम कह सकते हैं कि टेस्ट 100 प्रतिशत सेन्सिटिव है, संवेदनशील है। एंजाइना की तकलीफ वाले रोगियों में हृदयरोग के निदान के लिए साधारण ईसीजी केवल 30 प्रतिशत व ट्रेडमिल टेस्ट 75 प्रतिशत संवेदनशील है। यानी हृदयरोग होते हुए भी 25 प्रतिशत रोगियों में ट्रेडमिल टेस्ट कोई रोग नहीं दिखाएगा, नॉर्मल आएगा। परन्तु यह जानकारी मेरी पुस्तकों में नहीं थी। ब्रॉनवॉल्ड की हृदयरोग पर विशेष पुस्तक से यह जानकारी प्राप्त हुई। और अभी हाल ही में 'न्यूइंग्लैंड जर्नल ऑफ मेडिसिन' में प्रकाशित एक वैज्ञानिक अध्ययन में तो ट्रेडमिल टेस्ट की संवेदन-क्षमता केवल 55 प्रशित आँकी गई। यानी तकरीबन आधे मरीजों में ट्रेडमिल टेस्ट बीमारी खोज ही नहीं पाएगी। इस जानकारी के अभाव में ट्रेडमिल टेस्ट पर हमने करीब-करीब अन्धविश्वास ही किया था। सीने में दर्द था, वह एंजाइना से मिलता-जुलता था। फिर भी ट्रेडमिल टेस्ट निगेटिव आ रहा था, इस भरोसे पर उस दर्द को हमने अनदेखा किया।

स्वयं के दर्द का रोगी द्वारा किया गया वर्णन मेडिकल शास्त्र में 'हिस्ट्री' कहलाया जाता है। रोगी की हिस्ट्री रोग निदान में अत्यन्त महत्त्वपूर्ण सिद्ध होती है। परन्तु यन्त्र और परीक्षणों के बढ़ते जाल में रोगी द्वारा दी गई हिस्ट्री को हम डॉक्टर धीरे-धीरे अनदेखा करने लगे हैं। जो रोगियों के साथ होता है, वही मेरे साथ भी हुआ। अपनी हिस्ट्री पर मैंने अविश्वास किया और टेस्ट पर बेझिझक विश्वास किया।

हॉस्पिटल में पड़े-पड़े पहले तीन दिन मैं पागलों की तरह ब्रॉनवॉल्ड की किताब पढ़ता रहा। पन्द्रह सौ पन्नों की इस पुस्तक में मेडिकल जानकारी से भरपूर आठ-नौ सौ पन्ने मैंने पढ़ डाले। मेरे कितने ही भ्रम दूर हो रहे थे। दिमाग में भरे कई अँधेरे छँट रहे थे। मन में अचानक प्रसन्नता की मुस्कान उठी। वाह, ज्ञान का कैसा आनन्द है! उसी समय दूसरी ओर मन ने कहा–यह आनन्द मैं और कितने दिन ले पाऊँगा? क्या आनन्द लेने का मेरा समय समाप्ति पर है?

मन में लगातार प्रश्नों का चक्र चल रहा था। पहला प्रश्न था–मेरा सही रोग निदान क्या है? मुझे क्या हुआ है? ईसीजी में आधा मिलीमीटर नीचे खिसकी हुई एसटी रेखा केवल तात्कालिक गलती भी तो हो सकती है। ओह!

ऐसा हो तो कितना अच्छा हो। परन्तु दूसरा प्रश्न इससे अधिक गम्भीर था। 'मेरे पास अभी कितने दिन बाकी हैं? जीवन के अब कितने दिन शेष हैं?' मैं पागलों की तरह ब्रॉनवॉल्ड के पन्ने पलट रहा था और इसका उत्तर ढूँढ़ रहा था। यह रोग होने के बाद एक महीने में, एक वर्ष में, पाँच वर्ष के अन्दर कितने प्रतिशत रोगी मरते देखे हैं? एक के बाद एक सारणी देख रहा था। और यह भी कि भिन्न-भिन्न लक्षणों में मरने की सम्भावना कितनी होती है। इस सारी जानकारी में मैं पागलों की तरह अपनी आयुष्यरेखा ढूँढ़ रहा था, बची हुई आयुष्यरेखा ढूँढ़ रहा था।

1.5

और एक प्रश्न मुझे सतत कष्ट दे रहा था। 'यह बिमारी मेरे ही भाग्य में क्यों आई? यह मुझे हुई ही कैसे?' मेरे माता-पिता सत्तर वर्ष पार करके भी निरोगी हैं। मेरी मौसियाँ, मामा, काका सारे सत्तर, पचहत्तर, अस्सी के पार और चुस्त-दुरुस्त हैं। मेरी नानी 107 वर्ष जीकर, अभी दो वर्ष पूर्व ही परलोक सिधारीं। और मेरी उम्र तो केवल 44 वर्ष है। मैं मोटा नहीं हूँ। मैं बीड़ी-सिगरेट नहीं पीता। मेरा जीवन शहरी जीवन जैसा नहीं है। मैं आदिवासियों के बीच रहता हूँ, सामाजिक सेवा का काम करता हूँ। अतः पश्चिमात्य अथवा सम्पन्न लोगों को होनेवाली समृद्धि के रोग—मोटापा, हृदयरोग—ये मुझे कभी नहीं होंगे, इसकी मुझे गारंटी थी। ये रोग तो दूसरों को होते हैं। जिन्हें होते हैं, वे दूसरे, अन्य प्रकार के लोग होते हैं! मुझे तो कोई खतरा नहीं था। मैं तो 75-80 वर्ष तक बढ़िया रोगमुक्त रहूँगा, ऐसा पक्का विश्वास मुझे था। अतः यह प्रश्न मुझे सतत चुभ रहा था, 'यह मुझे क्यों हुआ?'

इस प्रश्न का उत्तर मुझे आनेवाले दिनों में खूब पढ़ने, ढूँढ़ने और विचार करने के बाद धीरे-धीरे मिलने लगा। पुरातन स्थानों पर उत्खनन करते हुए जैसे-जैसे नीचे जाते हैं, वैसे-वैसे गहरी परतों में पुराने अवशेष, सबूत मिलते जाते हैं। वैसे ही मुझे रोग होने के कारणों का एक-एक पहलू मालूम होने लगा।

'मुझे इसका खतरा नहीं है' ऐसा भ्रम मन में पालते हुए खतरे की ओर

से मैंने अपनी आँखें मूँद ली थीं। पुरुष होना और 40 वर्ष के ऊपर उम्र होना ये दो बातें ही हृदयरोग के लिए काफी हैं। मधुमेह के रोगियों की रक्तनलिकाएँ संकुचित होने का अर्थात अथरोस्क्लिरॉसिस का खतरा अनेक गुना अधिक होता है। अथरोस्क्लिरॉसिस का सबसे महत्त्वपूर्ण कारण रक्त में कोलेस्ट्रॉल नामक स्निग्ध पदार्थ का बढ़ना है। वह बढ़ा हुआ कोलेस्ट्रॉल रक्तनलिकाओं में अन्दर इकट्ठा होकर जम जाता है और उन्हें सँकरा बना देता है। मेरा कोलेस्ट्रॉल 244 मि.ग्रा. था। कोलेस्ट्रॉल की जाँच होने पर पैथॉलाजिस्ट जो रिपोर्ट देते हैं, उस पर नार्मल की सीमा दी जाती है 150 से 240 मि.ग्रा.। इसके अनुसार तो मैं करीब-करीब नॉर्मल ही था। फिर रोग क्यों हुआ?

इस नॉर्मल की एक बड़ी गड़बड़ी ध्यान में आई। यह जो 'नॉर्मल' शब्द है, वह निरोगी या आदर्श के अर्थ में नहीं है, अपितु संख्याशास्त्र के अर्थ में उपयोग में लाया गया है। बहुसंख्यक लोगों में जो पाया जाता है, उसे नॉर्मल कहा जाता है। अमेरिकन समाज में यदि सौ लोगों की जाँच की जाए तो उनमें 95 प्रतिशत लोगों के कोलेस्ट्रॉल का स्तर 150 से 240 मि.ग्रा. के बीच मिलता है। इस अर्थ में यह नॉर्मल हैं। किन्तु इसका अर्थ यह नहीं है कि 150 से 240 मि.ग्रा. कोलेस्ट्रॉल का स्तर सुरक्षित है। इस स्तर के अमेरिकनों को तो बड़े परिमाण में हार्ट अटैक होते हैं। इतना ही नहीं, हार्ट अटैक उनकी मृत्यु का नम्बर एक कारण है। फिर भी 150-240 मि.ग्रा. कोलेस्ट्रॉल के स्तर को हम मेडिकल साइंस में नॉर्मल मानते आ रहे थे। रोगी से हम कहते थे कि आपका कोलेस्ट्रॉल 150-240 के दरमियान होना चाहिए। (यानी आपको अमेरिकन लोगों की तरह उतने ही हार्ट अटैक आएँगे!)

अमेरिका के 'फ्रामिंगहॅम स्टडी' नामक विश्वप्रसिद्ध अध्ययन से ऐसा ज्ञात हुआ कि पिछले 50 वर्षों में जिनका कोलेस्ट्रॉल का स्तर 150 से नीचे था, उनमें से किसी को भी हार्ट अटैक नहीं हुआ। कोलेस्ट्रॉल जैसे-जैसे 150 से ऊपर बढ़ता है, वैसे-वैसे हार्ट अटैक की सम्भावना बढ़ती जाती है। अतः 150 से 240 की सीमा सुरक्षित नहीं है। यानी कि इतने वर्षों तक मेरा कोलेस्ट्रॉल खतरे की रेखा के ऊपर ही था, मैं सिर्फ 'सुरक्षित' और 'नॉर्मल' के भ्रम में था!

मेरा कोलेस्ट्रॉल क्यों बढ़ा? मांसाहारी, मोटे, सिर्फ बैठकर काम

करनेवाले, धूम्रपान करनेवाले, मानसिक तनाव पालनेवाले, स्पर्धात्मक जीवन जीनेवाले लोगों में कोलेस्ट्रॉल का परिमाण बढ़ता है। मैं इस श्रेणी में कहीं फिट नहीं होता था। परन्तु मेरे घर में मेरी माँ, नानी, मौसी सब दूध के बड़े भक्त थे। हमेशा दूध, घी के गुणगान किया करते थे। और मुझे भी बचपन से दूध और घी का बहुत शौक था। मेरी नानी हमेशा मुझे उदाहरण देती थीं। उनके पिता यानी कि मेरे परनाना, खूब हट्टे-कट्टे थे। महाराष्ट्र के खानदेश के इलाके में वे एक जमींदार थे। एक बार उनके घर पर डाकुओं ने हमला बोल दिया। तलवारें लेकर डाकू घर में घुस आए। परनाना घर में अकेले और निःशस्त्र थे। डाकू उन्हें पकड़ने के लिए सीढ़ियों से ऊपर चढ़ रहे थे। परनाना उस ऊँची हवेली की तीसरी मंजिल तक ऊपर चढ़ गए। नीचे खड़े हुए घोड़े पर वहाँ से छलाँग लगाकर डाकुओं का घेरा तोड़कर निकल गए, ऐसे मजबूत थे।

मेरी नानी कहती थीं कि मेरे परनाना हर रोज, सुबह-शाम दोनों समय खाने में एक-एक कटोरी घी खाते थे, इसलिए उनका शरीर इतना मजबूत था। नानी हमसे भी भरपूर घी खाने का आग्रह करती थीं। मेडिकल कॉलेज की पढ़ाई शुरू होने पर मेरे सिर पर वैज्ञानिक जानकारी के सींग उगने लगे। घी खाना सुरक्षित नहीं है, ऐसा कहने पर नानी मेरी बात को उड़ा देतीं। उसे घी की शक्ति पर अटल विश्वास था। उसके मरने के दो साल पहले मैंने सहज ही उससे पूछा था, 'नानी, तुम्हारे पिताजी जब मरे तब उनकी आयु क्या थी?' वह बोलीं, 'बत्तीस वर्ष के थे, तभी मर गए। खाना खाते-खाते अचानक सीने में दर्द उठा। सिर लुढ़क गया और प्राण निकल गए।' निश्चय ही हार्ट अटैक से मरे होंगे! कटोरी भर-भर के घी खाने से क्या होता है, यह मुझे अच्छी तरह समझ में आ गया।

तब से मैंने घी खाना कम कर दिया। परन्तु दूध के प्रति आकर्षण को मैंने नियन्त्रित नहीं किया। इसके सिवाय मिठाई, आइसक्रीम भी मुझे बेहद पसन्द थी। जितने भी प्राणीजन्य पदार्थ हैं—दूध, घी, मक्खन, मांस, अंडे, इनमें और साथ ही चॉकलेट, नारियल तेल में कॉलेस्ट्रॉल या उसका जनक—सैच्युरेटेड फैट—की भरमार होती है। मेरे बढ़े हुए कॉलेस्ट्रॉल का रहस्य सम्भवतः इस दूध-घी में ही छिपा था।

कई बार तर्क दिया जाता है कि फैट व हृदयरोग का जो सम्बन्ध

चिकित्साशास्त्र में माना जाता है, वह सही नहीं है। 'अमुक-अमुक परिचित खूब फैट खाते हैं, परन्तु उन्हें तो हृदयरोग नहीं हुआ।' अथवा 'पुराने लोग भरपूर दूध, मक्खन, घी खाते थे, परन्तु उन्हें तो कभी कुछ नहीं हुआ।'

ऐसे उदाहरण वाकई देखने को मिलते हैं। मेरी नानी ही रोज दूध, घी लेती थीं और 107 वर्ष जीवित रहीं। उनका कोलेस्ट्रॉल तो हमने चेक नहीं किया था। मेरी माँ भी दूध-घी की परम भक्त हैं, परन्तु उसका भी कोलेस्ट्रॉल बढ़ा हुआ नहीं है। उलटे एचडीएल 60 के आसपास है। अति सुरक्षित! इसके विपरीत मेरे कभी न देखे हुए परनाना जो कटोरी भर-भर के घी खाकर 32 वें वर्ष में ही ईश्वर को प्यारे हो गए अथवा मैं—दूध-घी खाकर जिसका कोलेस्ट्रॉल बढ़ गया और जिसे हृदयरोग हो गया। एक ही घराने की चार पीढ़ियों में ऐसे भिन्न-भिन्न चित्र देखने को मिलते हैं, क्यों?

रक्त से कॉलेस्ट्रॉल के कण निकालकर रक्त साफ करने का काम लिवर की पेशियाँ करती हैं। कॉलेस्ट्रॉल कण पकड़ने की उनकी क्षमता उन पेशियों पर स्थित कॉलेस्ट्रॉल रिसेप्टर्स की संख्या पर निर्भर करती हैं। और यह संख्या आनुवंशिकता से तय होती है। आपकी लिवर पेशियों पर भरपूर रिसेप्टर्स हों तो खाए हुए फैट में से एलडीएल कॉलेस्ट्रॉल छानकर निकाल फेंकने का काम वे प्रभावशाली ढंग से कर सकते हैं। मेरी नानी व माँ शायद इसी ग्रुप के होंगे। फैट खाकर भी ऐसे व्यक्तियों का कॉलेस्ट्रॉल नहीं बढ़ेगा। इसके विपरीत ये रिसेप्टर्स कम होने पर कॉलेस्ट्रॉल बढ़ेगा—जैसे कि शायद परनाना और मैं। इस तरह फैट खाने पर भी, प्रत्येक व्यक्ति पर परिणाम भिन्न-भिन्न होंगे। आप किस ग्रुप में हैं, आपको मालूम नहीं है। अगर आपके रक्त में कॉलेस्ट्रॉल का प्रमाण ज्यादा है तो प्राणों से जुआ खेलने की बजाए फैट कम खाइए व एलडीएल कॉलेस्ट्रॉल कम रखिए।

पुराने लोगों को दूध, घी, मक्खन खाकर भी कुछ नहीं हुआ, यह सम्पूर्ण सत्य नहीं है। मेरे परनाना जैसे कितने ही लोग युवा अवस्था में ही मर गए होंगे। लेखा-जोखा किसने रखा? रानी के परिवार में उसके दो चाचा युवावस्था में ही मर गए। दोनों ही जमींदार थे। भरपूर खाते-पीते थे।

ऐसे अनेक होंगे। जो मर गए उन्हें तो हम भूल जाते हैं; जो जिन्दा हैं, वे दिखाई पड़ते हैं और उन्हें देखकर 'खाने-पीने से कुछ नहीं होता', ऐसा भ्रमपूर्ण निष्कर्ष हम निकाल लेते हैं।

हृदयरोग से संरक्षण करनेवाले एचडीएल कोलेस्ट्रॉल का लेवल भी अपना प्रभाव डालता है। मेरा एचडीएल 30 था, बिलकुल नीचे। मेरी माँ का 61 और मेरे एक मित्र का 71 है—ऐसे लोगों को हृदयरोग का खतरा कम होता है। यह एचडीएल बढ़ाना थोड़ा कठिन होता है, परन्तु व्यायाम से वह बढ़ता है। मेरे जीवन में नियमित व्यायाम का तकरीबन नामोनिशान न था। मेरा एचडीएल बहुत नीचे चला गया था। वर्षों से ऐसा खतरनाक कोलेस्ट्रॉल होते हुए भी मैं सुरक्षितता के भ्रम में जी रहा था। भरपूर दूध, मिठाइयाँ उड़ा रहा था।

पुराने जमाने में लोग कितना श्रम करते थे? दिनभर में 10-15 किलोमीटर चलते थे, पानी भरते थे, खेती के काम करते थे। संयुक्त परिवार, जातिव्यवस्था की सामूहिक सुरक्षा एवं रिश्ते, अल्पसन्तोषी स्वभाव आदि अनेक प्रकार के सुरक्षा कवच उनके इर्द-गिर्द थे। फैट खाने पर भी वे बच सकते थे। पर 'तेरा क्या होगा रे कालिया?'

1.6

व्यायाम का अभाव और बैठकवाली जिन्दगी ये हृदयरोग के खतरे का निर्माण करते हैं। यह चिकित्साशास्त्र में सर्वमान्य तथ्य है। मैं गढ़चिरौली के आदिवासी क्षेत्र में काम करता था लेकिन पसीना बहानेवाला नियमित व्यायाम नहीं था। व्यायाम के लिए समय ही नहीं था। रोज के 24 घंटे काम के लिए कम थे। पढ़ना अति आवश्यक था। रोगी देखना आवश्यक था। समाजसेवा एवं रिसर्च मेरी प्राथमिकताएँ थीं। संस्था चलाना, रोज सौ-दो सौ लोगों से मिलना, ढेर सारे कागज निपटाना, भाषण देना, मीटिंग में भाग लेना, सतत भागदौड़ करना सभी महत्त्वपूर्ण थे। शरीर का क्या? उसे अन्न की भूख लगती थी। शरीर-श्रम और व्यायाम की उसकी माँग नहीं थी। अगर हो भी तो मुझे सुनाई नहीं देती थी। आयु के 17वें वर्ष तक मैं नियमित व्यायाम करता था, फुटबॉल खेलता था। मेडिकल कॉलेज में प्रवेश करने के बाद

खेलना बन्द हो गया और बाद के तीस वर्षों में मैं कोई नियमित व्यायाम नहीं कर रहा था। ये काफी मजेदार बात थी कि मेडिकल कॉलेज में जाने के बाद से मैंने स्वयं के स्वास्थ्य की चिन्ता करना छोड़ दिया था। मेरे स्वास्थ्य की सारी जिम्मेदारी डॉक्टर और हॉस्पिटल जो लेनेवाले थे! मैं मानो गैर जिम्मेदाराना जीवन जीने के लिए पूर्ण रूप से स्वतन्त्र हो गया था। अब व्यायाम की क्या जरूरत?

परन्तु क्या सचमुच शरीर के लिए व्यायाम आवश्यक है? सच कहूँ तो छुटपन से ही शारीरिक श्रम के प्रति मेरा झुकाव कतई नहीं रहा है। मैं आलसी हूँ। यन्त्रों के युग में भला शरीर-श्रम की क्या आवश्यकता? 'बौद्धिक श्रम' नामक नया श्रम अस्तित्व में आने के बाद कष्टदायी शारीरिक श्रम मध्यमवर्गीय मनुष्य के जीवन से निकाल बाहर कर दिया गया है। आरामकुर्सी पर बैठकर टीवी देखते हुए और पुस्तक पढ़ते हुए मन अथवा बुद्धि को होनेवाला गुदगुदी भरा आनन्द कहाँ था, उस पसीना निकालनेवाले शारीरिक श्रम में? नहीं चाहिए, वह गन्दा कष्टप्रद तरीका!

हजारों वर्ष पूर्व शूद्र वर्ण-निर्माण करके शारीरिक श्रम के काम उन्हें सौंपने से लेकर आधुनिक काल में सफेदपोश मध्यमवर्ग व बाबूवर्ग का निर्माण करने तक भारतीय समाज की शारीरिक श्रम के प्रति बेरुखी ही दिखाई पड़ती है। यह बेरुखी भारतीयों में सर्वत्र दिखाई देगी। इंगलैंड में बस गए भारतीयों के बच्चों में भी शारीरिक व्यायाम के प्रति रुझान अंग्रेज बच्चों की तुलना में कम देखा गया है।

परन्तु शारीरिक श्रम न करने से कौन-सा पहाड़ टूट पड़ेगा? पिछले 10 वर्षों में विशेषज्ञों का ध्यान कुछ अनपेक्षित बातों की ओर गया है। शारीरिक श्रम कम होने पर शरीर की पेशियों की इंसुलिन हार्मोन के प्रति संवेदनशीलता और प्रतिक्रिया कम हो जाती है (Insulin resistance)! इसी कारण खून में शक्कर का परिमाण बढ़ने लगता है, यही मधुमेह है। इस पर नियन्त्रण रखने के लिए शरीर अधिक इंसुलिन का निर्माण करता है। शरीर में सतत इंसुलिन अधिक बने रहने से (Hyper-insulinimia) रक्तनलिकाएँ संकुचित हो जाती हैं, ब्लड प्रेशर बढ़ता है और साथ ही हृदयरोग का सूत्रपात होता है। इस रोग के समुच्चय को चिकित्सा शास्त्रियों ने 'सिंड्रोम एक्स' या 'मेटाबालिक सिंड्रोम' नाम दिया है।

परन्तु डॉ. जार्ज शीहन नामक प्रसिद्ध अमेरिकी विशेषज्ञ ने इन सब बीमारियों को 'Exercise deficiency diseases', यानी कि शारीरिक श्रम के अभाव में होनेवाले रोगों की संज्ञा दी है। जैसे बिटामिन ए, बी, सी के अभाव में विशिष्ट रोग हो जाते हैं, वैसे ही शारीरिक श्रम के अभाव से यह रोग समुच्चय पैदा होता है। इस रोग समुच्चय में बढ़ा हुआ ब्लड प्रेशर, मधुमेह, बढ़ा हुआ कोलेस्ट्रॉल, हृदयरोग ये सब शरीर के भीतर ही भीतर साथ-साथ होते हैं। साथ ही पेट पर चर्बी चढ़ जाती है और पेट का घेरा बढ़ जाता है, यह बाह्य लक्षण है। भीतर रक्तनलिकाएँ सिकुड़ने लगती हैं। भारतवंशी खाते-पीते लोगों को, विशेषकर पुरुषों को, बड़े परिमाण में 'मेटाबालिक सिंड्रोम' हो रहा है। मैं स्वयं मेटाबालिक सिंड्रोम का उदाहरण था।

1.7

मेरा एक और भ्रम इस काल में दूर हुआ। पिछले 17-18 वर्षों से मैं ग्रामीण और आदिवासी लोगों के बीच काम कर रहा हूँ। भारतीय समाज के मुख्य रोग कौन से हैं? कुपोषण, खून की कमी, क्षयरोग, कुष्ठरोग, मलेरिया, दस्त, टाइफाइड, निमोनिया आदि। हृदयरोग तो पश्चिमी या उच्च वर्ग के लोगों का रोग है। हमारे देश की दृष्टि से यह महत्त्वपूर्ण नहीं है, ऐसा मैं मानता आया था। परन्तु अचानक जब मुझे हृदयरोग हुआ, तब याद आने लगा–

मेरे एक बहनोई, मैनेजमेंट के प्रोफेसर। कुछ दिन पहले 53वें वर्ष में हार्ट अटैक होने से चल बसे। मेरा एक मौसेरा भाई, एक मिल में सेल्स मैनेजर था। 55 वर्ष की उम्र में उसे हार्ट अटैक हुआ। दो वर्ष पूर्व वह भी चल बसा। 'सर्च' का हमारा कार्यकर्ता, तुषार, अभी कहने आया कि उसके साढ़ू भाई को हार्ट अटैक हुआ। आयु कितनी? 37 साल। मेरा एक भतीजा विवेक, जिसे बचपन में मैंने कन्धे पर बिठाया, खिलाया था, मुझसे छह-सात वर्ष छोटा। उत्साह से छलछलाता हुआ, गोरा, सुन्दर, ऊँचा-पूरा। मध्यप्रदेश के जंगल में रहकर खेती देखनेवाला। उसे सैंतीसवें साल में हार्ट अटैक हुआ। विवेक चल बसा। अभी यह लिखते-लिखते खबर मिली कि मेरी मौसेरी बहन के पति हार्ट अटैक से चल बसे। आयु 46 वर्ष थी!

हॉस्पिटल में मुझसे मिलने आनेवाले सुशिक्षित, मध्यमवर्गी लोगों में जो मुझे सांत्वना देने के लिए आते थे, उनमें से हरएक के परिवार में किसी न किसी सदस्य को हार्ट अटैक जरूर हो चुका था। अनेकों की स्वयं की या परिवार में अन्य किसी की बायपास सर्जरी हो चुकी थी। एक नया ही दृश्य मैं देख रहा था। दिन-ब-दिन कम उम्र में, युवा अवस्था में यह रोग होने लगा है। हार्ट अटैक वगैरह रोग अक्सर साठ की उम्र के बाद के रोग हैं, ऐसा हम समझते थे। उसके बाद पचास में ही नहीं, चालीस और अब तो तीस वर्ष की उम्र में ये रोग होने लगे हैं। मेरे एक डॉक्टर सहपाठी की 28वें वर्ष में पहली बायपास सर्जरी हुई। 'पहली' इसलिए कह रहा हूँ, कि उसकी अभी हाल ही में दूसरी बायपास सर्जरी हुई है। यह क्या हो रहा है? युवा अवस्था में समाज का क्रीम कहलानेवाले लोग हृदयरोग से जा रहे हैं। क्या भारत में हृदयरोग की महामारी फैल रही है?

दिल्ली में और मद्रास में किए गए 40 वर्ष से अधिक उम्र के मध्यमवर्गीय पुरुषों के सर्वेक्षण से ऐसा ज्ञात हुआ कि उनमें से प्रत्येक पाँच में से एक को मधुमेह और दस में से एक को हृदयरोग था। संसार में किसी भी जनसंख्या में यह रोग इतने बड़े पैमाने पर नहीं है। 1970 के बाद भारतीय शहरों में अनेक सर्वेक्षण हुए उनसे ज्ञात हुआ है कि रोग का अनुपात प्रत्येक दशक में बढ़ता ही जा रहा है और दिन पर दिन कम आयु में हृदयरोग प्रारम्भ हो रहा है। अब तो भारतीय पुरुष 30 से 40 वर्ष की आयु में मृत्यु के दरवाजे पर आ खड़ा होता है। मैं भी उन्हीं में से एक था।

करीब-करीब 50 वर्ष पहले अमेरिका में भी हृदयरोग की ऐसी ही लहर आई थी। इसके कारण थे–दूसरे महायुद्ध के बाद की समृद्धि, जीवनस्तर में (Standard of living) अचानक सुधार, खाने-पीने की बहुतायत और यन्त्रों के कारण शारीरिक श्रम की आवश्यकता का अभाव। कुछ लोगों ने इस अमेरिकी जीवन का वर्णन 'कार, टीवी, सुपर मार्केट इस त्रिमूर्ति के इर्द-गिर्द घूमनेवाली जीवनशैली' जैसा किया है। कार के कारण पैदल चलने की आवश्यकता नहीं रही। टीवी के सामने बैठकर मनोरंजन व विज्ञापन देखना, कार से सुपर मार्केट जाकर टीवी पर विज्ञापनों में देखी हुई सारी वस्तुएँ खरीद लाना और घर आकर फिर से टीवी के सामने बैठकर उन्हें खाने का कार्यक्रम। इस प्रकार की जीवनशैली के कारण 1950 से 1960 के दशक में

अमेरिका में हृदयरोग का और उसके कारण होनेवाली मृत्यु का परिमाण प्रचंड रूप से बढ़ गया था। आगे के 10-15 वर्षों में उन्होंने इसके कारण खोज निकाले। धूम्रपान, आहार में प्राणिजन्य फैट की बहुतायत (दूध, मक्खन, चीज, अंडे, मांस), खून में बढ़ा हुआ कोलेस्ट्रॉल, ऊँचा रक्तचाप व बैठकवाली निष्क्रिय जीवनशैली ये प्रमुख कारण उन्हें समझ में आए। बैठकवाली अचल जीवनशैली खतरनाक जीवनशैली है। ऑफिस, कुर्सी, ड्राइंग रूम, सोफा और बेडरूम ये खतरनाक स्थान हैं क्योंकि समृद्ध संसार के ज्यादातर लोग यहीं मरते हैं। ये सब बातें उनकी समझ में आए और अपनी जीवनशैली में परिवर्तन लाने के प्रयत्न वहाँ के समाज में शुरू हो गए।

अमेरिका में 40-50 वर्ष पूर्व जो हुआ, ठीक वही आज भारत में हो रहा है। एक बड़े समृद्ध वर्ग का भारत में उदय हो गया है। उच्च और मध्यम वर्ग मिलाकर भारत में आज करीब तीस करोड़ लोग हैं। यानी कि दूसरा अमेरिका ही भारत में है। यह 'भारत का अमेरिका' तेजी से अमेरिका की जीवनशैली, खाने-पीने की अधिकता, शारीरिक श्रम से मुक्ति, शराब और धूम्रपान वाली जीवनशैली अपना रहा है। आधुनिक जीवन में कार, टीवी, फ्रिज व होटल आदि को महत्त्वपूर्ण स्थान प्राप्त है। इनके कारण बैठकवाली, खाऊ-पीऊ जीवनशैली चल पड़ी है। इसके साथ ही बढ़ती हुई महत्त्वाकांक्षा और कैरियर की तीव्र स्पर्धा और दौड़-भाग के कारण मानसिक तनाव भी पश्चिम जैसा ही बढ़ता जा रहा है। अतः भारत में हृदयरोग का प्रभाव अचानक बढ़ता दिखाई दे रहा है।

परन्तु अभी और कुछ कारण अविदित हैं। इस जीवनशैली को अंगीकार करने के बाद गोरों को जिस अनुपात में हृदयरोग होता है, उसकी अपेक्षा भारतीय व्यक्ति को कहीं अधिक अनुपात में होता है। भारत से जाकर लन्दन, सिंगापुर, कनाडा या दक्षिण अफ्रीका में बस गए हजारों कुटुम्ब हैं। ये ज्यादातर मध्यम या उच्च वर्ग के हैं। वहाँ की समृद्धि का उनकी जीवनशैली पर खूब असर हुआ है। समान जीवनशैली वाले इंगलैंड के गोरे, काले और भारतीय लोगों का तुलनात्मक अध्ययन जब कुछ चिकित्सकीय वैज्ञानिकों ने किया, तब पता चला कि वहाँ के भारतीय वंश के लोगों में मधुमेह और हृदयरोग का अनुपात अन्य वंशियों की तुलना में सर्वाधिक है। भारत के

गाँवों में रहते हुए भारतीयों को ये रोग नहीं थे। परन्तु समृद्ध पश्चिमी जीवनशैली अपनाते ही गोरे और काले लोगों की अपेक्षा भारतवंशी लोगों को यह रोग ज्यादा परिमाण में होते हैं।

ऐसा ही चित्र सिंगापुर, दक्षिण अफ्रीका, कनाडा में भी उभरा। और यही चित्र भारतीय शहरों में भी देखा गया। अतः चिकित्सा-क्षेत्र में यह निष्कर्ष निकाला गया कि कुछ आनुवंशिक अथवा जीवशास्त्रीय कारणों से भारतवंशी लोग मधुमेह व हृदयरोग का सबसे अधिक खतरा पाले हुए हैं। भारत में हृदयरोग की लहर का स्पष्टीकरण भारतवंशी लोगों की हृदयरोग के प्रति नैसर्गिक कमजोरी तथा मध्यम वर्ग की नवीन जीवनशैली में है।

1.8

ये सब कारण होते हुए भी मुझे अपने हृदयरोग का पूरा कारण समझ में नहीं आ रहा था। धन-दौलत या धन्धे की खींचतान के पीछे न भागकर आदिवासी गाँवों में स्वास्थ्य-सेवा तथा रिसर्च करनेवाले, महत्त्वाकांक्षा एवं तनाव रहित जीवन जीनेवाले मुझ जैसे समाजसेवी को हृदयरोग क्यों कर हुआ?

इन प्रश्नों का उत्तर खोजना नाजुक काम था। क्या मैं वास्तव में महत्त्वाकांक्षा-रहित और तनावमुक्त था? फिर पिछले कुछ वर्षों से मेरा मन प्रसन्न क्यों नहीं था? सचमुच ही पिछले चार-पाँच वर्षों से मेरा मन प्रसन्न नहीं था। बुखार आने पर मुँह का जायका जैसे बिगड़ जाता है, वैसे ही जीवन का स्वाद ही चला गया सा लगता था। मुझे स्वीकार करना चाहिए कि गत कुछ वर्षों से मेरे मन में एक अजीब खिन्नता थी। जीवन का रस खो गया था। क्यों? किस कारण? कब से? मेरा मन यह खोजने लगा।

बीस से पच्चीस वर्ष की आयु में कॉलेज के दिनों में विनोबा एवं जयप्रकाश नारायण द्वारा शुरू सामाजिक परिवर्तन के आन्दोलनों में मैं सक्रिय था। उन दिनों जीवन सब ओर से ऊर्जा और प्रसन्नता से खिल उठा था। एम.डी. करने के बाद रानी से शादी हुई और मैं पूरी तरह से सामाजिक कार्य में कूद पड़ा। एक मदहोशी थी। कामयाबी मिले या न मिले स्वयं को

विसर्जित करने का, समाज के लिए काम करने का आनन्द विलक्षण था। ऐसी स्थिति में फिर यह खिन्नता कब आई?

तैंतीसवें साल में उच्च शिक्षा के लिए अमेरिका गया। जॉन्स हॉपकिन्स विश्वविद्यालय में अध्ययन का काल तो बौद्धिक आनन्द का स्वर्ग था। 77 देशों के विद्यार्थी, विश्प्रसिद्ध अनुसन्धानकर्ता प्रोफेसर और अधिकाधिक ज्ञान पाने की अखंड दौड़-भाग का विलक्षण आनन्द था। मैं विश्वविद्यालय में उच्चतम गुण प्राप्त कर रहा था। सामाजिक स्वास्थ्य के क्षेत्र में कुछ न कुछ बड़ा काम मेरे व रानी के हाथों होगा, ऐसा हमारे प्रोफेसर का विश्वास था। तब तो जीवन के प्रति मन उत्सुक और आनन्दमय था। फिर ये चुपके से खिन्नता कब आ गई?

भारत लौटने पर हम दोनों ने गढ़चिरौली जिले में 'सर्च' नामक स्वयंसेवी संस्था की स्थापना की। आदिवासियों को स्वास्थ्य-सेवा देना, ग्रामीण और आदिवासियों से जुड़े अनेक प्रश्नों पर अनुसन्धान करना, शराब मुक्ति के लिए आन्दोलन करना, 'सर्च' के लिए अत्यन्त सुन्दर 'शोधग्राम' का निर्माण करना इन सबमें दस वर्ष निकल गए। काम इतना बढ़ गया था कि समेटे सिमटता नहीं था। आदिवासियों के लिए अस्पताल बनाया। ग्रामीण स्वास्थ्य पर हमारे अनुसन्धान को अन्तर्राष्ट्रीय ख्याति मिली। गढ़चिरौली जिले में शराबबन्दी लागू हो गई। सामाजिक स्वास्थ्य के क्षेत्र में 'सर्च' एक मानदंड बन गई। परन्तु इस काल में मेरा मन कैसा था?

मैं याद करने लगा। खोजते-खोजते पुनः इस कालखंड को जीने लगा। ओह! अब दिखाई देने लगा। इस काम की प्रारम्भिक अवधि के पश्चात मेरी प्रसन्नता धीरे-धीरे कम हो चली थी। यहीं से यह बदलाव शुरू हुआ। क्या कारण था? मैंने अपने ऊपर कुछ अनैसर्गिक लाद लिया था जिसको लेकर जीने से मुझे तनाव अनुभव हो रहा था, प्रतिक्रिया हो रही थी। यह ऐसा क्या था?

गढ़चिरौली में हमने 'सर्च' संस्था की स्थापना की तब प्रारम्भ के काल में महाराष्ट्र सरकार के आग्रह के कारण वहाँ की सरकारी स्वास्थ्य-सेवा व्यवस्था जिला अस्पताल एवं सरकारी प्राथमिक आरोग्य केन्द्र सुधारने का एक गैरशासकीय प्रयोग हमने किया। उस दौरान सरकारी नौकरशाही, उसकी कुछ भी न करने की और न करने देने की मनोवृत्ति, कल्पनातीत कामचोरी,

भ्रष्टाचार और ऊपर से हमें ही दोषी ठहराने के निर्लज्ज कारनामे, इनका नजदीक से अनुभव किया। दो वर्ष तक किसी कीड़े के शरीर पर रेंगने जैसा वह गन्दा अनुभव रहा। अन्त में दो वर्षों में स्वयं ही उसे छोड़कर बाहर निकल आये, परन्तु अनेक व्रणचिह्न लेकर! इस काल में स्वयं पर हमने अपरिमित अन्याय किया। क्या इससे तो इस खिन्नता का निर्माण नहीं हुआ? परन्तु उसके बाद क्या हुआ?

जैसे-जैसे विचार करते हुए अपने मन की गहराई में जा रहा था, मन घबराने लगा। मन का फोड़ा पक गया था, किन्तु चीरा लगाने की हिम्मत न हो रही थी। परन्तु और कोई इलाज भी तो नहीं था।

गढ़चिरौली में जैसे-जैसे हमारा काम बढ़ता गया, वैसे-वैसे अन्दर का मैं बदलता गया। मेरे स्वाभाविक 'मैं' से यह सफल 'मैं' भिन्न होने की वजह से इनमें अन्तर और तनाव बढ़ता गया। काम के जितने नए क्षितिज उतनी और ज्यादा दौड़। ग्रामीण आदिवासी इलाके में हमारे किए गए अनुसन्धानों का व्यापक परिणाम होना चाहिए, राष्ट्रीय-अन्तर्राष्ट्रीय स्वास्थ्यसेवा नीतियों में उनका अन्तर्भाव होना चाहिए, गढ़चिरौली जिले में जैसी शराबबन्दी हुई वैसी ही अन्यत्र भी होनी चाहिए ऐसी अधीरता मन में उठ खड़ी हुई थी। इसके लिए एक ही समय में गढ़चिरौली के आदिवासी और मुम्बई, दिल्ली, लन्दन व न्यूयॉर्क के पॉलिसी मेकर्स, बुद्धिजीवी, विशेषज्ञ ऐसे दो स्तरों पर मैं काम कर रहा था। स्वयं को रबर जैसा तान रहा था। ऐसा तनावपूर्ण काम करने का अनुभव आनन्दरहित था, परन्तु इसमें से समाज के लिए उपयुक्त कुछ निकलेगा, इस भावना से यह तात्कालिक स्थिति मैंने स्वीकार की थी। किन्तु वह तात्कालिक स्थिति कभी खत्म ही नहीं हुई।

आगे तो काम के साथ मेरे मन में महत्त्वाकांक्षा व यश की आसक्ति भी निर्माण होने लगी। मुझे कहीं पहुँचना था। कहाँ पहुँचना है, यह मुझे मालूम नहीं था। अतः कहीं पहुँचने पर भी पहुँचने का सन्तोष नहीं मिल रहा था। मैं जहाँ पहुँचा था, उसकी अपेक्षा कहीं और ही मुझे पहुँचना था। अभी 'कुछ और, कुछ भिन्न' मेरे जीवन में घटित होना था, 'वह' कब होगा? सतत असन्तोष, सतत असमाधान! मेरा काम करना भावनात्मक आनन्द का स्रोत न रहकर बाहरी यश का साधन और इसीलिए चिन्ता का कारण बन गया था। पहले सामाजिक काम करते समय उससे मिलनेवाले

प्रतिफल की मुझे चाह नहीं थी, तब अपार आनन्द का अनुभव करता था। अब मानो मैं फल के लिए ही काम कर रहा था और पहले की प्रसन्नता को खो चुका था।

मन में भावना का स्थान अब विचारों ने ले लिया था। भावनात्मक अनुभवों से नाता तोड़कर मैंने प्रत्येक अनुभव को बौद्धिक बना दिया था। फलस्वरूप अपनी स्वयं की भावनाओं को अनुभव करने के बजाय मैं अब उनके विषय में विचार करता था। पल-पल का अनुभव नहीं, उन पर विचार करता था। संगीत के सुर व साहित्य के भावनात्मक आवेग अनेक वर्षों से मैं मानो भूल ही गया था। भावविश्व से अलग-थलग हो जाने के कारण मन में खालीपन एवं खिन्नता घर कर गए थे। मन की ये खिन्नता रोग नहीं थी। खतरे का संकेत था। परन्तु अन्दर से मिलनेवाले इन संकेतों की ओर मैंने ध्यान ही नहीं दिया। अतः भीतरी तनाव असह्य होने तक बढ़ता गया। कहीं इस तनाव और अवसाद से तो मेरा हृदयरोग पैदा नहीं हुआ?

मेरे हार्ट अटैक के कुछ दिन बाद डॉ. अनीता अवचट ने मेरी बीमारी में पढ़ने के लिए बर्नी सीगल नामक अमेरिकन सर्जन द्वारा लिखी हुई प्रसिद्ध पुस्तक 'लव, मेडिसिन एंड मिराकल' मुझे भिजवाई। शुद्ध इच्छाशक्ति व मानसिक प्रयोगों से कैंसर के उपचार के विलक्षण अनुभवों का इसमें वर्णन है। सीगल कहते हैं कि हमारे मन का शरीर पर प्रचंड प्रभाव पड़ता है। कैंसर के अनेक रोगियों को रोग होने से पहले डिप्रेशन होता है। डिप्रेशन, चिन्ता, भय ये शरीर को नकारात्मक संकेत देते हैं। इस कारण शरीर की पेशियों की जीने की इच्छा व शक्ति कम हो जाती है। ऐसे समय कैंसर तथा अन्य बड़े रोग शरीर को जकड़ लेते हैं, क्योंकि चिन्ताग्रस्त शरीर उन रोगों को बढ़ने देता है। उनसे लड़ने की शरीर में इच्छा ही नहीं बचती। बर्नी सीगल का यह प्रतिपादन मुझे सम्भव प्रतीत हुआ।

और हाल ही में एक अनुसन्धान की रिपोर्ट पढ़ी। शरीर की प्रमुख रक्तवाहिनियों में निर्माण होनेवाले अथरोस्क्लिरोसिस को नापने की तकनीक विशेषज्ञों ने विकसित की है। इस तकनीक से बर्कले, कैलिफोर्निया के विशेषज्ञों ने विविध लोगों की रक्तवाहिनियों का परीक्षण किया तो उन्हें ज्ञात हुआ कि जो खिन्न हैं, जिनका मन प्रसन्न नहीं है, ऐसी मनःस्थिति वाले लोगों

के शरीर की रक्तवाहिनी नलियाँ अन्दर से सँकरी हो गई थीं। तो स्पष्ट है कि खिन्न मनःस्थिति के कारण भी हृदयरोग का निर्माण होता है।

1.9

डॉ. शेरविट्ज व पॉवेल द्वारा किए गए अध्ययन से बहुत-सी दिलचस्प बातें सामने आईं। उन्होंने हृदय के रोगियों का साधारण वार्तालाप व गप्पें टेप कीं। उसके बाद उसमें 'मैं', 'मेरा', मुझको' ऐसे स्वयं सम्बन्धी जितने उल्लेख थे, उन्हें गिना। जो स्वयं में अधिक उलझे हुए थे, जिनके विचारों एवं संवादों में 'मैं' का उल्लेख अधिक बार था, उनको आगे हृदयरोग का दौरा अधिक परिमाण में आया।

यह 'मैं' हृदयघातक प्रतीत होता है। परन्तु क्यों?

दूसरों से दूरी का निर्माण करनेवाली बातें मनुष्य में एकाकीपन एवं तनाव का निर्माण करती हैं व उससे कई बार हृदयरोग का सूत्रपात होने लगता है। इसके विपरीत मनुष्य मनुष्य में प्रेम व रिश्ता निर्माण करनेवाली बातें, मनुष्य को निसर्ग से, विश्व से जोड़नेवाली बातें उसके 'हृदय' को बचाती हैं। मनुष्य का मनुष्य से तो छोड़ें, पालतू जानवर व पेड़-पौधों से भावनात्मक नाता भी उसको हृदयरोग से संरक्षण देता है, ऐसा वैज्ञानिक अध्ययनों से ज्ञात होता है।

सम्बन्ध (relationship) मनुष्य को प्रिय होते हैं, इतना ही नहीं, बल्कि एरिक फ्रॉम नामक विख्यात मनोवैज्ञानिक के अनुसार वह उसके जीने की मूलभूत आवश्यकता है। व्यक्ति-केन्द्रित व स्पर्धात्मक आधुनिक सभ्यता (अर्थात अमेरिकन सभ्यता) में मनुष्य अकेला पड़ता जाता है। भीड़ में होते हुए भी अकेला। एक-दूसरे का प्रतिस्पर्धी। घर के बाहर व्यावसायिक स्पर्धा, घर में पति-पत्नी की एक ही भूमिका के लिए, प्रभुत्व के लिए स्पर्धा। अन्त में अधिक सफलता के लिए अपने आपसे भी स्पर्धा। इस स्पर्धा का सतत तनाव। सबसे टूटा हुआ नाता। इस स्पर्धा-संस्कृति में जीने के लिए मनुष्य को 'मैं', 'मेरा' इनका ही जप करना पड़ता है। 'मैं' यही सबसे बड़ी विभूति बन जाती है और रात-दिन उसी की पूजा चलती है।

आचार्य रजनीश एक कहानी सुनाते थे, वह याद आई।

कुत्तों की दुनिया का एक गणमान्य कुत्ता एक बार दिल्ली की पदयात्रा पर निकला। उसके शिष्यों ने उसे समारोहपूर्वक कोलकाता से विदा किया। मंजिल-दर-मंजिल तय करते-करते तीन महीनों में श्वान महाराज दिल्ली पहुँचेंगे, ऐसा कार्यक्रम तय हुआ था। दिल्ली के अनुयायियों ने जोरदार स्वागत करने के लिए स्वागत-समिति भी बनाई। चन्दा इकट्ठा किया जाने लगा। तीन महीने में कुत्ते महाराज दिल्ली पहुँचेंगे, इसलिए स्वागत की तैयारी शुरू हुई। किन्तु अचानक दसवें दिन ही महाराज दिल्ली आ पहुँचे। 'महाराज, आप कितने महान हैं। आपने नब्बे दिन की यात्रा दस दिन में पूर्ण कर ली। कुत्ते महाराज की जय।' अनुयायियों ने जयघोष किया।

'महाराज, आपने यह चमत्कार कैसे किया? और आपके शरीर पर इतने जख्म क्यों हैं?'

'मैं दस दिनों में स्वयं की मर्जी से नहीं पहुँचा रे! कोलकाता से निकला। पहले पड़ाव पर पहुँचा। थक गया था। आराम किया जाए, कुछ खाया जाए, इस आशा से गाँव में घुसा तो उस गाँव के कुत्ते भौंकते हुए मेरे पीछे पड़ गए। उनके डर से भाग निकला। कम से कम अगले गाँव में तो आश्रय मिलेगा, इस आशा से वहाँ पहुँचा। वहाँ के कुत्ते और अधिक क्रूर व भयानक निकले। मेरी बोटियाँ नोंचने के लिए कूद पड़े। अरे, कोलकाता से दिल्ली तक किसी भी जगह मुझे ठौर नहीं मिला। मेरी यात्रा शीघ्र पूरी होने का यही रहस्य है।' हाँफते-हाँफते थके-हारे, जख्मी कुत्ते महाराज ने बताया।

ऐसे दौड़ने को ही आज के युग में स्पर्धा और दिल्ली पहुँचने को यश कहते हैं। ऐसा सुना है कि वह कुत्ता जल्दी ही हार्ट अटैक से मर गया।

विकसित देशों से ली हुई स्पर्धात्मक अर्थव्यवस्था को सफल होने के लिए समाज के प्रत्येक व्यक्ति के स्वार्थ, लोभ व महत्त्वाकांक्षा को भड़काना पड़ता है। उस आग में तेल डालना पड़ता है। इनसे प्रेरित होकर सफलता के लिए बेतहाशा भागते हुए जो मानसिक तनाव होने लगता है, वह हृदयरोग का कारण बन जाता है। दिल्ली, मुम्बई, बंगलुरु, नागपुर जैसे शहरों में स्पर्धा का जीवन जीनेवालों पर तो यह लागू होता ही है, परन्तु गढ़चिरौली के जंगलों में आदिवासियों के बीच स्वास्थ्य का काम करनेवाला 'समाजसेवक' भी इससे बच नहीं पाया था।

मार्लन ब्रैंडो की 'ऑन द वॉटर फ्रंट' नामक फिल्म की ऑस्कर विजेता भूमिका में एक मार्मिक वाक्य है। ब्रैंडो कहता है, "Charlie...I could have been somebody." (तुम्हें मालूम नहीं चार्ली, मैं भी कोई बन सकता था।) मैं जो हूँ उसके बजाय कुछ और बनने की ही मुझे इच्छा है। मैं अभी, इसी क्षण somebody (कोई) तो हूँ ही। परन्तु उसमें मुझे सन्तोष नहीं है। उससे मेरा नाता नहीं है। मुझे दुख है कि मैं और कुछ अलग somebody क्यों नहीं हुआ। उस मृगतृष्णा के पीछे दौड़ने से मेरा स्वयं से भी नाता टूट जाता है।

मेरे बड़े अथवा सफल होने का अर्थ है—मैं दूसरों से किस प्रकार भिन्न, विशेष अथवा अधिक सम्पन्न हूँ, यह सिद्ध करना। दूसरों जैसा, दूसरों में से एक होने का अर्थ तो साधारण होना है। असाधारण होने के लिए मुझे अलग बनना पड़ता है। दूसरों के साथ समानता की बजाय, एकरूपता की बजाय, भिन्नता पर जोर देना पड़ता है। इसमें से ही मेरे अकेलेपन का सूत्रपात होता है, बढ़ता है। दूसरों में और मुझमें अलगाव की पक्की दीवार तैयार होती है। उस दीवार को मैं दिन-ब-दिन और मजबूत किए जाता हूँ। आखिर वह दीवार बनानेवाला मैं स्वयं ही उस दीवार के भीतर अकेला कैद हो जाता हूँ। दूसरों से दूरी और अकेलापन घातक ही होता है। हृदय को मारनेवाला होता है।

अचानक मेरे रोग का कारण मुझे साफ दिखाई देने लगा।

अनेक वर्ष पूर्व अनजाने में मैंने अपना नैसर्गिक जीवन व प्रसन्न मन इसी आधुनिक सभ्यता के हवाले कर दिया था। उसकी वजह से पहले तो शरीर का उपयोग रुक गया व फिर उसकी अवहेलना शुरू हुई। फिर अधिक काम और यश की प्राप्ति के पीछे दौड़ने से मन की सहज अवस्था गायब हो गई। बुद्धि और विचारों के रेगिस्तान में भावनात्मक अनुभव सूख गया। प्रसन्नता खो गईं, मन में 'मैं और मेरा' बढ़ता गया। उसी का घेरा स्वयं के चारों ओर निर्मित हो गया और विश्व से एकरूपता टूट गई। और आश्चर्य यह कि विश्वस्वरूप से नाता टूट जाने पर स्वयं से भी सम्पर्क टूट गया। मेरा स्वयं से ही नाता टूट गया था। मेरा घर खो गया था। मेरे एकात्म निरोगी जीवन के टुकड़े-टुकड़े हो गए थे। इस दरमियान मेरे अन्दर की एक इन्द्रिय, एक दिशासूचक कम्पास, मुझे बारम्बार संकेत कर रही थी

कि कहीं कुछ गलत हो रहा है। परन्तु मैं उसकी उपेक्षा करके अपने आपको घसीटता रहा। अपने आपसे टूटने के इस तनाव और खिन्नता से मुझे हृदयरोग हुआ होगा।

मेरा केवल हृदय बीमार नहीं था, मैं समूचा ही बीमार हो गया था!

और इसलिए रोगी के रूप में आज अस्पताल में भर्ती था।

1.10

एक दिन रानी खूब गुस्से में तनतनाती हुई अस्पताल वापस लौटी। अस्पताल की लिफ्टवाले ने उसे विजिटर पास दिखाने को कहा था। वह उस समय उसके पास न होने की वजह से उसने रानी को लिफ्ट से बाहर निकल जाने को कह दिया था। मेरा कमरा तीसरी मंजिल पर था। ऊपर आने के लिए लिफ्ट के अलावा कोई मार्ग नहीं था। कमरे में मैं अकेला था। एक ओर मेरी चिन्ता थी तो दूसरी ओर लिफ्टवाले की उद्दंडता के कारण हुआ अपमान। परन्तु उसकी बदतमीजी नियमानुसार थी। आज तक रानी और मैं डॉक्टर की भूमिका में हॉस्पिटल में घूमे हैं। आज सब अचानक उलट-पुलट हो गया था। रोगी अथवा उसके रिश्तेदार बनने पर हॉस्पिटल में कैसा लगता है, इसका स्वाद चख रहे थे।

'हॉस्पिटल' शब्द लैटिन के 'मेहमान' इसी अर्थ के शब्द से बना है। 'हॉस्पिटैलिटी' यानी मेहमाननवाजी। परन्तु हॉस्पिटल की रचना व वातावरण में आदर, आतिथ्य या सहानुभूति का मूल उद्देश्य कहीं शेष नहीं है। उदाहरण के तौर पर वार्ड की रचना देखिए। डॉक्टर या नर्स एक नजर में 30-40 रोगियों को देख सके, इस सुविधा के लिये एक हॉल में 30-40 बीमारों को कराहते, रोते, कभी खुले नग्न रोगियों को रखना यानी उनकी वेदना, नींद व लज्जा को नंगा कर देना है। ग्वाले को सब गायें अथवा जेल के पहरेदार को सब कैदी एक नजर से दिखाई दें, इसलिए ऐसी ही कुछ सुविधा चाहिए। शोधग्राम के हमारे हॉस्पिटल के हरेक रोगी को उसके परिवार के साथ रहने के लिए अलग कुटिया—यह कल्पना आदिवासी रोगियों को क्यों इतनी अच्छी लगी? खुद रोगी बनने पर ही उसकी आवश्यकता को अच्छी तरह समझा जा सकता है।

हार्ट अटैक के बाद प्रथम सात दिन बिना किसी तकलीफ के निकल जाने पर डॉ. बिडवई ने मुझे हॉस्पिटल से छुट्टी देने का निर्णय लिया। रानी मेरा डिस्चार्ज कार्ड लेकर आई। उस पर मेरे नाम के आगे लिखा था–'DM with IHD.' 'डायबिटीज मेलाइट्स' और 'इस्चिमिक हार्ट डिसीज'–इन मेरे रोगों का यह चिकित्सकीय शार्ट फॉर्म था। पढ़ते ही जोर का झटका लगा। मेरा रोग मुझे मालूम था, फिर भी इन अक्षरों का ठप्पा अपने ऊपर लगा हुआ देखकर अचानक महसूस हुआ कि आज से मैं भी उन बिन चेहरेवाले हजारों रोगियों की भीड़ का एक भाग बन गया हूँ; हमेशा के लिए! आज तक मैंने भी सैकड़ों रोगियों पर इस रोग के ठप्पे यांत्रिक रूप से लगाए थे, परन्तु इन ठप्पे लगे हुए रोगियों को कैसा लगता होगा यह कभी महसूस नहीं किया था। रोगियों का रोग निदान एवं उपचार हमारे लिए बौद्धिक कसरत थी। विश्वविख्यात जासूस शेरलाक होम्स जैसे हत्या होने पर हत्या की गुत्थी सुलझाता है, वैसे ही रोग ढूँढ़कर निकालने की हम डॉक्टरों की बौद्धिक करामात होती है। जिसकी हत्या हुई, उस इनसान को कैसा लगा होगा, इससे होम्स को क्या लेना-देना? रोगियों का रोग भावना के स्तर पर हमने कभी भोगा ही नहीं। आज खुद रोगी होने पर कई बातें समझ में आने लगी थीं।

हॉस्पिटल से छुट्टी मिलने पर नागपुर में ही रानी के भाई के घर मुझे ले जाया गया। दो मंजिल के घर में मुझे विशेष रूप से नीचे की मंजिल पर रखा गया था, जिससे मुझे सीढ़ियाँ न चढ़नी पड़ें। मेरा हृदय मानो काँच का बर्तन हो गया था।

मेरी बीमारी में अनेक परिचित लोग मिलने आते। हरेक को देखते हुए मेरे मन में गणित चलता था–'इनकी उम्र कितनी होगी? होगी कोई 55 वर्ष। अभी और कितने वर्ष जिएँगे? करीब 20 वर्ष। कितने भाग्यवान हैं! मेरा तो कुछ दिनों का भी भरोसा नहीं।' हरेक के जीवन से मुझे ईर्ष्या हो रही थी। उन्हें अनेक वर्ष मिलनेवाले थे। मैं एक-एक दिन के लिए मोहताज था।

कुछ मिलनेवाले उत्साह से छलकते होते–हँसते, हँसाते। सबकुछ ठीक हो जाएगा ऐसा दिलासा देते। उतनी देर मेरा मन रोग की टीस भूला रहता। 'क्या पता, शायद ये जो कह रहे हैं वो सच हो जाएगा और मैं इस बीमारी से सुरक्षित निकल जाऊँगा!' परन्तु अनेक लोग भारतीय रीति-रिवाज के अनुसार मिलने

आने पर दुखी और लम्बा चेहरा करके बैठते। 'कैसे होगा?' कहते हुए फुसफुसाकर बोलते। उनके किसी नजदीकी व्यक्ति का हृदय किस तरह अचानक रुक गया, इसकी कहानी बढ़ा-चढ़ाकर सुनाते। 'मेरी अन्तिम यात्रा का कार्यक्रम इन्होंने आज और अभी ही पूरा कर लिया!' मेरे मन को ऐसा लगता।

रानी के पिता, डॉ. चारी को हम सब 'बावा' कहते हैं। उम्र 79 वर्ष। चन्द्रपुर के एक समय के लोकप्रिय फैमिली फिजिशियन थे। अब रिटायर हो गए हैं। बावा को कुछ दिन पहले कैंसर हो गया है। इंगलैंड में सारी जाँच होने के बाद कोई उपचार न करने का निर्णय लिया गया है। एक सीमित आयु ही उनकी बची है। बावा मुझसे मिलने आए। मैं उनका सबसे छोटा दामाद हूँ।

बावा के चेहरे पर उनकी बीमारी का अथवा उसकी चिन्ता का कोई चिह्न नहीं था। उनकी टूटी-फूटी मद्रासी हिन्दी में गप्पों का प्रवाह वैसा का वैसा ही था। 'अभय बाबू! अपने को मालूम कि मेरे को जल्दी ही जाना तो हैच! तो रोने में काय को टाइम बरबाद करना? और कैंसर का क्या डर? मरने को कोई न कोई रोग तो होनाच! मेरे को कैंसर का लेबल मिल गया। अच्छा हुआ, नहीं तो बिना कारण के मर जाता!'

बावा की इस स्थितप्रज्ञ वृत्ति से मैं अभी भी अचम्भित हूँ। यह आदमी कोई भी तत्वज्ञान या दर्शन नहीं पढ़ता न उसके विषय में बात करता है। मद्रास में पढ़े, महाराष्ट्र में आकर चन्द्रपुर में बसे। जीवनभर प्रेम से पेशेंट देखे, अपने परिवार की अच्छी देखभाल की और चन्द्रपुर की सार्वजनिक गप-शप में जी भरकर हिस्सा लिया।

मनुष्य के लिए प्रेम और लोगों से मिलने की उनकी इच्छा बड़ी तीव्र है। इसलिए कैंसर होते हुए भी बीच-बीच में वे नागपुर में अपने बेटे के घर से खिसक जाते हैं और 4-5 दिन चन्द्रपुर में रह लेते हैं। नागपुर उन्हें एक अपरिचित, गैर शहर-सा लगता है। चन्द्रपुर अपना परिचित गाँव। सफर के लिए घर की कार के बदले बस से जाना उनको ज्यादा अच्छा लगता है। पूछा, क्यों? तो बोले—'कार में अकेले जाऊँगा तो मेरे को कौन मिलेगा? उसके बजाय बस में एक ही ट्रिप में तीस-चालीस लोग मेरे को मिल जाते हैं।'

इन्हें ये अदम्य धैर्य और प्रेमवृत्ति कहाँ से मिली? मैंने मन ही मन श्वशुर जी को प्रणाम किया। कहा, 'बावा, आप अपने इस कलंदर अध्यात्म का एक टुकड़ा मुझे भी दे दें। मुझे अभी उसकी बहुत आवश्यकता है।'

मेरा एक डॉक्टर मित्र है, वह मिलने आया। मेडिकल कॉलेज में हम साथ ही पढ़ते थे। संगीत और पु.ल. देशपांडे (मराठी के अत्यन्त प्रतिष्ठित लेखक) के साहित्य का प्रेम, इन दो शौकों ने हमें हमेशा के लिए दोस्त बना दिया था। कॉलेज में पढ़ते हुए संगीत-निशा का कार्यक्रम जमाने के लिए अनेक रातें साथ जागे हुए हम दोस्त...। लेकिन आज मैं बीमार था। ऐसी स्थिति में मिलने की कभी नौबत आई न थी। थोड़ी देर मेरा हाथ अपने हाथ में लिए बैठा रहा और बिना अधिक बात किए चला गया। उसके जाने के बाद उसकी माँ ने बताया कि मुझे हार्ट अटैक आने की खबर जब उसे मिली तो वह अपने गाँव के दवाखाने में मरीज देख रहा था। खबर मिलते ही दवाखाने में ही फूट-फूटकर रोने लगा। परन्तु जब मिलने आया तो कहीं कुछ आभास नहीं होने दिया।

कुछ लोग मिलने आते तो खूब प्रसन्न, आनन्दित मूड अपने साथ लाते। हमारा एक मित्र रंजन दारवेकर मिलने आया। रंजन यानी हँसाने वाला जादूगर। बोलते-बोलते कब मजाक करेगा और उस विनोद में कब एकआध फलसफा फेंक देगा, इसका भरोसा नहीं। रंजन जब मिलने आया, तब बोला, 'हत् तेरे की! इतनी कम उम्र में तुझे हार्ट अटैक हो गया? अभय, तुझसे एक गलती हुई। पिछले बीस वर्षों से एक ही लड़की को अपना दिल देकर बैठे हो। एक ही जगह पड़े-पड़े तेरे हृदय को जंग लग गया। नहीं तो हमारी तरफ देखो। आज दिल यहाँ, कल वहाँ, परसों और किसी नई लड़की के पास। ऐसे मस्ती से घूमते रहने के कारण हमारे दिल को रोग ही नहीं होता!' और यह सब उपदेश रानी के सामने!

'कुछ मदद चाहिए तो बताना,' ऐसा अनेक मित्र कहते। कुछ कर सकें ऐसी उनकी इच्छा रहती होगी, परन्तु क्या किया जाए वे समझ नहीं पाते होंगे। विशेषकर पुरुषों को दूसरों की देखभाल करना, छोटी-छोटी बातों से प्रेम व्यक्त करना नहीं आता। स्त्रियों के पास यह देन निसर्गतः होती है। ऐसे समय पुरुष बहुत ऑकवर्ड एवं अस्वाभाविक हो जाता है। क्या बोलूँ, कुछ समझ में न आए तो आखिर बेचारा राजनीतिक चर्चा शुरू कर देता है।

अनेकों की जिज्ञासा उनकी चिन्ता की अपेक्षा अधिक प्रबल हो जाती। 'यह रोग क्यों होता है?' इस सम्बन्ध में चर्चा होती। उनकी जिज्ञासा पूरी करने के लिए आज एक पूरा डॉक्टर जो उन्हें मिल गया था! और वह भी अनायास बिस्तर में जकड़ा हुआ। भागेगा कहाँ? चलो, यहाँ तक भी ठीक था। लेकिन कुछ लोगों द्वारा 'आपके इस रोग में आगे क्या कॉम्प्लीकेशंस हो सकते हैं?' यह पूछने पर मुझे उन्हें उन सारी सम्भावनाओं के बारे में बताना पड़ता था जिन्हें भुलाने की मैं कोशिश कर रहा था। उतने पर कुछ को सन्तोष नहीं होता। 'फिर उसमें क्या होता है?' जवाब में इस रोग के कारण अचानक हृदय की धड़कन रुक जाने से मनुष्य (यानी कि मैं) कैसे मर सकता है, इसका विस्तृत वर्णन मैं करता। डरावनी फिल्म देखने जैसा भय एवं उत्कंठा उनके चेहरे पर झलकती। कुछ ने तो यहाँ तक पूछताछ की–'अब आगे जीने की कोई गारंटी नहीं है, तब आपको कैसा लगता है?' या 'जिन्दगी के बचे हुए क्षणों में क्या कर लेने की इच्छा है?' ये सब अतिशयोक्ति नहीं हैं। मनुष्य के स्वभाव के इन नमूनों पर तो बढ़िया व्यक्ति-चित्र लिखे जा सकते हैं–मेरे मन में आता। फिर तुरन्त ध्यान आता, 'अब ये मेरे किस काम के? मुझे लिखने का मौका कहाँ?'

कोई आसपास न होता तब मेरा मन पुनः उस आक्रान्त करनेवाले मूलभूत प्रश्न की ओर मुड़ जाता। मन में जोड़-तोड़ शुरू हो जाती–'कितने प्रतिशत सम्भावना है मेरी मृत्यु की? कितने प्रतिशत सम्भावना है कि मैं और एक वर्ष जी सकूँगा? पाँच वर्ष जी सकूँगा क्या? जिन्दा रहा तो क्या करूँगा...?'

1.11

डॉ. बिडवई भारत के वरिष्ठ हृदयरोग विशेषज्ञों में से एक हैं। उनकी प्रखर बुद्धिमत्ता की दंत-कथाएँ विद्यार्थी-जीवन में नागपुर एवं चंडीगढ़ में चर्चा का विषय हुआ करती थीं। परन्तु मेरी बीमारी के दौरान मैंने यह बारम्बार अनुभव किया कि उनका हृदय उनकी बुद्धिमत्ता से भी अधिक बड़ा है। डॉक्टर के लिए आवश्यक वृत्तियों के विषय में बोलते हुए एक बार बोले–'यदि तुम्हारे पेशेंट की मृत्यु हो गई और उसके परिवार के साथ तुम्हारी आँखें नहीं

डबडबाईं तो तुम्हें डॉक्टर न होकर कुछ और होना चाहिए।' डॉक्टर को पेशेंट के केस में भावनात्मक रूप से नहीं उलझना चाहिए, तटस्थ रहना चाहिए—चिकित्सा-क्षेत्र की इस सर्वमान्य ठंडी, तटस्थ वृत्ति की अपेक्षा सर का दृष्टिकोण व दर्शन भिन्न ही था।

डॉ. बिडवई ने दो सप्ताह बाद मेरा ट्रेडमिल टेस्ट किया। उसकी दूसरी स्टेज में ही यह स्पष्ट हो गया कि हृदय में रक्तसंचार पूरी तरह नहीं हो रहा है। मेरी एंजिओप्लास्टी की जाए या बायपास सर्जरी? अपने बेटे की जिस तरह कोई चिन्ता करता है, उतने ही प्रेम से डॉ. बिडवई मेरे बारे में सब तरह से नाप-तौलकर निर्णय करना चाहते थे। इसके लिए उन्होंने इकोकार्डियोग्राम करने का निश्चय किया।

सौभाग्य से इकोकार्डियोग्राम ठीक निकला। इसका अर्थ यह था कि हालाँकि हृदय में रक्तसंचार पूरी तरह से नहीं हो रहा था, फिर भी हृदय के किसी भी भाग को स्थायी नुकसान नहीं पहुँचा था। इको टेस्ट देखते-देखते डॉ. बिडवई अचानक मुझे छोड़कर रानी के पास गए और उसका हाथ अपने हाथ में लेकर, बच्चे जैसे खुशी से बोले, 'रानी, अभय को बायपास सर्जरी की आवश्यकता नहीं पड़ेगी!' रानी ने बाद में मुझे बताया कि जब मेरा ट्रेडमिल टेस्ट चल रहा था और वह पॉजिटिव आ रहा था, तब सर कैसे नाराजगी से हाथ-पैर पटक रहे थे और इकोकॉर्डियोग्राम नॉर्मल आने पर कैसे आनन्द से उत्तेजित हो गए।

सुनकर मेरी आँखें डबडबा आईं। 'क्यों मुझमें इतना उलझ रहे हैं आप, सर?'

डॉ. बिडवई, रानी व मेरी भाभी पद्मजा तीनों मुझे लेकर मेरे आगे के इलाज के लिए हवाईजहाज से लखनऊ के पोस्ट ग्रेजुएट इंस्टीट्यूट ऑफ मेडिकल साइंसेज में पहुँचे। यहाँ का हृदयरोग विभाग कुछ वर्ष पहले डॉ. बिडवई ने ही प्रारम्भ किया था। अतः वहाँ के विशेषज्ञ उनके ही साथी अथवा विद्यार्थी थे। वर्षों पहले चंडीगढ़ के पी.जी.आई. में हृदयरोग वार्ड में रेजीडेंट डॉक्टर की हैसियत से काम करते हुए मेरा कार्यकाल जब समाप्त हुआ तब जिसे मैंने चार्ज सौंपा था, वह मेरा सहपाठी डॉ. महंत अब यहाँ का प्रसिद्ध हार्ट सर्जन बन चुका था। एंजिओप्लास्टी के एक विशेषज्ञ कार्डियोलॉजिस्ट डॉक्टर मेरा उपचार करनेवाले थे।

10 मई का दिन निकला। सबेरे साढ़े आठ बजे मुझे एंजियोग्राफी रूम में ले जाने के लिए स्ट्रेचर पर लिटाया गया। डॉक्टर की हैसियत से रोगी की जाँच करते हुए हमेशा ही नीचे सोए हुए पेशेंट को मैं ऊपर से देखा करता था। अब नीचे लेटकर ऊपर देखते हुए मुझे मनुष्यों के चेहरे, कमरा, कमरे की छत, एंजियोग्राफी टेबल के ऊपर लगे बल्ब, ऊपर से नीचे मेरी ओर देखते डॉक्टरों के चेहरे सबकुछ बदला हुआ दिख रहा था। सबकुछ उलट-पुलट हो गया था।

मेरे हृदय की एंजियोग्राफी शुरू हुई। दाहिनी जाँघ की रक्तनलिका में नली डाली गई और उसे आगे धकेलते-धकेलते उसका सिरा हृदय में लाया गया। मैं पूरी तरह होश में था तथा स्क्रीन पर दिखनेवाली हृदय के भीतर पहुँची नली देख रहा था। कार्डियोलॉजिस्ट ने बहुत सँभालकर उस एंजियोग्राफी नली का सिरा धीरे से हृदय को रक्त पहुँचाने वाली कॉरोनरी रक्तनलिका में पहुँचाया और वहाँ डाय (रंग) इंजेक्ट किया। आकाश में जैसे बिजली कौंधती है वैसी टेढ़ी-तिरछी कोरोनरी रक्तनलिकाओं का जाल क्षणभर के लिए स्क्रीन पर दिखाई दिया। उसी क्षण उसका फोटो ले लिया गया। फिर एक डाय का इंजेक्शन, क्षणभर के लिए कोरोनरी के दर्शन, फिर एक फोटो। अलग-अलग कोणों से फोटो–नहीं, वीडियो फिल्म ही ली गई। मुझे वैसा ही छोड़कर सारे डॉक्टर वह फिल्म ठीक से देखकर परखने के लिए भागे।

क्या निकलेगा? राह देख रहे हमको कार्डियोलॉजिस्ट डॉक्टर ने आकर बताया, 'हृदय की तीन रक्तवाहिनियों में से दो 30 प्रतिशत बन्द हैं। उनकी अभी चिन्ता नहीं, परन्तु तीसरी 95 प्रतिशत बन्द है। वही इस दर्द का कारण है। हम हृदय में नली डालकर बलून एंजियोप्लास्टी से वह ब्लॉकेज खोलनेवाले हैं। यदि इमर्जेन्सी ही हुई तो हृदय खोलकर बायपास सर्जरी करने के लिए डॉ. महंत भी तैयार रहेंगे।'

कोई चारा ही नहीं था। हृदयरोग था यह तथ्य अब शत-प्रतिशत सिद्ध हो चुका था और मेरे कारोनरीज में जिस तरह के ब्लॉक और रुकावटें थीं उनके लिए उपलब्ध उपचारों में एंजियोप्लास्टी ही सबसे योग्य उपाय था। मेरी ओर से अनुमति फार्म पर रानी ने दस्तखत किए। मैंने उससे विदा ली। फिर से एंजियोप्लाटी टेबल पर सो गया। छह हृदयरोग विशेषज्ञ मेरे

ऊपर काम कर रहे थे। मुझे एनेस्थेशिया नहीं दिया गया था। मेरी आँखें भी नहीं ढँकी गई थीं। अतः सामने मॉनिटर की स्क्रीन पर मेरा हृदय, उसकी हलचल और मॉनिटर पर ईसीजी की चमकनेवाली रेखा मुझे दिखाई दे रही थी।

एंजियोप्लाटी कॅथिटर (नली) का सिरा हृदय की रक्तवाहिनी में प्रवेश कर उस 95 प्रतिशत रुकावट के पास आकर ठहर गया। वह उस रुकावट को चौड़ा करने का, तोड़ने का प्रयत्न कर रहा था। धीरे-धीरे वह रुकावट कुछ कम होकर अब 80 प्रतिशत हो चुकी थी, परन्तु आगे गाड़ी अटक गई। उससे आगे सफाई नहीं हो पा रही थी। मुझे सब कुछ दिखाई दे रहा था। आपस में चर्चा करके डॉक्टरों ने अन्तिम बार प्रयत्न करने का निश्चय किया। उस रुकावट को खोलने के लिए उस पर और अधिक जोरों से दबाव डाला गया। तीन गुना, चार गुना, छह गुना, आठ गुना...।

कमरे में अचानक निःशब्द शान्ति फैल गई। डॉक्टरों के चेहरे मॉस्क से ढँके होने के कारण दिखाई नहीं दे रहे थे, परन्तु उनकी हलचल अचानक बदल गई थी। डॉ. बिडवई उठकर खड़े हो गए। स्क्रीन पर स्पष्ट दिखाई दे रहा था कि अन्तिम रुकावट को दूर करते समय मेरे हृदय की रक्तनलिका अन्दर से फट गई थी। उसकी फटी हुई पर्त रक्तनलिका के अन्दर लटककर रुकावट पैदा कर रही थी। बलून एंजिओप्लास्टी में सम्भव सबसे भयानक कॉम्प्लिकेशन हो चुका था। मेरे हृदय की रक्तवाहिनी फट गई थी।

मेरे पेट में अचानक जैसे गड्ढा-सा हो गया। मेरे मरने का क्षण आ पहुँचा था! स्क्रीन पर अभी भी मुझे मेरा हृदय धड़कता हुआ दिखाई दे रहा था। 'मेरे हृदय का यह आखिरी स्पंदन हो सकता है। यह अन्तिम स्पंदन अपनी आँखों से मैं देख रहा हूँ। किसी भी क्षण अब यह हृदय रुक जाएगा। अन्तिम क्षण आ गया!'

ठंडा डर महसूस हुआ। सारे आधार छूट चुके थे। 'अब तो मैं चला। यह जीवन कुल मिलाकर अच्छा ही रहा। लेकिन थोड़ा समय और मिल जाता...। परन्तु अब अगले क्षण कुछ शेष नहीं बचेगा। एक अँधेरी खाई में मैं फेंक दिया जाऊँगा। फिर आगे क्या होगा?'

अचानक कहीं से एक झरना झरने लगा। मन में शब्द उठने लगे...

ॐ, यह पूर्ण है, वह पूर्ण है।
पूर्ण से ही पूर्ण निष्पन्न होता है।
पूर्ण में से पूर्ण निकाल लेने पर भी,
पूर्ण ही शेष रहता है।
ॐ शान्तिः शान्तिः शान्तिः...।

बचपन में आश्रम में प्रातः के अँधेरे में गाई हुई ईशावास्योपनिषद् की यह गूढ़ प्रार्थना आज अचानक अपने आप मन में उभर रही थी। आज तक जो अर्थ समझ में नहीं आया वह समझ में आने लगा।

'यह विश्व अनन्त है और इस विश्व के पीछे का ईश्वरीय तत्त्व भी अनन्त है। दोनों ही पूर्ण हैं। एक में से दूसरे का निर्माण होता है। एक अनन्त में से दूसरा अनन्त निकाल लेने पर भी अनन्त ही बचता है। इसमें न कुछ बढ़ता है न कुछ घटता है। विश्व के इस खेल की कोई सीमा नहीं, कोई अन्त नहीं। मैं भी इस पूर्ण का एक अंश! मेरा न आदि न अन्त! फिर डर कैसा? ॐ शान्ति!'

उसी के पीछे-पीछे, कुछ ही दिनों पहले स्टीफन हॉकिंग की पुस्तक में पढ़ी हुई विश्व की उत्पत्ति सम्बन्धी आधुनिक वैज्ञानिक खोज भी याद आई। खरबों वर्ष पहले कुछ भी नहीं था। फिर अचानक उस शून्य में प्रचंड विस्फोट, 'बिग बैंग' हुआ और उस क्षण विश्व की उत्पत्ति हुई। उस विस्फोट से असीमित ऊर्जा निकली। वही ऊर्जा आगे चलकर सघन होकर विश्व में मूल कण–इलेक्ट्रॉन, प्रोटॉन व उससे अणु-परमाणु बने। इन्हीं कणों की रचनाओं से भिन्न-भिन्न मूल द्रव्य तैयार हुए। तारे, सूर्य, ग्रह व पृथ्वी बने। काल के अनन्त प्रवाह में किसी क्षण में, उनसे मेरे शरीर ने भी जन्म लिया। मैं भी उन अणुओं से ही बना हूँ। आज मैं मर भी गया तब भी मेरे शरीर के ये मूल कण विश्व में रहेंगे ही। उनका अन्त नहीं होगा। केवल इस शरीर की चौखट के बजाय वे प्रकृति में किसी और रूप में रहेंगे, परन्तु रहेंगे अवश्य! उनका अस्तित्व रहेगा। फिर मेरी मृत्यु कैसी? मैं तो इन अणु-रूपों में अमर हूँ, अविनाशी हूँ। मैं था, मैं हूँ और मैं रहूँगा! अभी ये शरीर मरेगा यानी केवल अणुकणों की एक रचना बदलकर दूसरी रचना का निर्माण होगा। केवल पुनर्रचना! उसमें कैसा डर, कैसा दुख? काश, मैं अपना यह अन्तिम अनुभव

बचे हुए लोगों को किसी तरह बता पाता। मित्रो, मृत्यु यानी अणु विसर्जन, केवल अणु विसर्जन!

उसी क्षण अन्दर से एक आश्वासन, एक आधार मिला। मृत्यु का भय पिघल गया। मन शान्त हो गया! मैं विसर्जन के लिए तैयार हो गया!

1.12

आगे तीन-चार घंटे तक मेरे डॉक्टर मेरी फटी हुई कोरोनरी रक्तनलिका जोड़ने का प्रयत्न कर रहे थे। फिर टायटेनियम धातु का एक इंच लम्बा स्टेंट (स्प्रिंग जैसी बारीक नली) आधार के तौर पर उन्होंने उस फटे हुए स्थान पर डाली तो बात बन गई। फटी हुई रक्तवाहिनी जुड़-सी गई। कारोनरी में से रक्त अच्छी तरह बहने लगा। सुबह साढ़े आठ बजे मुझे अन्दर ले जाया गया था, शाम सात बजे एंजिओप्लास्टी टेबल पर से हटाया गया। इस दौरान मेरे डॉक्टर चिन्ता से पसीना-पसीना हो रहे थे और मैं दर्शक की तरह पूरी घटना का खेल देख रहा था। मैं जीवित ही बाकी था। अणुविसर्जन फिलहाल तो टल गया था।

भयानक थकान आ गई थी। रात को मैं आई.सी.यू. के बिस्तर पर पड़ा हुआ था। हाथ-पैर में नलियाँ बँधी ही थीं। मॉनिटर के स्क्रीन पर हृदय की चमकती रेखाएँ सतत आ-जा रही थीं। वे आश्वस्त कर रही थीं कि अभी मैं जीवित था। रानी बेचारी थककर स्टूल पर बैठे-बैठे मेरे बिस्तर के किनारे सिर टिकाकर सो गई थी। अचानक रात को दो बजे, मेरी छाती में दर्द होने लगा। दर्द तूफान-सा फैला। पूरी छाती, जबड़ा, दोनों हाथ वेदना से भर गए थे। रानी को आवाज दी, वह घबराकर उठ बैठी। नर्स और रात्रिकालीन ड्यूटीवाले डॉक्टर को बुलाया। तब तक मेरा दर्द भयंकर बढ़ चुका था। हार्ट अटैक की इतनी तीव्र वेदना पहली बार ही अनुभव कर रहा था। मैंने मॉनिटर की ओर देखा। एस.टी. सेग्मेंट नीचे चली गई थी। टी. वेव उलटी हो गई थी। हृदय की गति अनयिमित हो गई थी। एंजियोप्लास्टी के बाद भी पहली ही रात मुझे हार्ट अटैक आ गया था!

रानी ने बाद में बताया, मेरा चेहरा नीला पड़ गया था। मैंने नर्स और डॉक्टर की ओर देखा, दोनों स्तम्भित हो गए थे। मैं वहाँ वी.आई.पी. पेशेंट था,

इस क्षण खतरे में था। इस कारण वे दोनों ही स्तम्भित हो गए थे। मुझे तीव्र वेदना हो रही थी, परन्तु भय बिलकुल नहीं था। इस समय मैं तटस्थ नहीं था। मेरे भीतर का सजीव पूर्ण रूप से जाग गया था। पेशी दर पेशी जिन्दा रहने के लिए उत्सुक थी। परन्तु मुझे ही कुछ न कुछ करना होगा, यह मेरी समझ में आ गया।

'सिस्टर ऑक्सीजन लगाइए। एक नाइट्रोग्लिसरीन की गोली मेरी जुबान के नीचे रखिए।' मैं तेजी से सूचना देने लगा। रानी सीनियर डॉक्टर को घर फोन करने दौड़ी। सिस्टर व डॉक्टर जल्दी से काम में जुट गए। 'इस समय का ईसीजी लेकर रखिए। यह कैसा अटैक था यह आगे देखा जा सकेगा।' मैंने उन्हें निर्देश दिया। उन्होंने तुरन्त ईसीजी निकालकर मेरे हाथों में दिया। छाती की एक व दो नम्बर की ईसीजी स्थान में कोरोनरी रक्तप्रवाह कम होने के स्पष्ट चिह्न थे। इन्फार्कशन या इनूसफिशंसी? जुबान के नीचे गोली रखी। पाँच मिनट में वेदना धीरे-धीरे पिघलने लगी। 10-15 मिनट में ईसीजी भी नॉर्मल हो गया।

तूफान आकर जा चुका था। मेरा हृदय इस बार भी बच गया था। परन्तु एंजिओप्लास्टी के बाद भी मेरा भवितव्य क्या होगा, इसका अनुभव मुझे हो गया था। मैं अभी भी सुरक्षित नहीं था। परन्तु अब मैं बेहद थक गया था। केवल थोड़ी-सी नींद चाहिए थी। मैं रण से नहीं भागूँगा। कल सुबह तक जीवित रहा तो, आगे की लड़ाई जारी रखूँगा।

2

ऑर्निश

In order to be a realist, you must believe in miracles.

–David Ben-Gurion

10 मई को मेरी एंजिओप्लास्टी हुई, 14 मई को अस्पताल से छुट्टी मिल गई। अब आगे कुछ दवाइयाँ नियमित लेनी होंगी और 'क्या होगा' इसकी प्रतीक्षा करनी होगी। मैं स्वयं रोगी था, प्रश्न स्वयं मेरे जीने या मरने का था, फिर भी इससे अधिक मैं कुछ नहीं कर सकता था। एंजियोप्लास्टी से खुली हुई वह हृदय की रक्तवाहिनी नलिका पुनः पहले ही वर्ष में बन्द हो जाने की 35 प्रतिशत सम्भावना थी।* सिवाय पहले से आधी बन्द अन्य दो रक्तनलिकाएँ कुंडली मारकर बैठी ही थीं। एंजिओप्लास्टी के बाद पहली रात को मुझे खतरे का संकेत मिल गया था, अतः हार्ट अटैक पुनः आने की सम्भावना भरपूर थी। वैसा होने पर अचानक मृत्यु; या पूर्वसूचना मिल सकी तो फिर एंजिओप्लास्टी अथवा बायपास सर्जरी!

आधुनिक चिकित्साशास्त्र के वैज्ञानिक चमत्कार से मुझे फिर जीने का मौका तो मिला था, परन्तु रोगमुक्ति नहीं मिली थी। डायबिटीज के मरीजों की एंजिओप्लास्टी हुई (यानी मेरे जैसे) तो पाँच वर्षों के भीतर उनमें से 35 प्रतिशत मर जाते हैं, ऐसा विज्ञान बता रहा था। गोलियाँ खातें रहो और 35 प्रतिशत मरने की राह देखते रहो। उपचार की इस असहायता से मुझे चिढ़ हो रही थी। मुझे जिन्दा रहना था, परन्तु भविष्य की सम्भावना डिप्रेसिंग थी। और हृदयरोग की पुस्तकें कह रही थीं कि हृदय-विकार के दौरान डिप्रेशन आनेवाले रोगी अधिकांशतः मर जाते हैं, आशावादी और प्रसन्न रहनेवाले

* उन दिनों में आज जैसे दवा से भारित स्टेंट नहीं थे। इसलिए रक्तवाहिनी नलिका के फिर से बंद होने का अनुपात इतना ज्यादा था।

अधिकतर रोगी जी जाते हैं। मुझे जीना तो था, किन्तु आशा के लिए आधार क्या था?

मानो नियति से वादा हुआ हो; अस्पताल में ही एक पुस्तक मुझ तक आ पहुँची। डीन ऑर्निश नामक अमेरिकन डॉक्टर द्वारा लिखी हुई, अमेरिका में इन दिनों बहुत चर्चित 'रिवर्सिंग हार्ट डिसीज' नाम की यह पुस्तक थी। तीन माह पहले एक डॉक्टर के तौर पर चिकित्सा सम्बन्धी अध्ययन के लिए मैंने यह पुस्तक मँगवाई थी। अब खुद हृदयरोगी बन जाने पर वह मेरे पास पहुँची थी। अस्पताल के बिस्तर से ही मैंने उसे भूखे की तरह पढ़ना शुरू कर दिया। इस पुस्तक ने मुझे दिलासा ही नहीं दी कि मैं हृदय-विकार से मुक्त हो सकता हूँ, बल्कि मेरे आगे के उपचार में क्रान्ति ला दी।

ऑर्निश की उपचार-पद्धति का मूल तर्क है कि हृदय-विकार पूर्ण जीवनपद्धति का परिणाम है। केवल दवाइयों अथवा सर्जरी से हृदयरोग के मूल पर प्रहार नहीं हो सकता, सिर्फ तात्कालिक ऊपरी इलाज होता है। रोग होने के मूल कारण जीवन में वैसे ही बने रहने से एंजिओप्लास्टी अथवा बायपास सर्जरी के बाद भी कई बार रक्तनलिकाएँ फिर बन्द हो जाती हैं। इसके अलावा, वह उपचार बहुत महँगा भी है। इसलिए, रोग उत्पन्न करनेवाले मूल कारणों पर इलाज करने के लिए ऑर्निश निम्नांखित वैकल्पिक उपचार सुझाते हैं–

1. पूर्ण शाकाहार। आहार में कोलेस्ट्रॉल शून्य करना; अपने आहार में स्निग्ध पदार्थों (फैट) का अनुपात एकदम कम–रोज की कुल कैलरीज का 10 प्रतिशत से कम हिस्सा स्निग्ध पदार्थों से प्राप्त करना।
2. धूम्रपान और एल्कोहल वर्जित करना।
3. नियमित व्यायाम व योगासन।
4. मानसिक तनाव से मुक्ति के लिए प्राणायाम, शवासन व मनोवृत्ति में बदलाव।
5. अपनी भावनाओं के सम्पर्क में रहना और दूसरों के साथ भावनात्मक सम्बन्ध जोड़ना।
6. जीवन में आध्यात्मिक समाधान खोजना और उसके लिए ध्यान करना।

अपनी-अपनी उपचार-पद्धति का प्रचार करने हेतु बड़े-बड़े दावे करनेवालों की दुनिया में कमी नहीं है। भारत में तो गली-गली में पूरे आत्मविश्वास से रामबाण उपाय बतानेवाले शौकिया और व्यावसायिक दोनों मिल जाएँगे। ऐसे दावों के अतिरंजित और अप्रामाणिक होने के कारण मैं इनके बारे में सशंकित रहता हूँ। ऑर्निश की विशेषता यह थी कि उन्होंने अपनी उपचार-पद्धति को वैज्ञानिक प्रयोगों से जाँचकर देखा था व उसके प्रभावी होने का शास्त्रीय प्रमाण उन्हें मिला था। उनकी उपचार-पद्धति आरम्भ करने से पूर्व और प्रारम्भ करने के एक वर्ष बाद तटस्थ विशेषज्ञों से रोगी की कम्प्यूटराइज्ड कॉरोनरी एंजियोग्राफी व पीईटी स्कैनिंग करवाने पर 82 प्रतिशत रोगियों की हृदय की नलिकाओं की रुकावटें कम होने का प्रमाण वैज्ञानिक दृष्टि से मजबूत है। और इस उपचार-पद्धति से केवल हृदय की रक्तवाहिनियाँ ही खुलती हैं ऐसा नहीं, बल्कि, उन्हीं के एक रोगी के शब्दों में, 'हृदय ही खुल जाता है।' जीवन आनन्दमय हो जाता है। अन्यथा, रोग तो ठीक हो जाए किन्तु रोगी दुखी ही रहे तो क्या लाभ? अतः ऑर्निश के शब्दों में, 'यह केवल हृदयरोग का उपचार नहीं, पूरी जीवनशैली ही बदल डालने का कार्यक्रम है।'

ऑर्निश की स्वयं की कहानी भी दिलचस्प है। अपने स्कूली दिनों में वह होशियार विद्यार्थी था। मेडिकल में जाने का इच्छुक था। परन्तु पढ़ाई और स्पर्धा से उत्पन्न तनाव के कारण उसे नर्वस ब्रेकडाउन हो गया। वह डिप्रेशन का शिकार हो गया। आत्महत्या के विचार मन में आने लगे। अन्त में हताश होकर कॉलेज छोड़कर घर बैठ गया।

उसकी बहन किसी भारतीय संन्यासी से योग सीखती थी। सहज मन बहलाव के लिए इसने भी सीखना शुरू किया और 15 दिनों में ही उसे खूब अच्छा लगने लगा। तब से योग व भारतीय जीवनपद्धति के विषय में उसके मन में आकर्षण पैदा हुआ। कॉलेज की पढ़ाई पूरी करके, हार्वर्ड मेडिकल कॉलेज में उसने प्रवेश लिया। योग नियमित चल ही रहा था। मांसाहार और शराब छोड़ दी। कॉलेज के तीसरे वर्ष में पूरे सालभर की छुट्टी लेकर उसने हृदयरोगियों के एक समूह पर महीनेभर शाकाहार व योग का उपचार करके देखा। अच्छे परिणाम प्राप्त हुए। कॉलेज की पढ़ाई पूरी करके उसने चिकित्सकीय डिग्री ली। दूसरी बार और बेहतर तरीके से वही प्रयोग किया। फिर से अच्छे परिणाम मिले। एम.डी. की पढ़ाई पूरी की। चिकित्सा के प्रयोगों

के लिए एक स्वतन्त्र संस्था स्थापित की। वहाँ पर एक वर्ष का शास्त्र शुद्ध प्रयोग करके उसने सिद्ध किया कि इस उपचार-पद्धति से न केवल हृदयरोग के लक्षणों से आराम मिलता है, अपितु बन्द हो चुकी हृदय की रक्तवाहिनियाँ रुकावटें कम हो जाने पर फिर से खुल जाती हैं। इस अध्ययन पर लिखा ऑर्निश का प्रबन्ध 'लॉन्सेट' नामक विश्वप्रसिद्ध चिकित्सकीय जर्नल ने प्रकाशित किया और 'ऑर्निश उपचार-पद्धति' अचानक प्रकाश में आई।

ऑर्निश सही समय पर मेरे हाथ लगा। भरोसे के काबिल था, इसलिए पसन्द आ गया। उसने मुझे उपचार-पद्धति दी, एक निश्चित कार्यक्रम भी दिया और मुझे आशा का अवसर दिया। मेरे लिए जीवन एक अनिश्चितता हो गई थी। मैं जीने के लिए आतुर था। ऑर्निश की उपचार-पद्धति एक मौका दे रही थी। मरता क्या न करता? मैंने जीवन को इस दाँव पर लगाने का निश्चय कर लिया।

2.2

मेरी एंजिओप्लास्टी के बाद चौथे दिन, यानी 13 मई को, मैंने डीन ऑर्निश की पुस्तक पढ़कर समाप्त की। बिस्तर से उठकर मैंने अपनी भाभी से कागज-कलम माँगे और तत्काल अपने लिए वर्षभर के लिए कुछ उद्देश्य लिख डाले–

1. वजन 72 से 65 किलो करना।
2. आहार में दूध और घी बन्द करना व अन्य बदलाव लाना।
3. रोज के आहार की कैलोरीज 2400 से कम रखना।
4. खून में कोलेस्ट्रॉल 150 से नीचे लाना।
5. मधुमेह पूरी तरह नियन्त्रण में रखना–खून की शर्करा की मात्रा खाली पेट 120 मि.ग्रा. से नीचे और खाने के बाद 180 मि.ग्रा. से नीचे रखना।*
6. रोज आधा घंटा व्यायाम व 15 मिनट योगासन करना।
7. शवासन, प्राणायाम व ध्यान सीखकर, रोज करना।
8. अपनी भावनाओं से फिर नाता जोड़ना, मन की तनावरहित व प्रसन्न अवस्था फिर से प्राप्त करना।
9. संगीत सीखना, सुरों से नाता फिर से जोड़ना।

* उस समय की चिकित्साशास्त्र की मार्गदर्शक सीमाएँ।

10. जीवन की आध्यात्मिक खोज करना।
11. वृत्ति में बदलाव लाते हुए काम को कर्मयोग बनाने का प्रयत्न करना।
12. गीता, उपनिषद् और संत साहित्य का अध्ययन करना।
13. हृदय की रक्तवाहिनियाँ खुली रखना। फिर से एंजाइना का दर्द न हो और ट्रेडमिल टेस्ट की चौथी सीढ़ी बिना परेशानी के पूरी कर पाना।

पिछले तीन वर्षों से मैं इस उपचार-पद्धति का प्रयोग कर रहा हूँ। कैसे किया, क्या किया, क्या परिणाम हुआ, यही तो कहानी अब बतानी है।

मैंने कोई गुरु नहीं किया। अनेक स्रोत व मार्ग खोजे। जहाँ से जितना सही लगा उतना स्वीकार किया और स्वयं प्रयोग करके देखा। सम्भ्रम होने पर वरिष्ठ तथा अनुभवी लोगों का मार्गदर्शन लिया। अतः मैंने जो प्रयोग किया, उसमें अनेक मार्गों का सम्मिश्रण है, अनेक लोगों का सहयोग है। मैं हर अनुभव का ध्यानपूर्वक निरीक्षण करता गया और उसे मन में दर्ज करता गया।

इस प्रयोग को सफलतापूर्वक कर सकने का बहुत बड़ा श्रेय डॉ. बिडवई और रानी को जाता है। डॉ. बिडवई ने परम्परागत चिकित्साशास्त्र की चौखट के बाहर जानेवाले मेरे इन उपचार-प्रयत्नों का खुले दिल से स्वागत किया व हमेशा मुझे प्रोत्साहन दिया। इस उपचार-पद्धति में पूर्ण जीवनशैली में बदलाव लाने की जरूरत थी जो कि रानी की मदद के बिना असम्भव ही होता। मेरे उपचार के प्रारम्भिक एक वर्ष के दौरान गढ़चिरौली अथवा देश के बाहर जाने के सारे निमन्त्रण ठुकराकर मेरे उपचार के लिए घर में आवश्यक व्यवस्थाएँ करना और मेरा पूरा ध्यान रखना, यह सब रानी ने ही किया। वह कहतीं–तुम ये जो कुछ भी कर रहे हो, उसके उचित-अनुचित होने के विषय में मैं कोई चर्चा नहीं करूँगी; परन्तु तुम्हारी तबीयत सुधरे और तुम सुरक्षित रहो, इसके लिए मैं कुछ भी करूँगी।

आज यह लिखते हुए मेरी आँखें अचानक भर आई हैं। मेरी बीमारी के दौरान रानी के धैर्य का बाँध केवल एक बार टूटा था। एंजिओप्लास्टी के दरमियान मेरे हृदय की रक्तनली फट गई है यह जब उसे बाहर पता चला तब उसका धीरज टूट गया था। 'ऐसा नहीं होना चाहिए था', कहते हुए वह दबी हुई आवाज में रोने लगी। आखिर इस समय भी उसके धैर्य का बाँध न टूटा होता तब तो वह मानवी ही न होती।

यह सारा प्रयोग यानी एक ओर जीवित रहने के लिए मेरी कोशिश थी, तो दूसरी ओर मेरे जीवन की जहाँ शुरुआत हुई उस गांधीजी की आश्रमीय जीवनशैली की ओर वह पुनः प्रवास था। ऑर्निश द्वारा सुझाई गई 'निरोगी जीवनशैली' गांधीजी के आश्रम की जीवनशैली जैसी ही थी।

मुझे जो परिणाम मिले वे एक ऐसे प्रयोग की निष्पत्ति हैं जिसकी सैंपल साइज केवल एक रुग्ण है। वह पूर्ण वैज्ञानिक प्रमाण नहीं हो सकता। मेरा ऐसा कोई दावा भी नहीं है। उसके लिए आवश्यक वैज्ञानिक प्रमाण ऑर्निश ने प्रस्तुत किए हैं। मेरा उद्‌देश्य तो इस राह पर चलने के अपने अनुभवों को बाँटना भर है। मैंने भले ही इसकी शुरुआत अपनी चिकित्सा के लिए की हो, परन्तु आगे चलकर यह प्रयोग चिकित्सा तक सीमित नहीं रहा। और अभी भी वह रुक नहीं गया है। रोज कुछ न कुछ नया घटित हो ही रहा है। अतः आज की तारीख तक के अनुभव बताऊँगा।

2.3

कहाँ से शुरू करूँ? जैसे शुरू किया और आगे करता गया उसी क्रम से बताता हूँ।

लखनऊ से वापस लौटने पर कुछ दिन वर्धा में घर पर रहा। सबसे खूब मिला। 'मिलने' का वास्तविक अर्थ अब समझ में आ रहा था। अन्यथा अकसर मिलने पर भी हम मिल नहीं पाते हैं। अलग-अलग ही तो रहते हैं। लेकिन अब खुद की नश्वरता समझ में आने पर मिलने की तीव्रता बहुत बढ़ गई थी। मैं अपने जीवन के दो महातीर्थ–विनोबाजी के पवनार आश्रम व गांधीजी के सेवाग्राम आश्रम हो आया।

सेवाग्राम में मेरा बचपन बीता, शिक्षा हुई। वहाँ के हर पेड़ पर मैं खेला था। हर कुटी में रहा था। इन सबसे फिर मिला। अपने सगे मिल गए। अन्त में बापू की कुटिया में गया। इंच-इंच परिचित था। मानो मैं घर वापस लौटा था। बापू के कमरे में अकेला शान्त बैठा। उनके अस्तित्व का मुझे एहसास हो रहा था। वे पालथी मारकर बैठे कुछ लिखते हुए दिखाई दे रहे थे। उन्हें डिस्टर्ब न करते हुए बाहर बरामदे में जाकर बैठ गया। बापू की कुटी के आसपास के वृक्ष दिखे। उनमें से अनेक बचपन से मेरे साथ-साथ ही बढ़े थे। अब बड़े हो गए थे। हवा के साथ हिल रहे थे, मुझे बुला रहे थे।

जिस दिन हृदयरोगी के रूप में हॉस्पिटल में भर्ती होकर, 'अब क्या होगा?' सोचते हुए मृत्यु की राह देखता पड़ा हुआ था, तब रानी ने मुझसे 'दुर्भाग्य से कुछ हो गया तो' कहकर मेरी अन्तिम इच्छा पूछी थी। मैंने उससे कहा था, 'मैं यदि मर जाऊँ तो मेरी राख और अस्थियाँ सम्भव हो तो सेवाग्राम आश्रम में बापू की कुटिया के समीप किसी पेड़ के तले मिट्टी में डाल देना।' आज मैं स्वयं जीवित ही लौट आया था। परन्तु आगे जब भी मरूँ, तो मेरी यही अन्तिम इच्छा है।

अगर ऐसा हुआ तो मैं आश्रम के इन वृक्षों के साथ एकरूप हो जाऊँगा। मेरा शरीर, उसके कण-कण इन पेड़ों के रूप में रहेंगे। मैं शायद पत्तों में रहूँगा, फूलों में रहूँगा, तने में रहूँगा–रहूँगा सब जगह। यहीं बापू की कुटी के समीप वृक्ष के रूप में सैकड़ों वर्ष हवा के साथ डोलूँगा, खेलूँगा, साँस लूँगा।

मैं आज वहाँ बैठकर यही अनुभव कर रहा था। एक विलक्षण भावसमाधि थी।

मैंने बापू से पूछा, 'बापू, मुझसे क्या गलती हुई?'

अन्दर से उत्तर मिला, 'तुम तन्दुरुस्त हो जाओगे।'

'अब मैं आगे क्या करूँ?' मैंने पूछा।

'अपनी इच्छा छोड़कर अपने आपको पूरी तरह परमेश्वर के हवाले कर दो।' उत्तर मिला।

मैंने प्रश्न करना बन्द कर दिया और बापू के उत्तर याद करते हुए उनका आनन्द लेने लगा।

यह जो संवाद मैंने अनुभव किया वह क्या था? मेरे ही अन्तर की आवाज थी? या तीव्र इच्छा के कारण पैदा हुआ आभास था? कुछ भी हो, मुझे आश्वासन भी मिला और उपाय भी मिला।

2.4

आहार में बदलाव लाकर अपना वजन व पेट का घेरा कम करना–यह मेरा प्रथम उद्देश्य था। कॉलेज में पढ़ते समय मेरा वजन 58 किलो था। शादी के बाद तीन वर्षों में वजन 70 किलो हो गया और धीरे-धीरे 73 किलो पर जाकर टिक गया। पिछले 15 वर्षों से मेरा वजन 73 किलो रहा। अब मुझे अपने वजन को 65 किलो पर लाना था। जिस पर भी नजर पड़ती उस हर आदमी

के पेट की ओर देखकर 'इन्हें सिंड्रोम एक्स है क्या?' यही अन्दाज लगाने का मानसिक शौक मुझे हो गया। मैं देख रहा था कि 30 वर्ष से ऊपर के अधिकांश मध्यम वर्गीय पुरुषों के पेट धीरे-धीरे सामने बढ़ने लगे थे।

लखनऊ से लौटते वक्त हम दिल्ली हवाईअड्डे पर उतरे। मेरा सार्वजनिक पेट-निरीक्षण-कार्यक्रम चल ही रहा था। अचानक जयपुर फ्लाइट की लाइन में खड़े एक आदमी की ओर मेरा ध्यान गया। साधारण 50 वर्ष का वह आदमी एकदम पतला तो था ही परन्तु उसका पेट और कमर 15 साल की लड़की जैसे पतले थे। मानो आठवाँ आश्चर्य देख रहा हूँ ऐसा ही अनुभव करते हुए मेरी नजर उस पर टिक गई। मैंने रानी और पद्मजा भाभी का ध्यान उसके पतले पेट की ओर खींचा। वे दोनों मुझ पर ही हँसने लगीं।

उन दोनों ही को दूर करते हुए मैं अपनी कतार छोड़कर उस आदमी के पास पहुँचा व उसके छरहरे बदन और पतले पेट के लिए उसका अभिनन्दन किया। वह आश्चर्यचकित हो मेरी ओर देखता रह गया। मैं उसका मजाक नहीं उड़ा रहा हूँ, यह विश्वास होने पर वे महाशय अत्यन्त उत्साह से बातें करने लगे। वे बैंक में ऑफिसर थे। अपनी फिगर का रहस्य, अपना काम-धन्धा और पारिवारिक मुश्किलें सारी पोटलियाँ उन्होंने मेरे सामने खोल दीं। आदमी अपनी भावनाएँ व्यक्त करने के लिए कितना प्यासा होता है! इधर रानी और पद्मजा दूर से मुझ पर खूब हँस रही थीं। परन्तु मैंने ध्यान नहीं दिया। मुझे तो अर्जुन की तरह पक्षी की एक आँख भर दिखाई दे रही थी–पेट का घेरा।

यह पेट का घेरा बड़े महत्त्व का मुद्दा बन गया है। 'सिंड्रोम एक्स' के अन्य घटक–ब्लड प्रेशर, इंसुलिन का विरोध, खून में शर्करा की मात्रा, कोलेस्ट्रॉल का बढ़ना व हृदयरोग, ये सब शरीर के भीतर होते हैं। बाहर कुछ पता नहीं चलता परन्तु 'पेट का बढ़ा हुआ घेरा (सेंट्रल ओबेसिटी)–यह बाहरी चिह्न अवश्य ही खतरे की सूचना दे देता है। इतना ही नहीं, इसे घर ही में नापा भी जा सकता है। सिंहकटि अथवा कृशकटि ये साहित्य में सुदृढ़ आरोग्य के और सौन्दर्य के चिह्न माने गए हैं। परन्तु वे वैज्ञानिक दृष्टि से भी खरे हैं। यह कटि अर्थात कमर कितनी होनी चाहिए?

$$\frac{\text{कमर}}{\text{नितम्ब}} \quad \text{अथवा} \quad \frac{\text{waist}}{\text{hips}}$$

ऐसा गुणोत्तर निकालें। छाती की सबसे नीचे की पसली और कमर की हड्डी इन दोनों के बीच मध्य में कमर का घेरा नापना चाहिए; और नितम्ब की सबसे अधिक चौड़ाई की सतह पर नितम्ब का घेरा नापना चाहिए। इनका विभाजन 0.85 अथवा 0.80 होना सुरक्षित है। स्त्रियों के नितम्ब नैसर्गिक रूप से बड़े होने की वजह से उनका वेस्ट/हिप रेशो 0.85 से नीचे याने 0.80 तक हो। पुरुषों का थोड़ा-सा पेट बढ़ते ही यह रेशो बिगड़ जाता है और 0.85 से ऊपर असुरक्षित प्रदेश प्रारम्भ हो जाता है। वेस्टलाइन (कमर का घेरा) बढ़ी कि लाइफलाइन कम हुई!

मेरा वेस्ट/हिप रेशो 0.92 था। मैं खतरे के जोन में था। वजन तथा वेस्ट/हिप रेशो कम करने के लिए मैंने ऑर्निश पद्धति का आहार शुरू किया। सबसे पहले भोजन में स्निग्ध पदार्थ एकदम कर दिए।

13 मई को हॉस्पिटल में मैंने यह निश्चय किया और उसी क्षण से ही मैंने अपना सबसे प्रिय आहार 'दूध' छोड़ दिया। मैं रोज एक लीटर दूध पिया करता था! कई बार तो दूध का भगौना ही मुँह को लगाकर खाली कर देता था! शादी होने पर रानी घर में आई तब रसोईघर में मुझे ऐसे दूध पीते देखकर वह चकित रह गई। लखनऊ में हॉस्पिटल के बिस्तर पर जब मैंने भाभी से कहा–'मैंने इसी वक्त से दूध छोड़ दिया' तो उन्हें इस बात पर विश्वास ही नहीं हुआ। परन्तु आखिर वह दूध का शौक ही छूट गया। आवश्यकता होने पर मैं उसकी जगह स्किम्ड मिल्क पाउडर से बना हुआ दूध उपयोग में लाने लगा। स्किम्ड मिल्क में फैट व कोलेस्ट्रॉल शून्य होता है। यही दूध अब मैं चाय अथवा दही बनाने के लिए उपयोग में लाता हूँ। दिन में ज्यादा से ज्यादा 300 मिलीलीटर लेता हूँ। इस कारण दूध से मिलनेवाला कोलेस्ट्रॉल और कैलरीज बहुत कम हो गई। शक्कर, घी, मिठाई, आईसक्रीम भी तकरीबन छोड़ दिया। तले हुए पदार्थ खूब कम कर दिए।

ऑर्निश की पद्धति के अनुसार मुझे दिनभर में ज्यादा से ज्यादा 20 ग्राम तेल लेना था। वह भी हाइड्रोजनेट (वनस्पति) तेल नहीं। कौन-सा तेल उपयोग में लाना चाहिए? फैट्स में तीन प्रकार के फैटी एसिड्स मूल घटक होते हैं। 'सेच्युरेटेड' फैटी एसिड्स, ये प्राणिजन्य फैट मांस, अंडे, दूध, मक्खन, घी में भरपूर होते हैं। जल्दी जमने वाले, गाढ़े होनेवाले फैट्स (घी, नारियल तेल, वनस्पति तेल) भी सेच्युरेटेड होते हैं। ये हृदय के लिए घातक होते हैं क्योंकि

इनसे कोलेस्ट्रॉल बढ़ता है। दूसरे दो प्रकार, 'मोनो-अनसेच्युरेटेड' व 'पॉली-अनसेच्युरेटेड' फैटी एसिड्स, ये कोलेस्ट्रॉल नहीं बढ़ाते। ये थोड़ी मात्रा में भोजन में होने चाहिए। परन्तु ध्यान रहे, कोई भी तेल हृदय का संरक्षक या मित्र नहीं है। अतएव अधिक मात्रा में कदापि नहीं लेना चाहिए।

भारत में उपयोग में आनेवाले तेलों के फैटी एसिड्स का विश्लेषण करने पर (प्रकरण 7.5) मैं इस निष्कर्ष पर पहुँचा हूँ कि हृदयरोग टालने के लिए या उसका नियन्त्रण करने के लिए एक भी तेल आदर्श न होने से तीन तरह के तेलों का—मूँगफली, सोयाबीन और सरसों—इन सभी तीन तेलों का समान भाग से मिश्रण करके सभी के लिए इसे काम में लाया जा सकता है। जो लोग हृदयरोगी हैं अथवा कोलेस्ट्रॉल कम करना चाहते हैं उन्हें यह मिश्रित तेल सीमित मात्रा में इस्तेमाल करना चाहिए। छौंक, रोटी, तले हुए पदार्थ, अचार इन सबमें मिश्रित तेल की कुल मात्रा रोज 4 छोटे चम्मच (20 ग्राम) से अधिक नहीं होनी चाहिए। मांसाहार, अंडे, मछली, तले हुए पदार्थ, दूध, घी की मिठाइयाँ तो बिलकुल बन्द कर देनी चाहिए।

सफोला (करडी) तेल के हृदयसंरक्षक के रूप में खूब विज्ञापन दिखाई देते हैं किन्तु वास्तव में यह झूठ है। तेल में जो पॉली-अनसेच्युरेटेड फैटी एसिड्स (पुफा) होते हैं वे सफोला में भरपूर होते हैं। अतएव प्रारम्भ में इस हृदयसंरक्षक समझा गया। परन्तु बाद में समझ में आया कि इन पॉली अनसेच्युरेटेड फैटी एसिड्स में भी दो प्रकार हैं। ओमेगा-6 और ओमेगा-3। ओमेगा-6 का अनुपात ज्यादा बढ़ने पर हृदयरोग तथा कैंसर बढ़ सकते हैं व ओमेगा-3 ये कुछ हद तक हृदयरोग से रक्षा करता है। सफोला तेल में ओमेगा-6 बहुत अधिक मात्रा में होता है अतः सफोला का इस्तेमाल नहीं करना चाहिए। ओमेगा-3 सरसों अथवा राई के तेल में होते हैं। वह तेल ऊपर बताई गई मात्रा में खाना चाहिए। घी में कुछ ओमेगा-3 होने से वह हृदय के लिए अच्छा है ऐसा कुछ लोग समझते हैं। परन्तु, घी में अधिकांश हिस्सा सैच्युरेटेड फैट है—जो कोलेस्ट्रॉल को बढ़ाता है, इसलिए हानिकारक है।

मैं अब घी नहीं खाता इसका मेरी माँ को खेद है। अपने स्नेहियों को अच्छा-अच्छा बनाकर भरपूर खिलने की स्त्रियों की बहुत इच्छा होती है। परन्तु अच्छा क्या और बुरा क्या इसकी चिकित्सकीय सलाह और मनपसन्द भोजन इन दोनों में सामंजस्य करना उनके लिए मुश्किल होता है। जो 'अच्छा' खाना

वे अपने लोगों को खिलाना चाहती हैं, दुर्भाग्यवश, उसमें से ज्यादातर अब रोगकारी सिद्ध हो रहे हैं। लेकिन उनका दिल नहीं मानता। मेरी एक सुलभा नाम की भाभी हैं। मेरे बचपन में वे हमारे पड़ोस में रहती थीं, इसलिए हम उन्हें भाभी कहने लगे। अब वे 55-60 के आसपास होंगी। रानी से उन्हें बहुत प्यार है। मेरे मधुमेह व हृदयरोग के कारण मुझे मिठाई, घी, दूध, सब छोड़ना पड़ा, यह सुनकर वे खूब दुखी हुईं। बोलीं, 'देख अभय, बचपन में जब यह सब हम चाहते हैं तब मिलता नहीं; और बड़े होकर जब मिलने की सम्भावना होती है तब हम उसका उपभोग नहीं कर पाते। हमारे ससुराल में गद्दियों की कमी थी, अतः मेहमान के आने पर कई बार हमें बिना गद्दी के सोना पड़ता था। तब मैं मन ही मन सोचती कि हमारी आर्थिक स्थिति सुधर गई तो खूब नर्म गद्दियों पर सोऊँगी। अब वैसी आर्थिक स्थिति तो है, लेकिन मुझे पीठ में डिस्क का कष्ट हो गया है। डॉक्टर ने कहा है, 'कठोर बिस्तर पर सोइए, नरम गद्दी पर नहीं।' और रह गया मेरा सपना जहाँ का तहाँ!

2.5

स्वास्थ्य के लिए आहार की जानकारी में बारम्बार 'फायबर' (रेशेदार पदार्थ) की आवश्यकता का उल्लेख आता है। आहार में केवल कैलरीज व प्रोटीन्स ही महत्त्व के नहीं होते, फायबर भी महत्त्व के होते हैं। रोज के आहार में कम से कम 40 ग्राम फायबर चाहिए, ऐसी भारत के नेशनल इंस्टीट्यूट ऑफ न्यूट्रीशन की सिफारिश है। आहार में पाए जानेवाले फायबर दो प्रकार के होते हैं :

1. अघुलनशील फाइबर–ये मुख्यतः गेहूँ की भूसी में होते हैं। उनके कारण शौच नरम होती है। कब्जियत का कष्ट नहीं होता। आटे का चोकर छानकर निकाल दिया तो बचे हुए मैदे में यह फायबर नहीं होता। अतः मैदा बुरा और चोकर सहित आटा अथवा उससे बनाई हुई ब्राउन ब्रेड अच्छी होती है।

2. घुलनशील फाइबर–ये शरीर का कॉलेस्ट्रॉल कम करने में मदद करते हैं और खाने के बाद खून में बढ़नेवाली शक्कर को सीमित करते हैं। ये प्रमुख रूप से पालिश न किए हुए चावल, छिलके सहित दालें व बीन्स में होते हैं। कुछ कम अनुपात में गाजर, शकरकंद, आलू, फल, सब्जियों में होते हैं। मेथी दाने में भरपूर होते हैं।

फाइबरहीन पदार्थ–मैदा, शक्कर, दूध, फैट से बने हुए बेकरी प्रोडक्ट्स, मिठाइयाँ, अंडे, मांस, मछी ये फाइबरहीन पदार्थ हैं। इन्हें खाना यानी शरीर को अनैसर्गिक आहार की तकलीफ देकर आधुनिक सभ्यता के रोग का निर्माण करना है, यह बात मुझे समझ में आ गई। (देखिए अध्याय 7.8)

मुझे अच्छे लगनेवाले अधिकांश पदार्थ अब छोड़ने की नौबत आ गई थी। ऐसे छोड़ने योग्य पदार्थों का ही शौक मुझे अभी तक था। आज तक बहुत लाड़ हो गया, अब शौक और आदतें बदलने की बारी थी।

मैंने अपने भोजन में फाइबरयुक्त पदार्थ, पत्ता-सब्जियाँ, सलाद, अंकुरित अनाज, फल भरपूर बढ़ा दिए। मेथी के भिगोए हुए दाने रोज 4 चम्मच खाने लगा। मेथी के दानों में भरपूर फाइबर होता है। उसकी वजह से खून में बढ़नेवाली शर्करा कम बढ़ती है। कॉलेस्ट्रॉल भी कम होता है।

निसर्गोपचार अथवा शाकाहारी आन्दोलन का एक तर्क मुझे विचार करने योग्य प्रतीत हुआ। आज के मनुष्य का 98 प्रतिशत शरीर आदिमानव के शरीर से ही बना हुआ है। उत्क्रान्ति की गति से मानव शरीर में जैविक बदलाव आने में लाखों वर्ष लगते हैं। गत 10 हजार वर्षों में मानवी शरीर रचना में एक भी बड़ा जैविक बदलाव नहीं हुआ है। अर्थात हमारा शरीर आदिमानव का ही है। लेकिन जीवनशैली व आहार आमूल बदल गए। पहले पशुपालन अवस्था में, फिर कृषि संस्कृति में, और पिछले सौ वर्षों में उद्योग प्रधान संस्कृति के कारण हमारे आहार में गजब का बदलाव आया। शरीर आदिमानव का परन्तु रहन-सहन आधुनिक–इस बेजोड़ संगति के कारण शरीर टूट रहा है। मानो हवाई जहाज के इंजन से बस की बॉडी जोड़ दी गई हो। अब अगर विमान की गति से चलेगी, तो बस की बॉडी तो चरमराएगी ही न!

मैंने विचार किया, हमारे मूल पूर्वज थे कौन? करीब-करीब तीस लाख वर्ष पूर्व अफ्रीका के विक्टोरिया सरोवर के आसपास पैदा हुई एक आदिमानुषी को जिसकी केवल हड्डियाँ मिली हैं, वैज्ञानिक सारी मानव जाति की आदिमाता मानते हैं। उसको उन्होंने 'ल्यूसी' नाम दिया है। हम सबका बहुतांश शरीर 98 प्रतिशत जीन्स, उस काल के आदिमानव से ही प्राप्त हुए हैं। हमारी जड़ें ल्यूसी में ही हैं। मैं विचार करने लगा, 'ल्यूसी क्या खाती होगी? किस प्रकार के अन्न के लिए उसका शरीर बना होगा?' उस समय

पशु भी नहीं पाले जाते थे अतएव दूध, घी इत्यादि भी नहीं थे। फिर हमारी यह परनानी 'ल्यूसी' क्या खाती होगी?

शायद उसका आहार बन्दर जैसा होगा। अर्थात नैसर्गिक रूप से पाई जानेवाली वनस्पतियों से मिलनेवाला आहार, पत्ते, कंदमूल और फल। उसमें भरपूर फाइबर रहता होगा। ऐसा नैसर्गिक आहार खानेवाले बन्दर, गाय आदि को कब्ज होते हुए किसी ने देखा है? आधुनिक मानव का शरीर जैविक स्तर पर अभी भी उसी ल्यूसी के तरह की आहार के लिए बना हुआ है। और मेरे मरने तक या उससे भी आगे हजारों वर्षों तक यह मानव शरीर नहीं बदलेगा। फिर मैं अपना आहार ल्यूसी के आहार के थोड़ा करीब कैसे लाऊँ?

शोधग्राम में 'ल्यूसी-आहार' जैसी खाने की चीजें बनाने की प्रतियोगिताएँ शुरू कीं। रविवार को हाट-बाजार से खरीददारी करके आने पर सोमवार को सब लोग अपनी-अपनी कल्पना से नई-नई चीजें बनाने लगे। पत्ती-भाजी, चटनियाँ, सलाद, सूप। आगे चलकर मजे के लिए एक बार बिना दूध की खीर बनाने की प्रतियोगिता हुई। उसमें इतने प्रकार के शाकखीर के व्यंजन प्रस्तुत किए गए कि शोधग्राम निवासियों की कल्पनाशक्ति से मैं चकित रह गया।

पढ़ते-पढ़ते 'एंटी-ऑक्सीडेंट' नाम की एक नई चीज से सामना हुआ। शरीर में नैसर्गिक रासायनिक प्रक्रियाओं में फ्री ऑक्सीजन रेडिकल्स बनते रहते हैं। ये कॉलेस्ट्राल (एल.डी.एल. घटक) से संयोग करके रक्तनलिकाओं में रुकावट करनेवाले रोग पैदा करते हैं। वैसे ही वे कैंसर भी पैदा करते हैं। शारीरिक रोग पैदा करने में और बुढ़ापा लाने में उनकी महत्त्वपूर्ण भूमिका होती है। कढ़ाई में उबलते तेल में तले हुए पदार्थ बनाते समय (पकौड़े, समोसे, कचौरी, पूरी) इन फ्री रेडिकल्स का निर्माण होता है। बाप रे!

सौभाग्य से भोजन के कुछ घटक, एंटी-ऑक्सिडेंट, इन फ्री ऑक्सीजन रेडिकल्स से शरीर का बचाव करते हैं। इन एंटी-ऑक्सीडेंट्स पर आजकल खूब खोज चल रही है और इनसे बड़ी उम्मीदें हैं। फल, हरी सब्जियाँ, आदि में एंटी-ऑक्सीडेंट गुणधर्म होते हैं। फिर से विज्ञान की सुई आहार के उसी विशिष्ट प्रकार, फायबर युक्त शाकाहार की ओर ही इंगित कर रही है। मेरे शरीर की हर कोशिका में स्थित ल्यूसी लाखों वर्षों बाद भी अपना प्रभाव और प्रभुत्व जमा रही है।

2.6

खाने के बारे में मुझे चार और युक्तियाँ मिलीं।

आहार में कैलरीज कम करके वजन तो कम करना है, परन्तु भूखे नहीं रहना है। इस हेतु भोजन के प्रारम्भ में सब्जियों का सूप, सलाद, फल, ककड़ी, गाजर, इत्यादि खाकर उसके बाद अन्य भोजन को छूना यह युक्ति सूझी। भोजन के आरम्भ में थाली में केवल यही परोसा जाए ऐसा रिवाज मैंने घर में शुरू किया। रोटी, चावल इत्यादि अन्न पाँच-दस मिनट बाद ही परोसा जाए। ये संरक्षक शाकें प्रारम्भ में ही खा लेता। इस कारण पेट जल्दी भरने लगा और आहार अपने आप कम हो गया। भूखा कभी नहीं रहना पड़ा।

'सब दौड़धूप इस पेट के लिए' ऐसा कहकर आदमी पेट भरने के लिए दिन भर उठा-पटक करता है। परन्तु प्रत्यक्ष पेट भरने के समय यानी कि खाते वक्त क्या करता है? यांत्रिकता से मुँह में अन्न डालकर निगलते हुए मुख्य कार्यक्रम चलाता है—गप्पें मारना, टीवी देखना या पेपर पढ़ने का। खाने के प्रति बेसुध। अमेरिकी लोग तो लंच सेमिनार या लंच मीटिंग रखते हैं। मुख्य काम मीटिंग, साथ में खाने की बला निपटा ली जाती है।

आगे चलकर मैं एक बार विपश्यना शिविर में गया। वहाँ चौबीसों घंटे मौन पालने का कड़ा नियम होने की वजह से खाना खाते समय मुँह केवल खाने के लिए ही उपयोग में लाने का अनुभव हुआ। खाने की ओर ध्यान बढ़ गया। मैंने मुँह में कौर लेकर आँखें भी बन्द कर लीं। अब सारा ध्यान केवल मुँह के अन्दर अन्न की ओर था। ऐसी एकाग्रता से खाने का अनुभव नया था। मुँह में रखे अन्न में मानो हजार स्वाद खुल गए हों। कौर का प्रत्येक कण जबान को अलग-अलग अनुभव से सराबोर कर रहा था। कोई कड़ा, कोई नरम, एकआध नमकीन, तो एकआध मीठा। मुँह का प्रत्येक स्वाद, प्रत्येक संवेदन मानो कई गुना बढ़ गया था। यह तो 'भोजन-ध्यान' हुआ! वही खाना लेकिन उससे मिलनेवाला सन्तोष बढ़ गया था क्योंकि भोजन अब गफलत में निगला नहीं जा रहा था। इसके अलावा, ज्यादा अन्न खाने की संभावना भी कम हो गई थी।

कभी दूसरों के साथ मिठाई अथवा आइसक्रीम खाने का मौका आ जाए अथवा स्वयं को तीव्र इच्छा हो तो क्या करना चाहिए? ऑर्निश ने एक उपाय सुझाया है। पसंदीदा खाद्य पदार्थ, उदाहरण के तौर पर, आइसक्रीम एक चम्मच

भर कर लो। पहले उसकी ओर जी भर के देखो। उसका रंग देखो, रूप देखो, गंध अनुभव करो। फिर केवल एक चम्मच मुँह में लेकर काफी देर तक मुँह में रखे रहो और स्वाद लेते रहो। एक चम्मच पर रुक जाओ। पसंदीदा पकवान का वास्तव में पहला और अन्तिम कौर ही पूरे स्वाद के साथ खाया जाता है। बीच का भाग तो केवल गटका जाता है। अतएव दो चम्मच आइसक्रीम से खाने का पूरा आनन्द लूटा जा सकता है।

गांधीजी ने अलबत्ता अपनी पुस्तक 'मंगल प्रभात' में भिन्न ही कल्पना प्रस्तुत की है। शरीर की नैसर्गिक आवश्यकताओं की पूर्ति करनेवाला आहार लेना हो और स्वाद के चोंचले कम करने हों तो उन्होंने 'अस्वादव्रत' सुझाया। स्वाद के लिए आहार लेना ही नहीं है। चार इंच लम्बी यह जीभ छह फुट के मानव को कैसे नचाती है? इस जिह्वा का काम केवल लिटमस पेपर का है। मुँह में रखा खाद्य पदार्थ किस स्वाद का है, केवल यही बताना उसका काम है। हमें क्या खाना है, क्या नहीं खाना इस निर्णय का अधिकार मुँह में स्थित इस लिटमस पेपर के हाथों नहीं सौंपना है। (अध्याय 7.7)

2.7

मेरे संकल्प के अनुसार मुझे दिसम्बर 15 तक वजन 65 किलो तक कम करना था। परन्तु इसी दौरान विश्व संगठन की एक ताजा रिपोर्ट हाथ लग गई। उससे यह ध्यान में आया कि 'नॉर्मल वजन' की चिकित्सकीय सलाह का पलड़ा भी आज तक गलती से अधिक वजन की ओर ही झुका हुआ था। 'नॉर्मल' कहा गया वजन भी सुरक्षित नहीं है, ऐसा अब सिद्ध हो चला है। आदर्श वजन केवल किलोग्राम पर से निश्चित नहीं किया जा सकता। उसमें ऊँचाई के हिसाब से बदलाव होता है। इसलिए निम्नांकित पद्धति विकसित की गई है :

$$\text{बॉडी मास इंडेक्स} = \frac{\text{किलोग्राम में वजन}}{\text{ऊँचाई (मीटर) का वर्ग}}$$

अब तक यह बॉडी मास इंडेक्स पुरुष का 25 व स्त्री का 28 तक नॉर्मल माना जाता था। जिससे ज्यादा बढ़ने पर खतरा शुरू होता है, ऐसा माना जाता था। गत 20 वर्षों से मेरा वजन 73 किलो अर्थात बॉडी मास इंडेक्स 24 था,

और फिर भी मुझे हार्ट अटैक आया था। विश्व स्वास्थ्य संगठन (WHO) की नई रिपोर्ट बता रही थी कि यह इंडेक्स 22 से कम रखने पर हृदयरोग और मधुमेह का खतरा अधिकांशतः टाला जा सकता है। इस नियम के अनुसार मैंने अपने वजन का लक्ष्य 65 की बजाय 62 किलो निर्धारित किया।

अभी हाल ही में 'दि न्यू इंगलैंड जरनल ऑफ मेडिसिन' नामक उच्च स्तर की चिकित्सकीय अनुसन्धान पत्रिका में एक नया अध्ययन प्रकाशित हुआ है। तीस वर्ष से ऊपर की आयु के तीन लाख बीस हजार स्त्री-पुरुषों का 12 वर्ष निरीक्षण करने के बाद यह निष्कर्ष निकला कि जब बॉडीमास इंडेक्स 21 से ऊपर एक से बढ़ता है तब प्रत्येक बढ़त के साथ हृदयरोग से मरने का खतरा 10 प्रतिशत बढ़ जाता है। अतः बॉडी मास इंडेक्स 21 रखना चाहिए। 18 से नीचे अलबत्ता उसे नहीं जाने देना चाहिए क्योंकि तब कुपोषण प्रारम्भ हो जाता है। मेरा वजन 62 किलो होना चाहिए, ऐसा मैंने निश्चय किया था। वैसा होने पर मेरा बॉडी मास इंडेक्स 21 हुआ होता।

दिसम्बर 95 के अन्त तक में मेरा वजन घटकर निश्चय के अनुसार 65 किलो हो गया। चिकित्सा के एक वर्ष में यानी कि मई 96 में 62 किलो पर आ गया और फिर 58 किलो पर स्थिर हो गया। (बॉडी मास इंडेक्स 19)। मजा ये कि विश्व स्वास्थ्य संगठन द्वारा सुझाया दूसरा मार्गदर्शक नियम ऐसा है : 'आयु के 25वें वर्ष में आपका जो वजन था वह आपका आदर्श वजन है। वही आगे के जीवन में कायम रखिए।' पच्चीसवें वर्ष की उम्र में मेरा वजन 58 किलो था और अब फिर से ठीक उसी आँकड़े पर आकर वह स्थिर हो गया था। अर्थात आहार की आदतें सुधरते ही प्रकृति ने तौल काँटे के बिना ही मेरे वजन को मूल स्तर पर ला टिकाया था। यह भीतरी यन्त्र अवश्य ही बहुत समझदार और मजबूत होगा। मैंने भोजन कभी आधा पेट नहीं किया। केवल क्या खाना है और क्या नहीं खाना इसके लिए ऊपर बताए नियमों का भरसक पालन किया। डॉ. बिडवई ने कहा, 'अभय, तुम बहुत दुबले हो गए हो ऐसा लोगों ने कहा तो समझ लेना कि तुम्हारा सबकुछ ठीक चल रहा है।' गरीबी और भूख से ग्रसित हमारे भारतीय समाज में भरा-पूरा, मोटा शरीर समृद्धि का लक्षण समझा जाता है, अतएव आँख को अच्छा दिखाई देता है। मेरे कम वजन को देखने पर हमारे गाँवों के लोग और आदिवासी बड़ी चिन्ता करते हैं, 'बीमारी के बाद बहुत खराब हो गई डॉक्टर की तबीयत!' रानी

स्त्री-रोग व प्रसूति-विशेषज्ञ है। इसलिए दाइयों के हिसाब में वह महा-दाई है। गाँव की दाइयों का रानी पर और उसके कारण मुझ पर खूब प्रेम है। शोधग्राम में प्रशिक्षण के लिए अथवा पेशेंट लेकर आने पर मुझे देखतीं और रानी के पास जाकर उसे धीरज देतीं। उनकी नजरों में मैं बहुत कमजोर हो गया था। हाँ, 'डॉक्टरनी जी भली-चंगी हैं' ऐसा कहतीं; अर्थात 20 किलो ओवर वेट। उन्हें क्या पता कि 15 किलो का अनावश्यक बोझा उतारकर मैं व मेरा हृदय कितने भारमुक्त व हल्के हो गए हैं!

मेरा दर्जी अवश्य मेरे पैंट्स की कमर बार-बार कम करके तंग आ गया है। मेरा वेस्ट/हिप रेशो शेप 0.92 से 0.85 तक नीचे आने की उसे कोई खुशी नहीं है। बल्कि शिकायत करता है, 'आपके पैंट्स का शेप बिगड़ गया है।'

मेरा कॉलेस्ट्रॉल 4 वर्ष पहले 244 था। घी व मलाई छोड़ने पर वह 220 पर आ गया था। मुझे उसे 150 से नीचे लाना था। ऑर्निश पद्धति से उपचार शुरू करने पर वह धीरे-धीरे कम होकर 142 हो गया। इस फ्रंट पर मैं निरोगी और सुरक्षित हो गया था। परन्तु कुल कोलेस्ट्रॉल कम होने के साथ-साथ एच.डी.एल. (संरक्षक) कोलेस्ट्रॉल भी कम होकर 34 से 29 पर आ गया। इस एच.डी.एल. को कैसे बढ़ाया जाए? वह 1 मि.ग्रा. बढ़े तो हृदयरोग की सम्भावना 2 से 3 प्रतिशत कम हो जाती है। मुझे एच.डी.एल. बढ़ाना था। परन्तु उसके लिए केवल एक ही उपाय पुस्तक में बताया गया था—व्यायाम!

2.8

हृदयरोग से मुक्ति के लिए केवल आहार में परिवर्तन काफी नहीं था। शराब, धूम्रपान व तंबाकू मैं छू नहीं सकता था, क्योंकि पहले भी कभी नहीं लेता था। व्यायाम और तनावमुक्त मन ये दोनों भी उतने ही आवश्यक थे।

मध्यम उम्र में शुरू होनेवाले मधुमेह का मुख्य कारण व्यायाम के अभाव में शरीर की मांसपेशियों का इन्सुलिन को प्रतिसाद न देना है। इसी से आगे हृदयरोग और मेटाबालिक सिंड्रोम निर्माण होते हैं। सच पूछा जाए तो यह रोग 'एक्सरसाईज डेफिशिंएंसी डिसीज' है। व्यायाम के अभाव का रोग! अतएव इसका प्रभावशाली उपाय व्यायाम ही हो सकता है।

टी.वी. पर, व्यायाम की पुस्तक में, हर जगह ऐरोबिक्स का उल्लेख आता है। यह 'ऐरोबिक' क्या है? 25-30 वर्ष पहले मेडिकल कॉलेज के प्रथम वर्ष में पढ़ी हुई कुछ जानकारी से इसका सम्बन्ध निकला। हमारे स्नायु जब काम करते हैं, तब उन्हें आवश्यक ऊर्जा दो तरह से मिल सकती है। अचानक थोड़ी देर तीव्र व्यायाम करते समय स्नायुओं को रक्त का पूरा संचार न होते हुए भी काम करना पड़ता है। तब वह ऐनरोबिक (प्राणवायुविहीन) पद्धति से ऊर्जा का निर्माण करते हैं। इससे जल्दी ही थकान आती है। इसका शरीर पर 'ट्रेनिंग इफेक्ट' नहीं होता। थोड़ी देर व्यायाम और थोड़ी देर आराम—इस प्रकार के व्यायाम के दरमियान ॲनरोबिक पद्धति से ऊर्जा उपलब्ध की जाती है। उदाहरण—क्रिकेट में फील्डिंग और बॉलिंग।

उसके विपरीत, शुरू में वार्म अप करके फिर लम्बे समय तक नियमित गति से स्नायुओं का आकुंचन और प्रसरण करनेवाला व्यायाम सतत करते समय ऐरोबिक पद्धति से ऊर्जा मिलती है। प्रारम्भ के वार्म अप के बाद स्नायुओं को पूरा रक्तसंचार और प्राणवायु उपलब्ध होता है। इस कारण बिना थकान के लम्बे समय तक यह व्यायाम किया जा सकता है।

शरीर के बड़े स्नायु एक स्थिर गति से लम्बे समय तक काम करें, इस तरह के ऐरोबिक व्यायाम करने से (उदारहण—चलना, दौड़ना, साइकिलिंग, तैरना) शरीर पर ट्रेनिंग इफेक्ट होता है, शरीर की फिटनेस सुधरती है व हृदयरोग में भी फायदा होता है।

कौन-सा व्यायाम करूँ? मैं खोजने लगा। खेलना नियमित नहीं हो पाता था। जो लोग 30 मिनट तीव्र गति से चलते हैं उन्हें आवश्यक व्यायाम भी मिलता है व हृदयरोग का खतरा आधे से भी कम हो जाता है—ऐसा मैंने ऑर्निश की किताब में पढ़ा था। व्यायाम करना खिलाड़ी अथवा पहलवान होना नहीं है। मध्यम व्यायाम पर्याप्त है। मध्यम व्यायाम यानी रोज 30 मिनट तक तेज गति से चलना अथवा उसके समकक्ष और कुछ।

साँस फूलने तक दौड़ना, भार उठाना, दंड बैठक करना आदि भारी व्यायाम हृदयरोग टालने के लिए आवश्यक नहीं है। मेरे लिए यह काफी दिलासा देने वाली बात थी। विशेषज्ञों में मान्य दूसरी बात यह जानी कि 'नो पेन, नो गेन' ये मंत्र गलत है। 'शरीर तन्दुरुस्त करने के लिए व्यायाम में वेदना, दुख होंगे ही; उसके बिना व्यायाम का उपयोग नहीं'—यह कल्पना गलत है। उलटे इस

वजह से लोग बिना कारण व्यायाम से डरने लगते हैं। यह पढ़कर अच्छा लगा। मुझे बॉडी बिल्डर या एथलीट नहीं बनना था। मुझे आवश्यक मध्यम व्यायाम के लिए शरीर को वेदना तथा कष्ट देने की जरूरत नहीं थी। व्यायाम का अनुभव आनन्ददायी होना चाहिए था। मध्यम तीव्रता के व्यायाम या खेल आनन्ददायी लगते हैं।

डॉ. जार्ज शीहन ने केसी मायर्स की 'वॉकिंग' नामक पुस्तक की प्रस्तावना में लिखा है–

In the first book totally devoted to exercise, published in 1555. Christobol Mendez writes : The best and most beneficial exercise is walking. Mendez gives many reasons for selecting walking. It fulfills all the requriements and is so easy that no matter where you are you can do it. Even more important, according to Mendez, walking offers many pleasuress and joys. He points out that you can observe, read, converse, sing, meditate and practise all your mental skills like imagination, cogitation, and memory.

Harry Andrews, the most highly respected track coach at the turn of the century, was another proponent of walking. Andrews included among his athletes Walter George, the world's best at the mile, and the incomparable Alfie Shrubb, who once held all the world's records for distance from two miles to fifteen miles, and many other runners, boxers and cyclists of the time.

Andrews regarded walking as fundamental to all training. "Experience tells me," he writes, "that walking should represent the groundwork for any system of training." It did not matter to him what sport you were in, whether running, boxing, fencing, cycling or rowing; walking as a primary exercise was applicable to all. According to Andrews, "It gave by far the greatest benefit of any form of training in its result."

For those interested only in fitness, walking was his recommended activity. He saw no need to do anything else. It was a superior way to reduce weight and there was no need to worry about pace. "The best advice I can give," He wrote, "is to make your own pace–the pace, in fact, that will suit you best. This pace will almost certainly be an average of four miles an hour."

अपने व्यायाम का प्रकार मैंने चुन लिया। मैं रोज चलूँगा।

एंजिओप्लास्टी के बाद हॉस्पिटल में ही मैंने धीरे-धीरे चलना शुरू किया। जून में शोधग्राम लौटने पर रोज घूमने जाने लगा। मैं घूमने जाता कि रानी को मेरा एंजाइना शुरू होने का दिन याद आ जाता और मेरे लौटने तक उसका चित्त व्याकुल बना रहता। उसकी चिन्ता के कारण मुझे मन-ही-मन सुख मिलता। पुराने जमाने में योद्धा वीर जब युद्ध में जाते थे तब स्त्रियाँ घर में ईश्वर की प्रार्थना करते हुए उनके सकुशल लौटने की राह देखा करती थीं। रानी की चिन्ता के कारण मुझे लगता कि मैं वैसा ही कुछ वीरतापूर्ण कार्य कर रहा हूँ। चलना यही मेरी लड़ाई थी।

कितना चलूँ? कितनी गति से चलूँ? कैसे चलूँ? किन बातों का ध्यान रखूँ? इनका भी शास्त्र है।

'चलना' यह मानव के तीस लाख वर्ष के इतिहास का सबसे लंबे समय से चला आ रहा काम है। उसे बचपन में एक-डेढ़ वर्ष की आयु में सीखे हुए तंत्र पर छोड़ देने से नहीं चलेगा। चलने का शास्त्र बनाना पड़ेगा, उसे सीखना पड़ेगा। वह एक स्वतंत्र योग ही होगा। मुझे न आनेवाली संस्कृत भाषा में मैंने इस योग को 'चर योग' नाम दे डाला। 'चलना' यह मानव-संस्कृति में कितना महत्त्व का है, इसकी एक झलक 'चर' शब्द से निर्माण हुए शब्दों एवं उनके अर्थों से हमें मिल सकती है। चर (चलनेवाला, हिलने-डुलने वाला, जड़ के विपरीत, जंगम), चर (सजीव), चराचर, चरण, चरक (अध्ययन के लिए व्रत रखनेवाला), चर्या (घूमना, संस्कार, व्यवहार), दिनचर्या, आचार, आचरण, आचार्य। चलने का खाने से कितना नजदीकी संबंध था यह 'चरना' शब्द दिखाता है। (संस्कृत पर की गई जोर-जबर्दस्ती अब समाप्त करता हूँ।)

रोज आधा किलोमीटर चलने से प्रारम्भ करके दो महीनों में रोज धीमी गति से तीन किलोमीटर चलने लगा। एंजिओप्लास्टी के 2 माह बाद, जुलाई में मेरा ट्रेडमिल टेस्ट हुआ। उसमें हृदयगति 189 प्रति मिनट होने तक मैं चलने की गति बढ़ा सका। अर्थात एंजिओप्लास्टी से मेरे हृदय की रक्तवाहिनियाँ अच्छी तरह खुल गई थीं। व्यायाम में खतरा नहीं था। उसके बाद मैंने व्यायाम की गति बढ़ाकर 10 मिनट में 1 कि. मी. कर दी और इस गति से रोज 3 कि. मी. चलने लगा। हर रोज शुरू में वार्मअप के लिए आधा किलोमीटर से धीरे-धीरे गति बढ़ाना और 3 कि. मी. तीव्र गति से चलने के

बाद अंत में गति कम करके आधा कि. मी. कूलिंग डाउन के लिए धीरे-धीरे चलना, इस प्रकार कुल 4 कि. मी. रोज चलने से बढ़िया व्यायाम होता है। सामान्य मनुष्य के लिए इतनी गति और इतना अन्तर योग्य है।

उचित तीव्रता से व्यायाम हो रहा है या नहीं यह परखने के लिए एक दूसरी पद्धति भी मिली।

220 – आपकी उम्र = आपके हृदय की अधिकाधिक (100%) गति।

इस गति के 80% से 85% पहुँचने तक व्यायाम की तीव्रता कुछ सप्ताहों में धीरे-धीरे बढ़ाई जानी चाहिए। (प्रकरण 7.15) मेरी 100% हृदयगति (220-45) = 175; अतः 80% गति 140 थी। मैं नाड़ी की गति 140 रखने का व्यायाम रोज 30 मिनट करता था। व्यायाम करने से पूर्व वॉर्मअप के लिए 5 मिनट और अंत में धीरे-धीरे विश्राम की अवस्था में पहुँचने के लिए 5 मिनट–इस प्रकार 40 मिनट इस चलने के कार्यक्रम के लिए लगते हैं।

व्यायाम की आदत न होने से तेज गति से चलने पर (10 मिनट में 1 कि.मी.) मेरी हृदयगति 140 तक पहुँच जाती थी। इस कारण इतनी गति यथेष्ट थी। परन्तु आगे जैसे-जैसे व्यायाम की आदत पड़ी और हृदय मजबूत हुआ, वैसे-वैसे हृदय को बहुत तेज होने की जरूरत नहीं पड़ी। उसकी गति 125 पर ही डेरा डाल देती थी। यह हृदय की फिटनेस सुधरने का संकेत था। परन्तु मुझे फिटनेस और बढ़ाने के लिए हृदयगति 80-85% अर्थात 140 तक बढ़ाने का व्यायाम करना था। फिर मुझे एक नई पद्धति मिली। 'एरोबिक वॉकिंग' अर्थात अतिजल्द चलना। इससे करीब-करीब दौड़ने जितना व्यायाम मिलता था तथा हृदय की गति 150 तक पहुँचती थी।

छह महीने बाद, नवम्बर 1995 में मैंने शरीर की आगे की परीक्षा ली। साइकिलिंग के लिए निकल पड़ा। रानी को पुनः चिन्ता हो गई। पहले दिन में 4 कि.मी. से प्रारम्भ कर, रोज उसे बढ़ाता गया। जिस दिन 10 कि.मी. साइकिल चलाने लगा उस दिन रिश्तेदारों व मित्रों को फोन करके विजय की यह खबर दे डाली। फिर चलते समय थोड़ा-थोड़ा दौड़ने लगा। उस दरमियान मेरी हृदयगति 180 तक आराम से चली जाती थी। गढ़चिरौली के जंगलों में रोज ही मानो मेरी ट्रेडमिल टेस्ट हो रही थी और रोज ही मैं उसमें निरोगी सिद्ध हो रहा था।

सच पूछें तो इतने तीव्र व्यायाम की आवश्यकता नहीं थी। परन्तु अपने हृदय के सम्बन्ध में मैं पूर्णतः निश्चिन्त होना चाहता था। वह परीक्षा पास हो जाने पर जाने पर मेरे मन से बोझ उतर गया। 'मैं निरोगी हो गया हूँ' यह मुक्ति की भावना बड़ी सुखदायी थी।

रोजमर्रा की जिन्दगी में व्यायाम दाखिल करने के लिए विश्व में अलग-अलग तरीके ढूँढे गए हैं। इंगलैंड में बच्चों को कार से स्कूल तक पहुँचाना यह पालकों की एक बड़ी जिम्मेदारी बन गई है। बच्चों को भी व्यायाम का अवसर नहीं मिलता। इसलिए हाल ही में एक राष्ट्रीय नारा दिया गया–'वाक चिल्ड्रेन सेफली टू स्कूल'–बच्चों को सुरक्षित रूप से स्कूल तक चलने दें। भारतीय शहरों में सायंकाल रिक्शा अथवा ऑटोरिक्शा में ठूँसकर स्कूल जानेवाले बच्चों के लिए यह बहुत अच्छी आदत होगी। बच्चों के खेल भी व्यायाम का अच्छा तरीका है। बस, इतना आवश्यक है कि जोर खेल पर ही रहे, उसकी भी स्पर्धा बनाकर बच्चों पर एक और स्पर्धा का बोझा न लादा जाए।

व्यायाम के लिए चलनेवालों को उत्साहित करने के लिए रास्तों पर जगह-जगह 'आप कितना चले हैं' ऐसे साइन बोर्ड लगाने का चलन आयरलैंड में विकसित हुआ। हॉलेंड सरकार इससे भी आगे निकल गई। यदि लोग मोटर की बजाय साइकिल इस्तेमाल करने लगें तो व्यायाम भी मिलेगा और शहर में कार पार्किंग की समस्या भी हल हो जाएगी। हॉलैंड में लोग साइकिलें खूब इस्तेमाल करने लगे हैं। परन्तु रास्तों पर रखी हुई साइकिलें चोरी होने की समस्या सामने आने लगी। साइकिल चोरी की खोज में पुलिस को साइकिल की कीमत से अधिक खर्च आने लगा। हॉलेंड की सरकार ने इसका बहुत ही सकारात्मक उपाय सोचा। एक दिन अम्स्टरडम शहर में जगह-जगह 4000 नई साइकिलें रख दी गईं और जो चाहे वह ले जा सकता है ऐसी स्वतन्त्रता दे दी गई। साइकिलों का उपयोग भी बढ़ गया और चोरियाँ भी रुक गईं।

व्यायाम के लिए घर के बाहर ही चलना या साइकिल चलाना आवश्यक नहीं है। कई शहरों में यह सम्भव नहीं होता। फिर सिवाय व्यायाम के उसमें से कुछ और निकलता भी नहीं है। पचास-साठ वर्ष पहले विनोबाजी ने अपने 'तीन गृहदेवता' नामक लेख में चूल्हा, चक्की और चरखा–इन तीन गृहदेवता की आराधना करें, ऐसा सुझाव दिया था। "चक्की केवल आटा ही नहीं

पीसती, घर का आलस्य एवं रोग भी पीसकर फेंक देती है। श्रम बचाकर क्या करोगे? प्राण नहीं बचेंगे। परन्तु प्राण न बचें तो कोई हर्ज नहीं, श्रम बचना चाहिए', इतना हम श्रम से जी चुराने लगे हैं।"

आधुनिक सन्दर्भ में विनोबाजी की गृहदेवतावाली वैचारिकता में थोड़ा बदलाव करके मुझे झाड़ू, चक्की और कुदाल—ये तीन देवता व्यायाम के लिए दिखाई देते हैं। झाड़ू से घर-आँगन झाड़कर स्वच्छ करना—हल्का व्यायाम, चक्की से परिवार के लिए आटा पीसना—मध्यम व्यायाम और कुदाली अथवा फावड़े से जमीन की सेवा करके पेड़ लगाना—तीव्र व्यायाम है। भरपूर व्यायाम, उपयोगी काम और मन लगाकर करने पर मिलनेवाला ध्यान सदृश्य अनुभव! अपने शरीर की क्षमता के अनुसार रोज कम-से-कम 30 मिनट करें। तीनों प्रकारों को मिलाकर 30 मिनट करना भी चलेगा।

अब इस विषय में अन्तिम सिफारिश पढ़कर लगेगा कि विनोबाजी की है, परन्तु वास्तव में अमेरिका के नेशनल इंस्टीट्यूट ऑफ हैल्थ की है। "जो काम करते हुए कुछ पसीना आए और हल्की साँस आने लगे वह है मध्यम तीव्रता का व्यायाम। ऐसा व्यायाम हर कोई रोज कम-से-कम आधा घंटा करें। घर में रोजमर्रा के गृहसेवा के काम करना यह उत्तम व्यायाम है।"

मैं फिर उसी कुड़कवाही के रास्ते पर जंगल में रोज घूमने जाने लगा। साथ में हमारे पाँच कुत्ते विशेष रूप से आते थे। मुझसे लाड़ करवाने तथा अपना प्रेम व वफादारी प्रकट करने का उनका यह समय होता है। उगते/सूर्य से मेरी भेंट का यह समय होता है। रास्ते का हर पेड़ मेरी बाट जोहता है। पेड़ों के बदलते रंग, रूप, गन्ध का इन तीन वर्षों में मैंने जितना अनुभव किया, उतना क्या पहले कभी अनुभव किया था? हेनरी थोरो का एक प्रसंग हाल ही में पढ़ने का मिला। अच्छी पोशाक पहनकर उन्हें जल्दी-जल्दी से जंगल की ओर जाते देख एक मित्र ने पूछा, 'क्यों, कहाँ जा रहे हैं?' उस पर अपनी ही धुन में मग्न थोरो ने उत्तर दिया—'मुझे जल्दी जाना चाहिए। जंगल के एक पेड़ से मिलने का वादा है।'

मेरे पेड़ भी क्या कभी मुझसे ऐसे बोलेंगे? परन्तु अभी तो मुझे वे जितना प्रेम देते हैं, वही काफी है।

घूमते समय आँखें आसपास का सौन्दर्य निहारतीं। ऋतु बदलतीं। रूप बदलते। फिर मैं साथ कैमरा ले जाने लगा। पलाश, महुआ और कुम्भी के

खिलते हुए अनेक रूप मैंने अपने कैमरे में उतार लिए। वृक्षों के विविध रूपों के कई सुन्दर फोटो लिए। वे एनलार्ज करके शोधग्राम में सब जगह लगा दिए। अब तो बारहों मास पुष्पदर्शन होने लगा।

पैदल घूमने का एक और परिणाम बता दूँ? घूमने के कारण अपने स्नायु अपने हो जाते हैं, वे खुल जाते हैं और हमसे बात करने लगते हैं। अपने शरीर से टूटा हमारा नाता फिर जुड़ने लगता है। शरीर का सुर लग जाता है। चलते हुए पैरों की लय साँस से जुड़ जाती है। तीन कदम साँस लेता, चार कदम छोड़ता। साँस, कदम, शरीर व मन—सब एक लय में आ जाते हैं। चलना एक गीत ही बन जाता है! साथ ही बाहर दिखाई देनेवाला विश्व भी एक विलक्षण असर छोड़ जाता है। ऊँचे-ऊँचे पेड़, दूर दिखाई देनेवाले बादल और सुदूर क्षितिज—इनके कारण नजर का विस्तार बढ़ता है, उसे विशालता का परिमाण मिलता है। अन्यथा हमारी दृष्टि ऑफिस में केबिन के बन्द दरवाजे, लोकल ट्रेन के डिब्बों की दीवारें अथवा बेडरूम की छत इन्हीं तक सीमित हो जाती है। आ-जाकर 15 फीट तक का क्षितिज! धीरे-धीरे मन भी पन्द्रह फीट तक ही सीमित हो जाता है। पैदल घूमने जाने पर सारा जंगल, सारा आकाश, सारा सूर्य हमारी नजरों के क्षितिज में समा जाता है। दृष्टि का विस्तार होता है। धीरे-धीरे मन के क्षितिज में यह सम्पूर्ण विश्व समाने लगता है—उतने क्षणों के लिए ही सही!

शोधग्राम से दो कि.मी. दूर जंगल में एक छोटी-सी नदी बहती है। वहाँ तक घूमते हुए जाकर कुत्तों को नदी में धमा-चौकड़ी करने के लिए छोड़कर मैं किनारे के एक पत्थर पर बैठकर देखने लगा। क्या देखना था? कोई विषय नहीं था, कोई उद्‌देश्य नहीं था। बस, केवल बहते हुए पानी की ओर, हिलते हुए पत्तों की ओर, उनमें से झरते हुए प्रकाश-किरणों के पुंज की ओर देखता। बाहर प्रकृति थी। वह अपनी ही लय में नृत्य करने में मग्न थी। अन्दर भी एक प्रकृति का नृत्य चल रहा था। वैसे देखा जाए तो बाहर की प्रकृति और भीतर की प्रकृति एक ही विराट सत्य का भाग थी। परन्तु 'मैं' के सतत एहसास का एक परदा था, एक अहम्‌नाद था जो दोनों को एकरूप, एकलय नहीं होने देता था। क्या मैं इस 'मैं' को भूल सकता हूँ? क्या इसे विसर्जित कर सकता हूँ? कैसे?

3

क्षणस्थ

Sitting quietly
doing nothing;
spring comes and
grass grows
by itself.

–Zen haiku

मुझे जिन्दा रहना था, इसलिए मैं योग की ओर मुड़ा। ऑर्निश योगासन और ध्यान करने को कह रहा था। बचपन में सेवाग्राम आश्रम में कुछ योगासन सीखे थे, परन्तु नियमित रूप से कभी किए नहीं थे। योग यानी क्या, यह भी मुझे ठीक-ठीक ज्ञात नहीं था। परन्तु योगी अपने हृदय की गति नियन्त्रित कर सकते हैं ये सुना था; अतएव योग मार्ग से मैं अपने हृदय को निरोगी कर पाऊँगा, यह आशा थी।

गढ़चिरौली के जंगल में मुझे योग सिखानेवाला कोई नहीं था। मेरे पिताजी के सुझाव पर मैंने आदरणीय विमलताई ठकार को पत्र लिखकर पूछा कि "योग कहाँ व कैसे सीखूँ?" उन्होंने पूना के डॉ. फडणीस व कोल्हापुर के डॉ. धनंजय गुंडे के नाम सुझाए। इन दोनों ने मुझे बहुत अच्छा मार्गदर्शन दिया। डॉ. भारती आमटे ने नासिक के योग विद्याधाम व मुंगेर के बिहार स्कूल ऑफ योग के पते, पुस्तकें व कुछ कैसेट्स दीं। श्री बी.के.एस. अयंगार की 'लाइट ऑन योग' व 'लाइट ऑन प्राणायाम' नाम की दो किताबें मुझे एक पुस्तक की दुकान में मिल गईं। पुस्तकें व कैसेट लेकर उसमें से स्वतः प्रयोग कर करके मैं सीखने लगा। गुरु के मार्गदर्शन के बिना योग, प्राणायाम नहीं करना चाहिए, ऐसा कहते हैं। गलतियाँ होने का खतरा होता है। परन्तु मेरी मजबूरी थी। जंगल में रहकर एकलव्य जैसे ही सीखने के लिए मैं विवश था।

अपने शरीर के लिए उपयुक्त ऐसे बीस आसन चुनकर, मैं उन्हें करने लगा। सुबह का चलना, सूर्य-नमस्कार और योगासन के बाद मैं शवासन

करने लगा। 'शव' शब्द के कारण इस आसन के विषय में बचपन में मेरे मन में बहुत नापसन्दगी पैदा हो गई थी। परन्तु यह थी बचपन की प्रतिक्रिया। अब तो सब उलट-पुलट गया था। नये सिरे से सीखना एवं अनुभव करना आवश्यक था। किसे पता, इसमें ही मुझे उत्तर मिल जाए!

प्रश्न जीवन-मरण का होने से मैं सबकुछ करके देखने के लिए तैयार ही नहीं, अधीर था। शुरू में बेडरूम में बिस्तर पर लेटकर स्वयं के मन को निर्देश देते हुए शवासन करने लगा। परन्तु रसोई के बर्तनों की खनखनाहट, बच्चों की शैतानियाँ, रानी की आवाज और बातें कुछ-न-कुछ तो कानों पर टकराता ही रहता। शवासन एक तरफ रह जाता। अतः घर के तलघर में स्थित अपनी अभ्यासिका में जाकर शवासन करने लगा। वहाँ अच्छा एकान्त था।

खुद के मन को सूचना देकर शवासन करते हुए कभी नींद भी आने लगती, तो कभी मन भटकने लगता और शवासन की क्रमवार शृंखला टूट जाती। उसका भान होने पर मन चिड़चिड़ाहट से भर जाता। अतः कैसेट लगाकार उसमें से मिलनेवाली सूचनाओं के अनुसार शवासन करने लगा। इस तरह से आँख लग जाना या मन का भटकना बन्द हो गया। पन्द्रह-बीस दिन रोज कैसेट लगाई, फिर कैसेट की आवश्यकता नहीं रही। मन में ही कैसेट शुरू हो जाती।

शवासन करते हुए शरीर का एक-एक स्नायु खिंचाव से मुक्त होकर शिथिल होने लगा। कितना ही शिथिल करने पर भी, अभी और शिथिल हो सकता है ऐसा अनुभव होता। 'कितना असीम तनाव मैंने अपने अवयवों में इकट्ठा कर रखा है?' मेरे मन में प्रश्न उठता। भौंहों के बीच सिकुड़न की सिलवटें, आँखों की पलकों में छिपा दबाव, जबड़े के जकड़े स्नायु। इन सबको ढीला करते समय आज तक इस अकारण तनाव की ओर मेरा ध्यान क्यों नहीं गया इस पर आश्चर्य होता था। शिथिल अवस्था में 10-15 मिनट रहने का अनुभव अनुपम आनन्द का होता। शरीर को मानो नया जन्म मिलता। सुबह योगासन के बाद आखिर में शवासन करता था। दोपहर के भोजन के बाद शवासन करके फिर 15 मिनट की लघुनिद्रा लेने से घंटे भर की नींद से ज्यादा ताजगी महसूस होती है, यह भी समझ में आया। अमेरिका में दोपहर को लंच मीटिंग रखते हैं ताकि खाते-खाते भी काम कर

सकें। इटली और ग्रीस में दोपहर के भोजन के उपरान्त बाकायदा 'सिअेस्टा अवर' याने निद्रा का समय होता है। अमेरिका के लोग मानसिक तनाव के कारण हृदयरोग से मरते हैं, तो विकसित जगत में सबसे कम हृदयरोग का प्रमाण इटली और ग्रीस में है।

रात को बिछौने पर लेटने के बाद शवासन के द्वारा तनावरहित होने से नींद तुरन्त, शान्त और अधिक विश्रामदायी होती है यह मेरे लिए नई खोज थी। 'बेहतर कैसे सोया जाय यह भी मैं सीख सकता हूँ। इस प्राथमिक कौशल के बिना ही पिछले 45 वर्षों से मैं सो रहा था?' मैंने आश्चर्य किया।

शवासन के अलग-अलग लोगों द्वारा तैयार किए गए विभिन्न कैसेट इस्तेमाल किए। कइयों ने नई उपयुक्त सूचनाएँ, व युक्तियाँ जोड़ी हैं। शरीर शिथिल करते समय क्रम से एक-एक अवयव पर ध्यान ले जाकर वहाँ की संवेदना का अनुभव करना और फिर वह भाग शिथिल करना। इसे कुछ लोगों ने 'अवयव ध्यान' यह सुन्दर नाम दिया था। सचमुच में प्रत्येक अवयव पर ध्यान ले जाने पर अवयव तो शिथिल होते ही हैं, मन की बेकार दौड़-भाग भी रुक जाती है और मन का उन अवयवों पर मानो ध्यान ही लग जाता है। शवासन शरीर की अपेक्षा मन का आसन ही अधिक है। वह मानो ध्यान का ही एक प्रकार है।

'योगनिद्रा' नामक कैसेट हाथ लग गई। यह योगनिद्रा पद्धति खूब भली लगी। अतः यह मूलतः जहाँ विकसित हुई उस 'बिहार स्कूल ऑफ योग' से योगनिद्रा की कैसेट व पुस्तक मंगवाई। योगनिद्रा में शवासन के अतिरिक्त सकारात्मक स्वयं-सूचना देने का भाग भी है। शिथिल किन्तु जाग्रत अवस्था में अपना संकल्प दुहराने से उसका मन पर गहराई तक परिणाम होता है, ऐसी उनकी मान्यता है। पहले मैंने स्वयं के लिए एक सीधा सरल संकल्प गढ़ा—'मैं योग व ध्यान का अभ्यास करके निरोगी होऊँगा।' फिर उसे बढ़ाया—'मैं योग व ध्यान का अभ्यास करके निरोगी होऊँगा, सौ वर्ष जीऊँगा व निष्काम कर्म करूँगा।' कुछ समय बाद स्टीफन कवी की पद्धति से स्वतः के लिए मिशन स्टेटमेंट बनाया और योगनिद्रा में संकल्प के तौर पर मैं अपने मिशन स्टेटमेंट का कुछ भाग मन में दोहराने लगा। शरीर पूर्ण रूप से शिथिल रहता, परन्तु मन विलक्षण जाग्रत व संवेदनाक्षम रहता—मानो एक

ट्रांस ही हो। इस अवस्था में दोहराया हुआ संकल्प अथवा मिशन स्टेटमेंट मन की गहराइयों में चला जाता है—सम्भव है, अचेतन का भाग बन जाता हो।

योगनिद्रा में एक और उपाय बहुत उपयोगी महसूस हुआ। अवयव का ध्यान कर शरीर के शिथिल होने पर उस अवस्था में रहते हुए मन अपने श्वास पर केन्द्रित करना। श्वास बिलकुल शान्तिपूर्वक लेना, छोड़ना और गिनना। मन इधर-उधर न भटकते हुए जब श्वास पर केन्द्रित होता है तो मानो ध्यान ही हो जाता है।

शवासन अथवा योगनिद्रा से मानो शरीर व मन का रिज्युविनेशन होता है। परन्तु एक और महत्त्वपूर्ण परिणाम अनुभव होने लगा। शरीर अपनी रक्षात्मक सतर्कता छोड़कर शिथिल होकर जमीन पर पड़ा होता; तब ध्यान में आने लगा कि, अरे! मेरे कुछ किए बिना भी ये सब स्वयमेव सुचारु रूप से चल रहे हैं। मैं अपना भार वहन नहीं करता। संत तुकाराम ने मराठी में कहा है—"चालो वाटे आम्ही, तुझाचि आधार, चालविसी भार, सर्व माझा।" (यद्यपि मैं समझता हूँ कि मैं चल रहा हूँ, हे प्रभु, तू ही मेरा पूरा भार वहन कर रहा है।) इसका साक्षात अनुभव होता। मैं साँस भी नहीं लेता, वह अपने आप ही चल रही है। मेरे बिना किसी प्रयत्न के या अट्टहास के यह सब अपने आप सुचारु रूप से चल रहा है। मानो कोई दूसरा ही मेरे जीवन का भार उठा रहा है। मैं केवल अस्तित्व का अनुभव कर रहा हूँ। यह तो बहुत आनन्दमय स्थिति है। सहज अस्तित्व। कोई चेष्टा नहीं, कोई छटपटाहट नहीं। 'आनन्द सरोवर में आनन्द की तरंग!'

यह अवस्था यदि 15 मिनट रह सकती है, तो सतत ऐसी ही वृत्ति क्यों न रहे? जीवन का सारा तनाव खत्म करके, अस्तित्व का सहज आनन्दानुभव करने का प्रशिक्षण शवासन में मिलता है। यह तो आध्यात्मिक अनुभव हो ही गया।

नोबेल प्राइज देने का अधिकार मुझे किसी ने दिया तो मैं मेडिसीन व शान्ति का नोबेल प्राइज शवासन खोज निकालनेवाले व्यक्ति को दूँगा। परन्तु उसने तो इसका पेटेंट ही नहीं लिया, अपना नाम तक उससे नहीं जोड़ा। अपना पता ही नहीं लगने दिया। स्वयं को शून्य करने की कला का वह बहुत बड़ा कलाकार होगा।

3.2

मैंने योगासन, शवासन, चलना आदि उपाय शुरू किए तथापि मैं मात्र इन्हीं पर निर्भर नहीं था। औषधियाँ नियमित रूप से ले रहा था। बीच-बीच में चिन्ता होती, निश्चय डोल भी जाता। छाती में अन्य कारणों से दर्द होने पर अथवा कभी-कभी खूब थकान लगने पर तत्काल अपना ईसीजी मैंने इस दरमियान कई बार किया है। मेरे मन का रोगी डॉक्टर अनजाने ही फिर से हृदय-विकार का दौरा आने की संभावना का गुणा-जोड़ करने लगता। बाकी सारे सुधार सुचारु रूप से चल रहे थे कि छह माह बाद 15 दिसम्बर को मेरे हृदय की धड़कन अचानक अनियमित हो गई व 'एक्स्ट्रा सिस्टोल्स' आने लगीं। मैंने और रानी ने चिन्तित हो डॉ. बिडवई को फिर से कष्ट दिया। परन्तु उनके आश्वस्त करने पर कुछ न करते हुए हमने उन अनियमित धड़कनों को स्वीकार कर लिया। वे अभी भी आती हैं। आएँ बेचारी!

धीरे-धीरे मुझे यह महसूस हुआ कि अब मेरा अपने शरीर से संवाद स्थापित हो गया था। शरीर का सुर मुझे सुनाई देने लगा था। शरीर थोड़ा भी बेसुरा होने लगता कि मुझे पता चल जाता। एक डॉक्टर की हैसियत से मैं रोगियों के रोगों का निदान हमेशा ही करता हूँ। परन्तु उस चिकित्सकीय कुशलता से कहीं अधिक संवेदनात्मक ज्ञान मुझे अपने शरीर के बारे में प्राप्त हो रहा था। यह मेडिकल शिक्षा की देन नहीं थी। यह शरीर की नैसर्गिक निःशब्द भाषा प्रत्येक प्राणी की समझ में आती है। यदि उनका अपने शरीर से सम्पर्क टूट न गया हो तो, कई रोगियों को भी यह शरीर-भाषा समझ में आती है। हमारा शरीर ही हमें बताता है। बहुत कुछ बताता है—अगर हम सुनते हों तो।

यह समझ में आते ही मेरा विश्वास बढ़ने लगा कि मेरा हृदय यदि फिर रोगी हुआ तो मुझे स्वयं ही पता चल जाएगा। एक बार मुझे अपनी एंजिओप्लास्टी के अनुभव के बारे में बात करते हुए मेरी माँ ने मुझे सुन लिया। बोली—'तू ऐसा मत बोला कर। मैं नहीं सुन सकती।' मैंने माँ से कहा—'अरे माँ, यह मैं भूतकाल की बात बता रहा हूँ। अब मुझे रोग नहीं है। हार्ट अटैक आनेवाला होगा तो पहले ही मुझे मालूम हो जाएगा। उसकी चिन्ता मत कर।'

अब मैं अपने अन्दर के सिग्नल पर ज्यादा अवलम्बित रहने लगा हूँ। और मेरा हृदय ठीक है, ऐसा मुझे मन से सिग्नल मिल रहा है। अतएव और कुछ हो न हो, मेरी चिन्ता कम हो गई, विश्वास लौट आया।

आर्निश की उपचार-पद्धति मैंने इतनी गम्भीरता से क्यों स्वीकार की? वस्तुतः उसमें ऐसा कुछ विशेष नया नहीं था जो भारत के योगशास्त्र में पहले ही न बताया गया हो। मेरा विज्ञान के प्रति जबर्दस्त विश्वास और आग्रह होने के कारण भारत की पारम्परिक वैद्यक प्रथाओं के प्रति मेरे मन के दरवाजे पहले करीब-करीब बन्द ही थे। फिर अब अचानक यह बदलाव कैसा? मुझे तीव्र जरूरत थी। मुझे जीवित रहना था, निरोगी बनना था, परन्तु आधुनिक चिकित्साशास्त्र की मर्यादाओं की मुझे अच्छी जानकारी थी और मैंने उसका अनुभव भी ले लिया था। इस कारण नये प्रयोग करके देखने के लिए मेरे मन का दरवाजा खुल गया।

पर फिर ऑर्निश ही क्यों?

एक तो, योग और ध्यान के प्रति सुप्त आकर्षण पहले से ही मेरे मन में था। उसे भारतीय संस्कार कहा जा सकता है। इस कारण उनका प्रयोग करके देखने को मेरा मन तुरन्त तैयार हो गया। मैग्नेट पद्धति के लिए शायद मेरा मन तैयार न होता।

दूसरा, अन्य प्रचारकों की तरह वह 'हमारी पोथियाँ कहती हैं', या 'मैं कहता हूँ, इसलिए विश्वास रखो' नहीं कह रहा था। वैज्ञानिक प्रयोगों द्वारा प्रमाण दे रहा था। मेरी बुद्धि को यह वैज्ञानिक प्रमाण जँच गया। ब्रॉनवाल्ड की हृदयरोग-शास्त्र की पुस्तक व ऑर्निश के शोध-निबन्ध, दोनों की वैज्ञानिक परिभाषा व कठोरता एक जैसी थी।

तीसरे, वह केवल शारीरिक रोगमुक्ति के बारे में नहीं बोल रहा था। शरीर की भंगुरता मैंने अनुभव कर ली थी। शरीर के पारवाले प्रश्नों में भी मुझे रस पैदा हो गया था। मेरी शारीरिक, मानसिक व आध्यात्मिक, ऐसी तिहरी जरूरतों के लिए मुझे ऑर्निश की उपचार-पद्धति में रास्ता मिल गया था।

इसके अलावा, जिस जीवनशैली का समर्थन ऑर्निश कर रहा था वह शाकाहारी, अपनी जरूरतों को सीमित रखने की, मन और इन्द्रियों के निग्रह पर आधारित, समाज में मानव से मानव के हृदय को जोड़नेवाली जीवनशैली मेरी सामाजिक निष्ठा के साथ मेल खाती थी। इसलिए इतने उत्साह से व

निश्चय के साथ मैंने यह उपचार-पद्धति व उसके लिए आवश्यक जीवन-पद्धति का प्रयोग करके देखा।

3.3

यहाँ तक मेरे अनुभव व प्रयत्न बताना आसान था। बातें आहार, व्यायाम, शरीर इनके बारे में थीं। परन्तु इसके बाद मैं ध्यान एवं अध्यात्म के विषय में अपनी यात्रा का वर्णन करने की कोशिश करने जा रहा हूँ। यह क्षेत्र मेरा नहीं है। रास्ता अनदेखा है। मैं अनेक बार असमंजस में पड़ा, रास्ता भूल गया, शंका में पड़ गया, चक्कर काटकर बार-बार एक ही जगह जा पहुँचा, थक गया, निराश हो गया। परन्तु थोड़ा-थोड़ा धुँधला प्रकाश दूर दिखाई देता रहा। इस कारण प्रयत्न करता रहा। यह सारी यात्रा अन्दरूनी थी। वह जैसे-जैसे हुई वैसे ही वैसे कहने का प्रयत्न करूँगा।

अध्यात्म, ध्यान, समाधि इन विषयों में मेरे मन में कौतूहल और आकर्षण बहुत पहले से ही था। परन्तु जीवन की भाग-दौड़ में व्यस्त रहने से इन्हें 'उत्तर आयुष्य में करने की बातें' कहकर मैं आगे के लिए टाल दिया करता था। परन्तु ऑर्निश की उपचार-पद्धति में उसने ध्यान पर बहुत जोर दिया था। इसके सिवाय 'बाद में' कहकर टालने के लिए अब मेरे पास 'बाद में' नाम का समय नहीं था। कदाचित वह 'उत्तर आयुष्य' चुपचाप ही आ पहुँचा था। कुछ भी हो, मुझे अभी मरने की इच्छा नहीं थी, परन्तु कब मरना पड़ेगा इसकी आश्वस्ति भी नहीं थी। और अशान्त अवस्था में मरने की तैयारी नहीं थी। अतएव मैं ध्यानमार्ग की खोज में लग गया।

हृदयरोग के उपचार के तौर पर मैंने ध्यान की शुरुआत की, परन्तु धीरे-धीरे अनजाने ही मेरे शोध का विषय बदलता गया। मेरे जीवन का अर्थ क्या है? ईश्वर का साक्षात्कार कैसे होगा? मुक्ति कैसे मिलेगी? मृत्यु से पहले इन प्रश्नों का उत्तर खोजने की तीव्र जिज्ञासा मुझे महसूस हो रही थी। ध्यान के द्वारा इनके उत्तर मिलेंगे, मैं उस पार का प्रदेश देखूँगा–इस आशा से मैं निश्चयपूर्वक प्रयत्न में लग गया। सिर पर टँगी तलवार का भान सतत कायम था।

शुरुआत में वन्दना माता नामक एक क्रिश्चियन नन के कैसेट के अनुसार प्राणायाम व ध्यान करने लगा। एकान्त में स्तब्ध बैठकर अपनी साँस पर लक्ष्य

केन्द्रित करना, अपने श्वास-उछवास को 'मुझे विश्व से जोड़नेवाली क्रिया' इस रूप में अनुभव करना, साथ में 'सोऽहं' मन्त्र के द्वारा वह भावना मन में स्थापित करना, ऐसी ही यह पद्धति थी।

विपश्यना का नाम खूब सुना था। दस दिन इगतपुरी आश्रम में जाकर 'आनापान' व 'विपश्यना' ये दो ध्यान-विधियाँ व थोड़ा-सा बौद्ध नीतिशास्त्र सीखा। 'बिहार स्कूल ऑफ योग' से 'शून्य मन धारणा' पद्धति की जानकारी मिली। अमेरिका की कुछ पुस्तकें और कैसेट्स से ध्यान की कुछ पद्धतियाँ, और 'इमेजरी एंड विजुअलाइजेशन' ये तन्त्र मिले। उनका भी उपयोग करके देखा। आचार्य रजनीश ने ध्यान की अनेक पद्धतियों का वर्णन किया है। वह भी पढ़ा। विमलाताई ठकार के रूप में मुझे अतिशय सुयोग्य मार्गदर्शक मिलीं। इस क्षेत्र में उनका बहुत अधिकार तो है ही, किन्तु साथ ही उनकी अनाग्रही, श्रद्धा की माँग के बिना भी सतत प्रेम से मार्गदर्शन करने की वृत्ति मुझे बहुत भा गई। पुस्तक, भेंट व पत्र के द्वारा उनका मार्गदर्शन मिलता गया।

रोज सुबह शान्त जगह पर ध्यान करने बैठने लगा। हमारे घर का तलघर मेरे ध्यान व अभ्यास का स्थान बन गया। मन में तीव्र जिज्ञासा और 'दर्शन' की आस थी। क्या होगा यह मालूम नहीं था। सच पूछो तो क्या होना चाहिए, मेरी क्या अपेक्षा है, यह भी मुझे स्पष्ट नहीं था। कुछ तो घटित हो, ईश्वरीय तत्त्व का भान हो, मन की तड़प मिटे!

क्या, क्या विघ्न! आँखें बन्द कीं तो भी बाहर होनेवाली सारी आवाजें परेशान करती थीं। कोई चिल्लाता, घर में बर्तन गिरता, मोटरसाइकिल आवाज करते हुए गुजरती–प्रत्येक आवाज पर मन में प्रतिक्रिया होती। 'ये क्या मुसीबत है,' मुँह से निकलता और खूब चिढ़ मचती। डॉ. फडणीस की बताई हुई एक युक्ति काम आई। बाहर से आनेवाली इन आवाजों के प्रति अपनी प्रतिक्रिया बदल लो। 'ये कहाँ की झंझट!' ऐसा न सोचते हुए, केवल शान्ति से उस आवाज को सुनते रहो–पक्षियों की चहचहाहट सुनने की भाँति। एक तरह से उस आवाज को ही ध्यान करने का निमित्त बना लो। धीरे-धीरे इन आवाजों ने तंग करना बन्द कर दिया।

ध्यान करने के लिए मैं पद्मासन में नहीं बैठ पाता था। मेरे पैर बहुत कड़े थे। स्वयं विनोबा ने बचपन में एक बार मुझे पद्मासन में बैठना सिखाने का प्रयत्न किया था, परन्तु मुझसे बना नहीं। कम-से-कम सिद्धासन तो लगना

चाहिए ना? परन्तु उसमें भी एक घुटना जमीन से काफी ऊपर ही रह जाता। पैरों को खूब कष्ट होता था। पाँच दस मिनटों में पैरों में चींटी चढ़ जाती, झुनझुनी होने लगती और आसन छोड़ना पड़ता। विपश्यना के शिविर में तो एक बार में एक घंटा, ऐसे रोज दस-बारह घंटे आसन में बैठना पड़ता था। मेरे हाल-बेहाल हो गये। मन अस्वस्थ हो जाता। 'अरे, तुझसे सादा बैठना तो होता नहीं, ध्यान क्या लगेगा?'

तीन वर्ष के अभ्यास के बाद धीरे-धीरे पैरों में लोच आई। आसन सहज लगने लगा। किसी भी वेदना के बिना सहज लम्बे समय तक सिद्धासन में बैठने लगा। बैठते समय एक चादर की मोटी तह करके उस पर कमर की कूर्चा हड्डी रखकर बैठने से सिद्धासन सहज हो गया। श्री अयंगार की पुस्तक में यह आसान विधि बताई गई थी। परन्तु प्रत्यक्ष करके देखने और उसकी उपयोगिता समझने में मुझे काफी समय लग गया। केवल मार्गदर्शन से काम नहीं होता। उसे स्वीकार करने के लिए मन में इच्छा भी होनी चाहिए। मन के दरवाजे खोलकर मार्गदर्शन अन्दर लेना होता है। फिर अभ्यास की आवश्यकता होती है। सीधे बैठने की गुत्थी सुलझाने में मुझे तीन वर्ष लग गए।

प्राणायाम करने लगा। पुस्तकें पढ़ना, प्रयोग करना, अनुभव लेना और आगे बढ़ना ऐसे मेरे प्रयत्न चल रहे थे। श्वास-उच्छ्वास को प्रकृति अथवा ईश्वरी तत्त्व से एकरूप होने का माध्यम मानकर उस पर मन केन्द्रित करने लगा। अन्दर आनेवाली श्वास—पूरक—बाहर की प्रकृति से आती थी, मानो साथ जीवन का वरदान लाती थी। प्रसाद रूप में उसको स्वीकार करते हुए मैं उसे छाती में गहराई तक ले जाता। उच्छ्वास छोड़ते समय मेरा 'मैं' छोड़ रहा हूँ, स्वयं को निसर्ग में, प्रकृति में विलीन कर रहा हूँ, ऐसा भाव मन में आता। यह श्वास-उच्छ्वास का चक्र तो सतत चौबीस घंटे चलता रहता है, उसे ही यह नया अर्थ देना। 'देना?' या वह अर्थ तो है ही, मुझे केवल उसे जानकर अनुभव करना है।

ध्यान करते समय मन की दौड़-भाग यह एक अजीबोगरीब मायाजाल ही होती है। ध्यान के स्थान पर शान्ति से सिद्धासन लगाकर बैठे—आँखें बन्द कीं। आती-जाती श्वास पर ध्यान केन्द्रित किया। इतना सब करने पर तो मन को शान्त बैठना चाहिए ना? वह कैसे शान्त बैठे? मन को हवा-सा कहूँ? पारे जैसा? वह हाथ ही नहीं आता!

ध्यान को प्रारम्भ किया। थोड़ी देर तक कुछ क्षणों की निर्विचार शान्ति। खूब अच्छा लगता। 'अरे, आखिर आ ही गया मुझे ध्यान करना। देखूँ कितने सेकंड तक मन निर्विचार रहता है आज।' और अचानक ध्यान आता है—अरे, यह भी तो मन का विचार ही है ना? कहाँ है मन की शान्ति!

तो फिर मन के विचारहीन होने की जिद छोड़ ही दी जाए। उसकी हलचल में न उलझते हुए उसे केवल देखने का निश्चय किया। कुछ क्षण शान्ति। फिर धीरे से जैसे पेड़ के पीछे से कोई गिलहरी झाँके वैसे ही एकाध विचार दिमाग में झाँकता—'दवाखाने की दवाइयाँ खत्म हो रही हैं। नागपुर से मँगवानी पड़ेंगी।' यह विचार आया, किन्तु मैं उसकी ओर केवल देखता रहा। वह चला गया। 'अहा, आज जंगल में पलाश के फूल क्या शानदार खिले थे! पलाश को अंग्रेजी में 'फ्लेम ऑफ द फॉरेस्ट' कहते हैं। क्या सही नाम है!' मैं इस विचार को भी देखता रहता हूँ। यह विचार भी चला जाता है। अचानक बायें पैर में चींटी चढ़ने जैसा अनुभव होने लगता है। 'ये क्या है? चींटी काटेगी तो नहीं? छिः! ध्यान में ऐसे आभास तो होंगे ही। उनमें उलझना नहीं है। भगवान बुद्ध को तपस्या करते समय क्या विचलित करनेवाले अनुभव नहीं हुए? परन्तु मैं क्या बुद्ध हो गया हूँ?' परन्तु इतना होने पर भी पैर न हिलाने पर चींटी की सुरसुराहट गायब हो जाती है। 'देखें, मन विचलित नहीं होने दिया तो कैसा फल मिलता है! अपने आप चली गई चींटी की संवेदना। हो रही है, ध्यान क्षेत्र में तुम्हारी प्रगति हो रही है। आ गया तुम्हें—चींटी को भगाना आ गया...।'

लो, हो गया शुरू मन का खेल!

ध्यान की अनेक पद्धतियों के बारे में पढ़ा। अधिकांश पद्धतियों में कुछ-न-कुछ उपयुक्त मिल ही जाता। प्रयोग करके देखने पर ताजगी का अनुभव होता और बड़ा भला लगता। परन्तु भिन्न-भिन्न विधियों व तन्त्रों के जंजाल में से कौन-सी पद्धति ठीक रहेगी? मन में द्वंद्व चलने लगा। मुझे ध्यान तो साधना ही था। मार्ग अनेक थे। कौन-सा मार्ग चुनूँ? किधर से जाऊँ? मेरी गाड़ी छूटने में बहुत कम समय शेष था। रोज एक-एक दिन निकला जा रहा था। मन बहुत व्याकुल हो रहा था। कौन-से मार्ग से 'वह दर्शन' होगा?

वाचन, योगासन, प्राणायाम और ध्यान साथ-साथ चल रहे थे। इस कारण अपने आप कड़ियाँ जुड़ने लगीं और अर्थ समझ में आने लगे। अचानक पूरे शरीर में अनियन्त्रणीय सुखद झुनझुनी आना, किसी चीज की ओर देखते हुए अचानक क्षणभर के लिए कुछ दूसरा ही 'भाव' महसूस होना, ऐसे अनुभव आने लगे। एक बार तो करीब-करीब 40-50 मिनट तक निःशब्द, शान्त, शान्ति की गहराई में निर्विकार परन्तु जाग्रत अवस्था का विलक्षण आनन्ददायी अनुभव हुआ। 'यह क्या है? यही वह 'ध्यान' अथवा 'अनुभूति' है क्या?' मन अधीरता से पूछने लगा। वह अनुभव पुनः प्राप्त हो इसके लिए खूब मैंने किया प्रयत्न पर वह दुबारा नहीं आया।

ध्यान-मार्ग की भिन्न-भिन्न पुस्तकों में ऐसे तात्कालिक अनुभवों से सावधान किया गया है। ये रास्ते के दृश्य हैं। इनमें उलझना नहीं। शायद बढ़ी हुई संवेदनशीलता के कारण अथवा तीव्र इच्छा एवं अपेक्षाओं के कारण यह 'आभास' या 'अनुभव' निर्मित होते होंगे। हमारे मनोचिकित्सक मित्र आनन्द नाडकर्णी ने कहा—वह ट्रांस थी। विनोबाजी ने इन अनुभवों को 'प्रातिभ दर्शन' कहा है। यह दर्शन नहीं है। परन्तु 'तुम उचित मार्ग पर प्रगति कर रहे हो', ऐसा आश्वासन जरूर है। परन्तु उसमें उलझकर, उसके पीछे न जाएँ। उसे सोद्देश्य कोशिश करके पाया भी नहीं जा सकता। यह समझ में आ गया और तब उसका मोह छूट गया।

बीच-बीच में प्रश्न निर्मित होते, सम्भ्रम होता। परन्तु उसका उत्तर भी कहीं-न-कहीं से अपने आप चला आता। कदाचित उत्तर तो हमेशा से मौजूद थे, परन्तु मन में प्रश्न ही नहीं थे। जिज्ञासा से 'देखने' लगा और पहले से ही उपस्थित उत्तर समय आने पर दिखाई पड़ने लगे। कभी पुस्तकों से, कभी किसी के अनुभव से, किसी के सीधे-सादे एकाध वाक्य ही से, कभी किसी के मार्गदर्शन से तो कभी प्रकृति से उत्तर मिलने लगे। प्रश्न निर्मित हुए और व्याकुलता हुई तो पीछे-पीछे उत्तर आ पहुँचता।

और एक के बाद एक घटनाएँ घटने लगीं। विमला ताई ठकार की कुछ पुस्तकें पढ़ने को मिली। उनकी 'ध्यानमय दैनंदिन जीवन' नाम की छोटी-सी पुस्तक तो ध्यान-क्षेत्र में प्रगति करने की इच्छा रखनेवालों के लिए अप्रतिम देन है। विनोबा की 'महागुहा में प्रवेश' पुस्तक अत्यन्त मूल्यवान प्रतीत हुई। मेरी ध्यान सम्बन्धी अनेक भ्रामक अपेक्षाएँ एवं कल्पनाएँ दूर होने लगीं। ध्यान

विशिष्ट तन्त्र या मार्ग का मुद्दा नहीं है, ध्यान तो एक अवस्था है जिसमें अस्तित्व की तह में जाकर उसका शब्दातीत, विचारातीत अनुभव प्राप्त करना है। और 'मुझे वह अवस्था कब प्राप्त होगी?' इसकी समय-सारिणी बनाने का भी कोई अर्थ नहीं। उसको घटित करना भी सम्भव नहीं। परन्तु मन की शुद्धि करके उसकी केवल राह देखी जा सकती हैं। कभी भी अचानक, अनायास वह 'दर्शन' हो सकता है। हमारे जोर लगाने से वह जबर्दस्ती अथवा जल्दी लाया नहीं जा सकता। जमीन में हल चलाकर वर्षा की राह देखी जा सकती है, वर्षा लाई नहीं जा सकती।

ये सब मेरी बुद्धि के लिए स्पष्ट हो चला था। मैंने अनुभव नहीं किया था। बारिश तो अभी हुई ही नहीं थी। जमीन में हल चलाने के लिए हल बैलों की जुगाड़ ही अभी चल रही थी। परन्तु यह बात समझ में आ जाने से मन का बोझ कुछ हल्का हो गया। दुविधा और उलझन कम हो गई। पुनः उत्साहपूर्वक रोज ध्यान करने लगा। अनेक बार पहले की अपेक्षा जल्दी मन एकाग्र होने लगा। परन्तु मन का कोई भरोसा नहीं। कभी-कभी अड़ियल टट्टू जैसा वह सीधी राह पर चलता ही नहीं। उस दिन जिद छोड़नी पड़ती थी।

3.4

गांधीजी की आत्मकथा, 'सत्य के प्रयोग', विद्यार्थी-जीवन में पढ़ी थी। उसके बाद से अब तक बहुत पानी बह चुका था। फिर से पढ़ने की प्रेरणा हुई। स्वयं को शुद्ध कैसे किया जाए इसके बारे में उनके अनुभव शायद मेरे लिए मार्गदर्शक होंगे, ऐसी उम्मीद लगी।

आत्मकथा में अनेकों उपयोगी बातें मिलीं। परन्तु सबसे गहराई में एक वाक्य छू गया। रोमाँ रोलाँ से भेंट होने के दौरान गांधीजी ने उनसे कहा, "ईश्वर कोई व्यक्ति न होकर एक तत्त्व है।" इस वाक्य की ओर पहले कभी मेरा ध्यान नहीं गया था। ईश्वर है या नहीं इसका तर्कयुक्त और पूर्ण रूप से विश्वसनीय उत्तर मेरे पास नहीं था। 'ईश्वर' शब्द कहते ही, 'स्वर्ग में सिंहासन पर बैठा हुआ, मुकुट पहने एक तेजस्वी पुरुष' यही चित्र आँखों के सामने आ जाता जो कि बचपन में पौराणिक कहानियों और चित्रों के माध्यम से अनजाने

ही मन की गहराइयों में बस गया था। ऐसा कोई व्यक्ति होगा इस पर बुद्धि एवं तर्क विश्वास नहीं करने देते थे। परन्तु ईश्वर के अस्तित्व को नकार भी नहीं सकता था। दुविधा ही थी। परन्तु यह वाक्य पढ़ा और पढ़ते ही लगा– 'ईश्वर अगर (ऐसा सिंहासन पर बैठा हुआ वगैरह) व्यक्ति नहीं, तत्त्व रूप हो तो वास्तव में हो सकता है। परन्तु तत्त्व रूप हो तो कौन-सा तत्त्व? कौन-सा रूप?'

अन्य किसी जगह गांधीजी कहते हैं–"सत्य ही ईश्वर है।" यह एक विलक्षण साहसी एवं प्रचितिपूर्ण वाक्य प्रतीत हुआ। 'ईश्वर सत्य है' ऐसा सभी धार्मिक श्रद्धाएँ कहती हैं। परन्तु 'सत्य ही ईश्वर है!' यदि सत्य ही खुद ईश्वर है तब तो ईश्वर अवश्य हो सकता है, क्योंकि 'सत्य है' इस विषय में कोई संशय नहीं। बल्कि 'जो है' उसे ही तो हम सत्य कहते हैं। अर्थात 'जो है' वही ईश्वर है?

कुछ विलक्षण प्रत्यय हुआ। ईश्वर के अस्तित्व के विषय में बुद्धि का विज्ञाननिष्ठ संशय मिट गया। 'ईश्वर = सत्य' यह पारम्परिक समीकरण पलटकर गांधीजी ने 'सत्य = ईश्वर' कर दिया था। गणित की दृष्टि से यह बिलकुल दुरुस्त था। और इस समझ के साथ अचानक सब प्रकाशमान होकर सारा संशय, सम्भ्रम मिट गया। सत्य ही अगर ईश्वर है तब तो ईश्वर को ढूँढ़ा जा सकता है, उसे अनुभव किया जा सकता है।

ईशावास्योपनिषद के अपने भाष्य में (ईशावास्यवृत्ति) विनोबा ने सत्य व ईश्वर इनके अद्वैत के विषय में संशयरहित आरपार जानेवाली दृष्टि दी। एक जगह विनोबा कहते हैं–"ईश्वर सत्य कि सत्य ईश्वर?"

एक तत्वज्ञान की भाषा है, दूसरी उपासना की।

यद्यपि 'ईश्वर सत्य है' और 'सत्य ईश्वर है' इन दोनों का अर्थ एक ही है, तो भी उपासकों के लिए, साधकों के लिए 'सत्य ही ईश्वर है', यह दृष्टिकोण अधिक उपयोगी है, क्योंकि सत्य से साधना के प्रयास की शुरुआत की जा सकती है। ईश्वर के निर्गुण होने के कारण उससे उपासना का प्रारम्भ नहीं किया जा सकता। "ईश्वर तत्त्वरूप है" ऐसा गांधीजी का वक्तव्य है। इसका अर्थ क्या हुआ? 'तत्त्व' अर्थात तत् + त्व। 'वह पन'। 'वह' अर्थात अस्तित्व। जो भी है, उसका होना, अस्तित्व योग ही ईश्वर है। कितना आसान है यह? खेल ही है जैसे!

अब तो तेजी से अर्थ समझ में आने लगे। सत्य तो सब जगह है–क्योंकि जो है वही सत्य है। फिर ये पेड़, ये पहाड़, ये हवा, ये पत्थर, ये मनुष्य, यह चींटी–ये सब सत्य हैं–अर्थात ये ईश्वर हैं? 'चराचर में ईश्वर का निवास है' अथवा 'ईशावास्यं इदं सर्वम्' का यही अर्थ है। अरे, आज तक मैं यह वचन बोलता आया परन्तु कभी समझ में कैसे नहीं आया?

एक सुन्दर जापानी हायकु है–

मैंने पेड़ से कहा,
"पेड़, पेड़, मुझे ईश्वर के विषय में बताओ।"
और उस पेड़ में बहार आई।

ईश्वर क्या होता है, यह बात उस पेड़ ने प्रत्यक्ष बहार से बतलाई। पेड़ का होना, उस पर फूलों का खिलना, यही ईश्वर है!

और एंजियोप्लास्टी टेबल पर मुझ पर प्रस्फुटित हुआ अर्थ? उत्पत्ति (बिग बैंग) के बाद की ऊर्जा से मूल कणों का निर्माण होने पर, उनसे यह सारा विश्व निर्मित हुआ है। प्रत्येक वस्तु उसी इलेक्ट्रॉन, प्रोटॉन आदि मूलकणों से बनी है। इस कारण सम्पूर्ण विश्व में एक ही सत्य व्याप्त है, इसमें विज्ञान को संशय नहीं। उलटे ऐसी सर्वव्यापक सर्वसमावेशक वैज्ञानिक थ्योरी, 'जनरल थ्योरी' खोजना यही आधुनिक फिजिक्स का सर्वोच्च ध्येय है। यह थ्योरी अर्थात सत्य का साक्षात्कार, अर्थात ईश्वर का ही साक्षात्कार?

विज्ञान व अध्यात्म हाथों में हाथ डाले चलने लगे।

आइंस्टीन का एक विचार पढ़ा और मैं उस पर मोहित हो गया।

> "A human being is part of a whole, called by us the 'Universe,' a part limited in time and space. He experiences himself, his thoughts and feelings, as something separated from the rest—a kind of optical delusion of his consciousness. This delusion is a kind of prison for us, restricting us to our personal desires and to affection for a few persons nearest us. Our task must be to free ourselves from this prison by widening our circles of compassion to embrace all living creatures and the whole of nature in its beauty."

3.5

साथ-साथ कुछ आध्यात्मिक साहित्य भी पढ़ रहा था। पतंजलि के योगसूत्र का अनुवाद पढ़ा। संस्कृत सीखने की तीव्र इच्छा होने लगी। विनोबा की 'गीता प्रवचन' किताब व ईशावास्योपनिषद पर उनकी लिखी 'ईशावास्यवृत्ति' यह छोटी-सी पुस्तिका मेरे प्रमुख आधार थे।

'ईशावास्यवृत्ति' नामक विनोबा की छोटी-सी पुस्तक हीरे-मोतियों से तौलने योग्य है। ईशावास्योपनिषद जैसा अतिशय सघन दर्शन (कुल सिर्फ 18 श्लोक)। उस पर कम-से-कम शब्दों में सूत्रमय भाष्य विनोबा ने लिखा। किसके लिए? गांधीजी के स्वयं के उपयोग के लिए! गांधीजी के आग्रह पर उनके लिए विनोबा ने संस्कृत के गूढ़ ईशावास्योपनिषद् का अर्थ स्पष्ट करनेवाली यह पुस्तिका लिखी। इससे अधिक पवित्र त्रिवेणी संगम खोजना कठिन ही है।

रोज सुबह उठकर ईशावास्योपनिषद का पाठ करता हूँ। वह इतना अर्थपूर्ण है कि 'दुनिया की सारी पुस्तकें नष्ट होनेवाली हों और एक ही पुस्तक बचनेवाली हो तो मैं ईशावास्योपनिषद् को चुनूँगा' ऐसा गांधीजी लिखते हैं। रोज सबेरे जब इसका पाठ करता हूँ, मन की स्नान-शुद्धि हो जाती है। आज के दिन एक जीवन नए सिरे से शुरू होता है।

3.6

मृत्युदर्शन के समय मुझे अपना आयुष्य छोटा लगा था। जल्दी खत्म हो रहा है, इसका भय एवं दुःख हुआ था। फिर से जब मृत्यु की घड़ी आएगी तब क्या ऐसा ही लगेगा? आज तक मिले हुए जीवन के 45 वर्ष कम क्यों लगे? "The tragedy of life is not that it ends so soon, but that we wait so long to begin it."

मेरा जीना क्षण-क्षण से मिलकर बनता था। परन्तु मैं किसी भी क्षण को पूर्ण रूप से नहीं जी रहा था। मेरी समझ में आने लगा था कि किसी भी क्षण, कुछ भी करते हुए हम दूसरा ही कुछ कर रहे होते हैं। स्नान करते समय आज भाषण कैसे देना है इसका विचार कर रहे होते हैं; खाना खाते समय अखबार

पढ़ रहे होते हैं; परिवार के साथ बैठे हों तो महँगाई की चिन्ता करते रहते हैं। सच पूछो तो हम उस क्षण में न जीते हुए अपने काल्पनिक विचारों में ही खोए रहते हैं। जीना यानी जीने के उस क्षण के बारे में विचार करना ऐसी हमारी आदत हो गयी है। पसंदीदा चॉकलेट खाते समय भी 'अहा! कितनी स्वादिष्ट है, मुझे और मिल जाए तो कितना अच्छा हो!' ऐसा विचार करके वह विचार ही हम जीते हैं। चॉकलेट का स्वाद तो पीछे रह जाता है। प्रत्यक्ष जीने से, प्रत्येक क्षण के वास्तविक अनुभव से ऐसे टूटे हुए हम फिर शिकायत करते हैं कि 'जीवन में आनन्द नहीं' अथवा 'जीवन कितना छोटा है!' मेरी समस्या मेरी समझ में आने लगी।

मैं विचार करने लगा--प्रतिक्षण, उस क्षण में ही जीने की कला मुझे सधेगी क्या? मैं तो क्षण में से बाहर, क्षणविस्थापित, क्षणनिर्वासित हूँ। अपने घर लौटना है। अचानक एक शब्द स्फुरित हुआ--क्षणस्थ! मुझे 'क्षणस्थ' अर्थात उस क्षण में पूर्ण रूप से स्थित होना चाहिए। 'क्षणघर' में रहना चाहिए।

रोज सबेरे उठकर मैं घर से बाहर आता हूँ। बगीचे में खड़ा होता हूँ। क्षितिज पर धुँधलापन छँटने लगता है। पेड़ों की आकृतियाँ दिखाई देने लगती हैं। हवा में हल्की ठण्डक होती है। फूलों की हल्की महक फैली होती है। यह अनुभव लेते हुए मैं शान्त खड़ा रह जाता हूँ। 'और एक दिन मुझे मिला, यह अपूर्व क्षण मिला' यह सोचकर असीम कृतज्ञता से मेरा मन भर जाता है। यह उसी की करुणा, उसी का उपहार है। मैं तो आयुष्य खो ही चुका था। परन्तु आज इस क्षण, मैं हूँ। आसपास की सृष्टि और मैं एक ही हैं। मैं उसी का भाग हूँ। बाहर भी वही और अन्दर भी वही। एक विलक्षण एकरूपता उस क्षण महसूस होती है।

ऐसा एकाध क्षण भी इतना आनन्ददायी व समृद्ध होता है कि कवि के 'प्रेम का एक क्षण ही काफी है, फिर मृत्यु की बौछार स्वीकार है'--का आध्यात्मिक अर्थ समझ में आने लगता है। परन्तु ऐसा समृद्ध क्षण हम कितनी बार जी पाते हैं? क्या यह क्षण कुछ अलग बनकर आया था? कि दिनभर के अन्य क्षणों जैसा ही एक था? बस, उस क्षण को पूर्ण रूप से अनुभूत करने की मेरी क्षमता उस समय बढ़ी हुई होने से मैं उस क्षण में बहुत ज्यादा जी लेता हूँ। ऐसा क्षण बारम्बार क्यों नहीं आता? कि वह हमेशा ही आता रहता है, मैं ही किसी और दिशा में टकटकी लगाए होता हूँ? परन्तु क्या

प्रत्येक क्षण में इतनी समृद्धि भरी होती है? इतना रोमांस भरा होता है? फिर तो वह क्षण न जीकर मैं क्षणों का अद्वितीय वैभव व्यर्थ गँवा रहा हूँ; और ऊपर से आयु के अल्प होने की शिकायत कर रहा हूँ।

जीवन में बस 'यही क्षण' घटित होता है। कुछ और, विशेष, रोमांचकारी होगा, इस प्रतीक्षा में हम यह घटित होता हुआ चित्ताकर्षक अनुभव हाथ से गँवा देते हैं। इस पर एक सुन्दर व्यंग्यचित्र देखा। दो भिक्षु बैठे हैं। तरुण भिक्षु कुछ विलक्षण घटित होने की, साक्षात्कार होने की अधीरता से राह देख रहा है। वृद्ध भिक्षु उससे कहता है–"Nothing happens next. This is it!" (यही 'वह' है। और कुछ नहीं होनेवाला।)

मुझे ऐसा लगने लगा कि क्षण का पूर्ण अनुभव एवं आनन्द लेने की कला

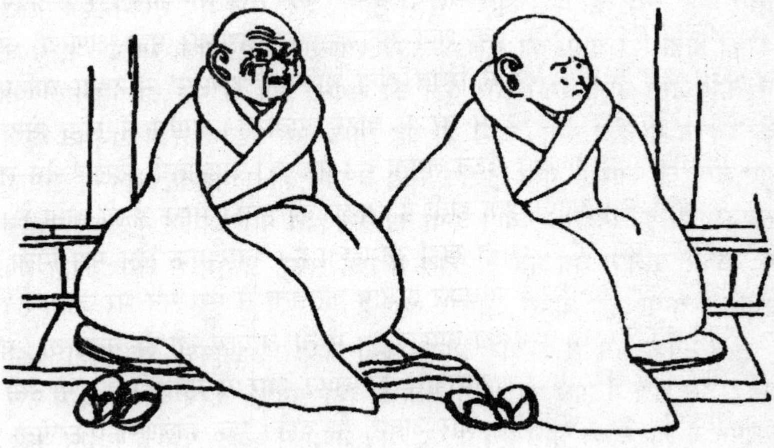

"Nothing happens next. This is it"
(**चित्रकार**–Gahan Wilson. **प्रकाशक**–the New Yorker Magazine, 1980)

यदि मुझे सध गई तो मानो 'क्षणस्फोट' हो जाएगा। जिस प्रकार अणुस्फोट होने पर प्रचण्ड अणुऊर्जा निकलती है वैसे ही प्रत्येक क्षण में से प्रचण्ड आनन्द का विस्फोट हो सकता है। परन्तु उसके लिए मुझे विचारों में न जीते हुए पूर्ण रूप से, उत्कटता से उस क्षण में ही जीना होगा। क्षणस्थ होना होगा। क्या यह सधेगा मुझे? ध्यान के सारे प्रकार मनुष्य को उस क्षण में होनेवाले अनुभवों के प्रति संवेदनक्षम बनाकर 'क्षणस्थ' होना सिखाते हैं। 'क्षणस्थ' अवस्था का अनुभव देते हैं। यही ध्यान का ध्येय है। ध्यान-मार्ग द्वारा यदि ईश्वर का

साक्षात्कार होता हो तो वह उस क्षण के सत्य के प्रति जाग्रत होने के कारण होनेवाला सत्य का अनुभव–इस स्वरूप में ही होता होगा। सत्य के अलावा और कोई अलग ईश्वर नहीं होगा।

परन्तु ध्यान रहे, यह सब मैं वैचारिक स्तर पर कह रहा हूँ। मेरे साथ ऐसा कुछ हो नहीं गया है, हमेशा ऐसा अनुभव नहीं होता है।

3.7

आज ध्यान के लिए बैठने जाना था। ध्यान के दौरान एकाग्र दृष्टि से देखने के लिए, धारणा के लिए मैं कई बार फूलों का उपयोग करता हूँ। धारणा के लिए एक चम्पा का फूल आँगन में से तोड़ा। एक फूल मेरी उपासना के लिए काफी होता है। चम्पा का फूल! उसका प्रफुल्लित करनेवाला सफेद रंग, मध्य में सोने जैसा पीला रंग। और फूल की सुगन्ध लेते ही मन चालीस वर्ष पूर्व के बचपन में चला गया। चम्पे का वह रंग व सुगन्ध बचपन में अनुभव किए गए चम्पे की ओर ले गया। उसके साथ बचपन की कोमलता, आनन्द, उत्साह सबकुछ मेरे इर्द-गिर्द छा गया। चम्पा का फूल हाथ में लिया कि मैं टाइम मशीन में बैठकर चालीस वर्ष पूर्व के काल में एक सफर आराम से लगा आता हूँ। इसलिए चम्पा मुझे दोहरा आनन्द देता है।

अचानक मन में विचार आया–'क्यों महाशय, आपकी क्षणस्थता कहाँ गई?' इस क्षण में हाथ का चम्पा जैसा है वैसा अनुभव करने के बजाय मैं उसे बचपन में लौटने का साधन बना रहा था। शब्दों से ज्यादा प्रभावी साधन गन्ध थी क्योंकि वह अधिक पुरानी, आदिम संवेदना थी। बचपन की कोमल सुरक्षितता मन को भली लग रही थी। मुझे चम्पे की अपेक्षा बचपन अधिक भला लग रहा था। परन्तु फिर अभी इस क्षण हाथ में जो चम्पा है उसका क्या? इस क्षण का क्या? वह तो खो रहा है!

सँभल गया। चम्पा का फूल बचपन में छिपने का माध्यम नहीं बनना चाहिए। वह फूल इस क्षण में अस्तित्व में है। उस फूल का 'फूलपन' उतना ही सत्य था जितना यह विश्व सत्य है। अर्थात वह फूल ईश्वर जैसा ही सत्य था। इस क्षण के सत्य में जीना, यही मेरी साधना है!

पूर्ण एकाग्रता से उस चम्पे के फूल की ओर देखना, यह धारणा का

अभ्यास–यानी इस क्षण के सत्य को अनुभव करना अथवा इस क्षण में जीना इसका अभ्यास है–यह बात समझ में आने लगी। धारणा तो क्षणस्थ होने का अभ्यास है। क्षणस्थ हुए कि ध्यान हुआ।

चम्पा का फूल मेरा आध्यात्मिक साधन बन गया!

आज मेरे सामने प्रश्न उपस्थित हुआ–नैसर्गिक होना, अकृत्रिम होना अर्थात कैसा होना? प्राणी, वनस्पति नैसर्गिक प्रेरणा से प्रेरित होते हैं, व्यवहार करते हैं। वैसा होना? नोबेल पुरस्कार विजेता कवि ऑक्टोविया पाज एक कविता में कहते हैं–

...परन्तु तितली को
मालूम न था कि मैं तितली हूँ।
विचार था ही नहीं कभी तितली के मन में।
वह उड़ी।

प्राणी, वनस्पति अबोध हैं। वे प्राकृतिक व्यवहार करते हैं, क्योंकि उसके अलावा दूसरे किसी प्रकार से व्यवहार किया जा सकता है इसकी कल्पना तक उन्हें स्पर्श नहीं करती। वे नैसर्गिक रूप में जी रहे हैं, इसका भी उन्हें कोई एहसास नहीं है। निर्बोध नैसर्गिकता मानवजीवन का ध्येय नहीं हो सकती। यदि उसे ध्येय मान लिया तो उससे भी पूर्वकालिक पत्थर बनकर निर्जीव पड़े रहना और भी ऊँचा ध्येय कहा जाएगा।

मनुष्य भी वनस्पति एवं प्राणियों जैसा नैसर्गिक प्रेरणा से चलता है, परन्तु उसके अलावा उसकी कल्पना, बुद्धि उसे कुछ और भी सुझाती है। परन्तु इतने पर ही उस की भिन्नता समाप्त नहीं होती। मानव की सबसे बड़ी विशेषता यह दिखाई देती है कि उसके आस-पास व उसके भीतर जो कुछ भी होता है उसका वह भाग भी है, परन्तु साथ ही उसके विषय में उसे ज्ञान भी है, जागृति भी है। वह 'स्व संवेद्‌य' (स्वानुभूत) है। अर्थात वह पत्थर या पेड़ जैसा सत्य तो है ही परन्तु स्वसंवेद्य, जाग्रत सत्य है। स्वतः के विषय में भान जाग्रत

रखनेवाला सत्य अर्थात मनुष्य!

यह 'स्वसंवेद्य अथवा स्वानुभूत सत्य' ही मनुष्य की 'आत्मा' है क्या?

ध्यान द्वारा यह 'स्वसंवेद्यता' अथवा स्वानुभूति जाग्रत होती है क्या?

ऐसी ही स्वसंवेद्यता (स्वानुभूति) इस सम्पूर्ण ब्रह्माण्ड को भी होगी क्या? यदि होगी तो वैश्विक जागृति अथवा स्वसंवेद्यता ही परमात्मा है क्या?

अपनी और वैश्विक स्वसंवेद्यता का एकरूप अनुभव करना ही साक्षात्कार है क्या?

4
दर्शन

"Why does man look for a God? Why does man, in every nation, in every state of society, wants a perfect ideal somewhere, either in man, in God, or elsewhere? Because that idea is within you. It was your own heart beating and you did not know; you were mistaking it for something external. It is the God within your own self that is impelling you to seek Him, to realize Him. After long searches here and there, in temples and in churches, on earth and in heaven, at last you come back to your own soul, completing the circle from where you started, and find that He whom you have been seeking all over the world, for whom you have been weeping and praying in churches and temples, on whom you were looking as the mystery of all mysteries, shrouded in the clouds, is the nearest of the near, is your own self, the reality of your life, body, and soul...By means of spiritual discipline the individual soul ultimately recognizes its oneness with the Universal Soul."

–Swami Vivekananda (1896)
Jnana Yoga

मैं पढ़ रहा हूँ और स्वयं पर प्रयोग करता जा रहा हूँ। मानो एक प्रयोगशाला ही बन गया हूँ। कुछ बातें समझ में आ रही हैं।

आधुनिक अमेरिका के गुरु माने गए स्टीफन कॉवी की दो पुस्तकें इन दिनों पढ़ीं 'Seven Habits of Highly Effective People' और 'First Things First' ये दोनों पुस्तकें अनेक कारणों से प्रसिद्ध हैं। कॉवी ने आत्मावलोकन के कुछ तरीकें इस पुस्तक में दिए हैं। स्वयं को गइराई से समझकर अपने 'जीवन ध्येय' (कैरियर ध्येय नहीं) को व्यक्त करनेवाला एक मिशन स्टेटमेंट लिखिए—यह अभ्यास मुझे बहुत पसन्द आया। इसे खूब गहराई तक डुबकी लगाकर बनाना होता है। उसके लिए अनेक स्वाध्याय कॉवी ने दिए हैं। ये करने पर स्वयं के बारे में जो समझ निर्मित होती है उसे शब्दबद्ध करके अपना व्यक्तिगत 'मिशन स्टेटमेंट' लिखना होता है।

कई दिनों की घुसपैठ और चिन्तन के बाद आज मैंने अपना मिशन स्टेटमेंट लिखकर तैयार कर लिया। वह एक आध्यात्मिक अनुभव सिद्ध हुआ। मैं क्यों जी रहा हूँ, मुझे क्या करना है, कैसे जीना है—इस विषय में स्वयं का व्यक्तिगत तत्वज्ञान ही मानो इस प्रकार शब्दबद्ध हो गया। उसे बारम्बार पढ़ते रहने से जीवन की दिशा भटक तो नहीं गई इसे जाँचते रह सकते हैं। मिशन स्टेटमेंट ध्रुवतारे की भाँति सही दिशा दिखाता रहता है।

आज एक नया अनुभव हुआ। प्राणायाम में साँस लेने (पूरक) तथा छोड़ने (रेचक) की अपेक्षा कुम्भक (जब साँस रुकी हुई होती है) का योगशास्त्र में

अधिक महत्त्व है। इस कुम्भक के भी तीन प्रकार हैं—'आंतर्कुम्भक' (साँस अन्दर लेने के बाद का समय) 'बाह्य कुम्भक' (छोड़ने के बाद का समय) व 'कैवल्य कुम्भक' (अपने आप होनेवाला 'कैवल्य' कुम्भक)। 'कैवल्य कुम्भक' किया नहीं जा सकता, वह यदि हुआ तो अपने आप ही कभी होगा। 'बाह्य कुम्भक' अभी मैं ठीक तरह से नहीं कर पाता हूँ। दम घुटने लगता है। परन्तु आन्तर्कुम्भक ('साँस अन्दर लेकर कुछ समय उसे वहीं रहने देना व स्थिर रहना') सध गया है। कई दिनों से धीरे-धीरे सध रहा था। आज साँस अन्दर लेने के बाद आन्तर्कुम्भक के कुछ क्षणों के काल में अचानक मन शान्त प्रतीत हुआ। मन का आकाश निस्तब्ध, निर्विचार हो गया था। एक पक्षी पंख पसारकर ऊँचे आकाश में स्थिर होकर तैरे, वैसे ही अस्तित्व की मात्र एक अनुभूति तरंगित हो रही थी। कहीं कोई गड़बड़ी, हड़बड़ी न थी। असीम शान्ति भर गई थी। प्रत्येक साँस के बाद दस-बारह क्षणों का यह शान्ति का अनुभव एकदम भिन्न था। कुम्भक का महत्त्व अब कुछ-कुछ समझ में आ रहा था।

कुम्भक से कुछ क्षणों की शान्ति मिलती, परन्तु टिकती नहीं थी। मन में सतत चमकनेवाले विचारों से यह मौन की धारा बारम्बार खंडित हो जाती थी। कभी विचार, तो कभी केवल शब्द। हवा के साथ कागज के टुकड़ों जैसे उड़नेवाले शब्द। उनका मन में सतत कोलाहल चलता रहता। ये ही मन को शान्त नहीं रहने देते, यह बात मेरी समझ में आने लगी।

ये विचार, ये शब्द क्यों आते हैं? मुझे दिखाई दिया कि मेरे न बुलाने पर भी, आवश्यकता न होने पर भी, वे स्वयं अपनी गति से आ धमकते हैं। थोड़ी-सी भी शान्ति हुई नहीं कि विचारों के बुलबुले तुरन्त ऊपर आ जाते हैं। विचार—असंगत, निरर्थक विचार। थका डालनेवाले, त्रस्त कर देनेवाले विचार। अनेक बार तो सार्वजनिक लाउडस्पीकर की भाँति दो-दो विचार एक साथ आ धमकते। विचारों का शोर-ही-शोर। मन में यह चक्की सतत चलती ही रहती। मेरे मन को शब्दों की चक्की पीसने की आदत हो गई थी। मजबूत, पक्की आदत।

इन विचारों की वजह से मेरी एकाग्रता भंग होती थी। इतना ही नहीं, मैं उस क्षण के अवधान से ढल जाता था। मैं ध्यान द्वारा सत्य का अनुभव

करना चाहता था, परन्तु अनुभव की बजाय ये विचार ही चित्त को व्याप्त कर रहे थे। और ये विचार सत्य नहीं थे। सत्य का अनुभव व्यक्त करने के लिए शब्दों के प्रतीकों के बुलबुले किसी ने बनाए थे। ये सत्य के सबस्टीट्यूट थे। नकली माल। भस्मासुर की तरह वे ही मुझ पर उलट पड़े थे। सारे मन को व्याप कर, वे मुझे सत्य के अनुभव से वंचित कर रहे थे।

अनुभव को जीने की बजाय उस अनुभव को शब्दों का रूप देने की इतनी ललक मुझे क्यों है? बहुत दिन हुए एक उपन्यास पढ़ा था। उस उपन्यास में एक पात्र कहता है, 'मेरे अन्दर का लेखक क्षणभर के लिए भी मुझे अकेला नहीं छोड़ता। सतत मेरी गर्दन पर बैठकर मुझे यन्त्रणा देता है। यह अनुभव मैं कैसे लिखूँगा?' यही विचार मुझे सताता रहता है। मेरा इकलौता लड़का मर गया। उसका शव चिता पर रखकर अग्नि देते समय भी मेरे मन में विचार आया–'यह दुःख अब मैं किस तरह अभिव्यक्त करूँगा?'

मैं अपने अन्दर झाँकने लगा। किसी अन्य समय की तो बात ही छोड़िए, एंजिओप्लास्टी टेबल पर मौत के मुँह में पहुँचने पर भी उस अनुभव को 'अणुविसर्जन' यह नाम मैंने दे ही दिया था। और अब याद आया कि 18 अप्रैल को सीने में दर्द उठने पर शोधग्राम में स्वयं का ईसीजी जब देख रहा था, तब एक ओर अपने हार्ट अटैक की चिन्ता सता रही थी, परन्तु दूसरी ओर विचार भी चल रहे थे–अपनी भी क्या हालत है, स्वयं का हार्ट अटैक स्वयं ही देखना पड़ रहा है। यह तो उस रशियन सर्जन जैसी हालत हो गई। उत्तर ध्रुवीय बर्फीले प्रदेश में अकेला होते हुए अपेंडसायटिस का दौरा पड़ने पर अपनी जान बचाने के लिए एक रशियन सर्जन को खुद अपने ही पेट का ऑपरेशन आईने में देखकर करना पड़ा था। 'अपनी हालत उस सर्जन जैसी।' मन में वाक्य उठा था। मृत्यु की छाया में भी शब्दांकन की यह आदत पीछा नहीं छोड़ रही थी। अनुभव हुआ नहीं कि तुरन्त उसके बाद उठते शब्दों के बुलबुले। हर अनुभव को विचारों के रूप में संगठित करने का पागलपन ही मेरे मन पर सवार था। विचार यह जैसे मेरे मन का कैंसर था। लगातार पीड़ा देनेवाला, जीवनरस चूसनेवाला परोपजीवी!

और फिर समझ में आया–अरे! मन यानी और कुछ नहीं; ये सम्बद्ध-असम्बद्ध विचारों की सतत चलनेवाली अव्यवस्था–यही मन है। विचार व

उसके पीछे उठनेवाली प्रतिक्रियाएँ यही मेरा मन है। वह मुझे सतत व्यस्त रखता है, पीड़ा देता है। यह मेरी अशान्ति की जड़ है। मुझे मिलनेवाले प्रत्येक क्षण को यह मन निगल लेता है। यह क्षण सत्य है, इस क्षण का अनुभव सत्य है, परन्तु मैं उसे कहाँ जी रहा हूँ? मैं तो सतत उस क्षण के सम्बन्ध में उठनेवाली शाब्दिक प्रतिक्रियाओं में जी रहा हूँ। जी रहा हूँ? कि जीवन व्यर्थ कर रहा हूँ?

इन विचारों को शान्त करने के अलावा और कोई उपाय नहीं है। ध्यान से ये विचार शान्त होंगे क्या? शान्त होंगे तो आखिर कैसे?

4.2

सच पूछो तो ध्यान बुद्धि का क्षेत्र नहीं है। परन्तु मेरी बुद्धि शान्त बैठती ही नहीं थी। ध्यान को वह अपने तरीके से समझने का प्रयत्न कर रही थी। धीरे-धीरे योगशास्त्र एवं आधुनिक मनोविज्ञान की कुछ बातों में समानता नजर आने लगी। एल्बर्ट एलिस नामक विश्वप्रसिद्ध मनोवैज्ञानिक द्वारा विकसित की गई 'रेशनल इमोटिव थैरेपी' (आर.ई.टी.) नामक उपचार-पद्धति के विषय में पढ़ा। इसके अनुसार, हमारी भावनाओं एवं मूड्स को आकार देने का मुख्य कार्य हमारे मन के विचार ही करते हैं। ये विचार माने अपने से ही बातचीत–अर्थात 'सेल्फ टॉक' होती है। अपना यह सेल्फ टॉक ध्यान से सुना जाए और उसे सही तरीके से बदला जाए तो मन की भावनात्मक प्रतिक्रिया भी बदलने लगती है। बड़ी मजेदार बात है। मन के पेटेंट वाक्य (जैसे–'मेरा भाग्य ही खराब है, मैं कुछ नहीं कर सकता'।) बोल-बोलकर हम स्वयं ही अपनी भावना गढ़ते रहते हैं। ये वाक्य सुनेंगे तो समझने लगेंगे कि भावनाएँ किस प्रकार गढ़ी जाती हैं। वाक्य बदलिए तो भावनाएँ भी बदल जाएँगी।

जैसे-जैसे मैं ध्यान करने का यत्न करता हूँ, वैसे-वैसे एल्बर्ट एलिस के कथन का तथ्य समझ में आने लगा है। स्वयं के जीवन में मैं उसे प्रतिदिन घटित होते हुए देखने लगा। विचारों एवं भावनाओं का घनिष्ठ नाता दिखाई देने लगा।

मेरे मन की गाड़ी कैसे चलती है? बाहर से तो मन नहीं दिखाई देता, परन्तु मेरा व्यवहार, कृति, दिखाई देते हैं। इस कृति के बनाने का काम

सहसा भावनाएँ करती हैं। मैं गुस्से से चिल्लाता हूँ। इस प्रकार चिल्लाने से पहले मेरे मन में क्रोध आ चुका होता है। क्रोध की यह भावना अथवा विकार, या पतंजलि के शब्दों में चित्तवृत्ति, शरीर की संवेदनाओं के रूप में अनुभव की जा सकती है। कनपटियाँ गरम होना, साँस तेजी से चलना, सारे शरीर में कँपकँपी, सिर ठनकना इत्यादि शारीरिक प्रतिक्रियाओं से क्रोध की भावना अनुभव की जा सकती है, पहचानी जा सकती है।

परन्तु क्रोध की भावना कैसे उत्पन्न होती है? एक-एक क्षण पीछे लौटते हुए घटना के मूल तक जाने पर हम पाते हैं कि क्रोध के आवेग के पीछे एक छोटी-सी चिनगारी कारणीभूत होती है। यह चिनगारी होती है मन में कौंधा हुआ एक विचार; अथवा मानसशास्त्र की भाषा में कहें, तो स्वयं से बातचीत अर्थात सेल्फ टॉक। जब कोई व्यक्ति मेरे मन के विरुद्ध आचरण करता है, तब उसके व्यवहार से सीधे मेरा क्रोध सहसा नहीं जाग उठता। उसके व्यवहार से मेरे मन में कोई वाक्य अथवा वाक्यांश उभरता है, किसी स्वगत कथन की तरह–'यह मनुष्य मुझे इतना तुच्छ समझता है?' यह वाक्य चिनगारी का काम करता है। मन में बारूद भरी हुई होती ही है। इस वाक्य से (अथवा कभी-कभी मन में उभरनेवाली एकाध स्मृति अथवा दृश्यप्रतिमा से) यह बारूद सुलग उठती है एवं मेरे क्रोध का विस्फोट चीखने-चिल्लाने के रूप में लोगों को दिखाई देता है। परन्तु इस विस्फोट के होने से पहले इतनी सारी घटनाओं की शृंखला एक क्षण में मेरे मन में घटित हुई होती है।

बाह्य घटना → मन में विचार → भावना/वृत्ति → बाह्य कृति

इस शृंखला के बीच की दो कड़ियाँ–मन के विचार एवं भावना अथवा वृत्ति–इन्हें महत्त्वपूर्ण मानकर, योग एवं मानसशास्त्र में इन्हें बदलने पर, नियन्त्रित करने पर जोर दिया जाता है। यह सब किस प्रकार हो सकता है इसे समझने का मैं प्रयत्न करने लगा।

पतंजलि ने कहा–योग यानी चित्तवृत्तियों का निरोध। मन में जो वृत्तियाँ अथवा भावनात्मक प्रतिक्रियाएँ उभरती हैं, उनसे मुक्ति अर्थात योग। परन्तु यह मुक्ति किस प्रकार प्राप्त की जाए? भावनाओं को दबाकर, उनका दमन करके यह सम्भव नहीं है। ऐसा करने से तो मन में और अधिक तनाव और दबाव का निर्माण होगा और कभी-न-कभी उसका विस्फोट होगा ही। फिर यह

मुक्ति कैसे प्राप्त की जाए?

भावनाओं के उद्वेग का अनुभव हमें शरीर की संवेदनाओं के रूप में होता है। क्रोध, भय, कामभावना–इन सबके साथ शरीर पर तदनुरूप प्रतिक्रियाएँ उभरती हैं। ये प्रतिक्रियाएँ अतिशय प्रामाणिक होती हैं। कभी-कभी मन की भावनाओं के दब जाने के कारण उनके सच्चे स्वरूप को हम पहचान नहीं पाते। क्रोध बुरा माना जाता है। अतः मैं नहीं मानना चाहता कि मुझे क्रोध आया। मन को धोखा दिया जा सकता है, परन्तु शरीर से उठनेवाली संवेदनाएँ बड़ी ईमानदारी से मन का हाल सामने रख देती हैं।

'सेन्सिटिविटी ट्रेनिंग' नामक एक अमेरिकन पद्धति में अपनी असली भावनाओं को पहचानने का प्रशिक्षण दिया जाता है। कुछ वर्ष पूर्व इस प्रशिक्षण के तीन सत्रों में मैंने भाग लिया था। यदि हम अपनी शारीरिक संवेदनाओं एवं मन में उठनेवाले विचारों की ओर बारीकी से ध्यान दें, तो मन की असलियत सामने आ जाती है। मान लीजिए कि एक घटना घटने पर मुझे डर लगता है, किन्तु चूँकि डरना कमजोरी की निशानी माना जाता है, अतः मैं स्वयं भी उसे स्वीकार करना नहीं चाहता। परन्तु पेट में पड़नेवाला गड्ढा और त्वचा पर उभरी पसीने की बूँदें मन की असलियत जाहिर कर ही देती हैं।

मन की भावनाएँ तूफान बन जाती हैं और उनके कारण घातक आवेग और कृति घट जाते हैं, इनसे मुक्ति कैसे मिले?

मैंने दुबारा 'विपश्यना' शिविर में भाग लिया। इस बार वह पहले की अपेक्षा अधिक उपयोगी लगा। कुछ नए अर्थ मिले–

मन = (विचार) + (प्रतिक्रिया)

= (शब्द, वाक्य, प्रतिमा) + (साँस, कँपकँपी, धड़कन आदि संवेदनाएँ)

मन का इस प्रकार विश्लेषण करने से एवं उसे ध्यानपूर्वक देखने से मन को समझ लेना सम्भव हो जाता है। शरीर से उठनेवाली संवेदनाओं को अनुभव करने का, उन्हें देखने का अभ्यास विपश्यना में करवाते हैं। यह एक प्रकार से सेन्सिटिविटी ट्रेनिंग ही हुई। अपने शरीर में उठनेवाली संवेदनाएँ (रोमांच, कँपकँपी, थरथराहट, गर्मी, पसीना) एवं साँस में होनेवाले परिवर्तनों के रूप में हम भावना अथवा चित्तवृत्ति का अनुभव करते हैं। उन्हें दबाना नहीं,

उलटे संवेदनशील होकर उन्हें तुरन्त देखना है। परन्तु उन्हें केवल 'देखना', उनमें उलझना नहीं। उन्हें बढ़ने अथवा स्नोबॉल नहीं होने देना है। उनका मन से जुड़ा हुआ रिश्ता तोड़कर उन्हें सिर्फ देखते रहना है। ऐसा करने से संवेदनाओं के साथ निर्मित होनेवाली भावना के आवेग व उसके परिणाम-स्वरूप होनेवाली क्रिया थमेगी।

भावना अथवा संवेदना का निर्माण होने के क्षणांश पहले मन में 'स्वगत' (Self-talk) उभरता है। यही इस वृत्ति का मूल है। क्षण भर के लिए उठनेवाले इस वाक्य के प्रति हम जाग्रत नहीं होते हैं। तकरीबन अचेतन के स्तर पर ही वह घटित होता है। इसी कारण वाक्य अथवा दृश्य के मन में उठते ही उसकी प्रतिक्रिया कब हो जाती है, यह हम समझ नहीं पाते। ध्यान के अभ्यास में, फिर वह चाहे विपश्यना का 'आनापान' हो या कि योगशास्त्र का 'ध्यान' हो—इसी अर्ध-अचेतन स्तर पर उभरने वाले विचारों को चेतन स्तर पर जागरूकता से पहचानने का प्रशिक्षण होता है। ध्यान का अभ्यास अर्थात अचेतन के प्रति संवेदनक्षम बनकर उसे जाग्रत रूप से पहचानना! वाह!

मन में आए विचार को, सेल्फ टॉक को यदि मैंने दबाया नहीं, उलटे समझते-बूझते हुए उसे तुरन्त पहचान लिया तो, उस वाक्य के कारण उठनेवाली आगे की प्रतिक्रियाएँ रुक जाएँगी। वह वाक्य आएगा और चला जाएगा। मैं तटस्थ ही रहूँगा।

बड़ा मजा है! मन की सेल्फ टॉक और शरीर से उठनेवाली भावनाओं की प्रतिक्रिया (संवेदना)—इन दोनों प्रकार की लहरों में न डूबते हुए एक बार अगर तटस्थतापूर्वक साक्षी भाव से देखना सीख लिया, तो उनकी विनाशकारी तूफानी शक्ति से मुक्ति मिल जाती है।

वे आते रहते हैं। उनका आना नहीं रुकता, परन्तु निष्प्रभ अवश्य हो जाते हैं। क्या यही 'चित्तवृत्ति का निरोध' है? क्या ही स्थितप्रज्ञता है? योगाभ्यास द्वारा यह किस प्रकार सम्भव होगा, यह बात मनोवैज्ञानिक भाषा में समझने लगा तथा धुँधला ही क्यों न हो, स्वयं के विषय में कुछ-कुछ जानने लगा।

यौगिक साधना के मार्ग एवं आधुनिक मनोविज्ञान की पद्धति में विलक्षण साम्य है। इस समानता के लिए किसकी प्रशंसा की जाए? हजारों

वर्ष पूर्व के जिन साधकों ने इस सत्य को जाना, पहचाना एवं साधनापद्धति विकसित की उनकी, या कि उन मनोवैज्ञानिकों की जिन्होंने हजारों वर्षों बाद ही क्यों न हो, मानव-मन के विषय में सत्य को एक बार फिर स्वतन्त्र रूप से पहचाना एवं आधुनिक पद्धति को विकसित किया? अभिनन्दन हम चाहे जिनका करें किन्तु मेरा सौभाग्य कि मुझे ये दोनों परम्पराएँ उपलब्ध थीं। गंगा-यमुना दोनों के संगम में मैं स्नान कर रहा था। गंगा भी मेरी और यमुना भी मेरी ही थी।

4.3

अभी तक पूर्ण प्रकाश दिखाई न देने से बेचैनी बनी हुई थी। मन में विचार आता, 'क्या कुछ दिन हिमालय में जाकर साधना की जाए?' एक बार इस विषय में विमला ताई को लिखे पत्र के उत्तर में ताई ने लिखा, 'बन्धन चित्त में होता है।' बन्धन चित्त में और मैं मुक्ति की कल्पना कर रहा था हिमालय में! मन को और एक बहाना मिल गया—मैं हिमालय नहीं गया, संसार में उलझा हुआ हूँ, इसलिए मुक्ति नहीं मिल रही है। मन के खेल हजार!

मैं मन के इन खेलों को समझने की कोशिश करने लगा। ध्यान में बैठे हुए मेरे मन में क्या घटित होता है? थोड़ी देर शान्ति रहने के बाद, धीरे से एक विचार मन में झाँकता है। उसके पीछे दूसरा आ खड़ा होता है। शुरू-शुरू में तो सावधानी की स्थिति बनी रहती है। ध्यान रहता है कि यह मात्र एक विचार है जो मन के परदे पर आता-जाता रहता है, सिनेमा के दृश्यों की तरह। परन्तु जल्दी ही यह बोध लुप्त हो जाता है और मन के विचारों को मैं वास्तविकता मानने लगता हूँ। उसमें डूबने लगता हूँ। विचारों के आन्दोलनों के साथ मेरा मन चिन्ता, आनन्द, क्रोध आदि प्रतिक्रियाएँ करने लगता है। सच, बाहर मैं जितना जीता हूँ, उससे कहीं अधिक मैं मन में ही जी लेता हूँ। मन के प्रति तटस्थता खंडित हुई कि मन के विचारों को सच मानकर मैं उनके मकड़जाल में फँस जाता हूँ। ठीक वैसे जैसे मन बहलाने के लिए बच्चे खेल शुरू करें, उसमें पूरी तरह डूब जाएँ और उसके कारण झगड़ने भी लगें। विमला ताई ने सच ही कहा था, बन्धन चित्त में ही होता है। उसके

अतिरिक्त बन्धन का स्वतन्त्र अस्तित्व ही नहीं है।

कोई अभिनेता जब स्टेज पर नाटक के संवाद बोलता है, तब 'ये मात्र संवाद हैं, मेरे अपने विचार नहीं', ये अवधान वह आसानी से नहीं भूलता। नाटक में प्रेमभंग होने पर, वह वास्तविक जीवन में आत्महत्या नहीं कर लेता। जीवन के स्टेज पर मैं भी एक 'मैं' की भूमिका ही तो करता हूँ। इस भूमिका में स्वगत सम्वादों की रेलमपेल चलती रहती है। ये स्वगत् सम्वाद अर्थात मन के विचार। एलबर्ट एलिस के अनुसार मन के विचार यानी मेरे द्वारा मुझसे की गई बातें हैं। इसके सिवाय उनका कोई स्वतन्त्र अस्तित्व नहीं होता; और तब भी अपने स्वगत कथनों को सच मानकर कितनी प्रतिक्रियाएँ, कितनी उलझनें और कितना कष्ट! असल भ्रम तो अभिनेता द्वारा स्वयं को सचमुच का पात्र समझने और स्वगत सम्वादों को वस्तुस्थिति मान लेने से पैदा होता है।

ध्यान का अभ्यास मन के सम्वादों को तटस्थता से देखने का अभ्यास है। विचार आ रहे हैं, मन के स्टेज पर क्षण भर चक्कर काटकर लुप्त हो रहे हैं। ये 'मेरे' विचार हैं, मेरी भावनाएँ हैं, ऐसी अपनेपन के बिना, उन्हें तटस्थतापूर्वक देखते रहो। ऐसे स्थितप्रज्ञता से देखने पर स्वयमेव ही प्रतिक्रियाएँ रुकेंगी। मन के परदे को देखना। अतिशय जागरूकता से, सावधानीपूर्वक, तटस्थ रहकर केवल देखते रहना। जे. कृष्णमूर्ति ने इसे 'Choiceless awareness' कहा है।

इससे क्या होगा? ध्यान के समय किया हुआ यह अभ्यास धीरे-धीरे मन को शिक्षित करता जाता है। फिर ध्यान के अभ्यास सिवाय और समय भी, अन्य स्थितियों में भी यह आदत के रूप में घटित होने लगता है। अनजाने ही, ध्यान का अभ्यास जीवन के अन्य क्षणों को प्रभावित करने लगता है। तटस्थता बढ़ी कि चित्तवृत्तियाँ शान्त होने लगती हैं।

योग साधना के ये तरीके बड़े प्रभावशाली मानसिक व्यायाम अथवा अभ्यास हैं। शवासन में मैं क्या करता हूँ? शरीर शिथिल और मन जाग्रत परन्तु तनावरहित बना लेता हूँ। तनावरहित शरीर, तनावरहित मन। यह आदत धीरे-धीरे दिनभर के अन्य क्षणों पर भी अपना असर छोड़ने लगती है, और इस प्रकार, जीवन जाग्रत तथा तनावरहित होने लगता है। चित्त की एकाग्रता के लिए उसे किसी वस्तु, मूर्ति, ध्वनि अथवा साँस पर एकाग्र करना चाहिए, ऐसा कहा गया है। यह ठीक भी है, क्योंकि वस्तु, मूर्ति, ध्वनि या

साँस सत्य हैं। परन्तु उस दरमियान मन में आनेवाले विचार हमें साँस पर से विचलित करते हैं। इन विचारों की ओर देखा जाए, ऐसा क्यों कहा जाता है? सत्य की ओर देखो, परन्तु क्या 'विचार' सत्य है?

अचानक मुझे इस 'विचार' में दो भाग दिखाई दिए। मेरे मन में विचार आना, यह घटना तो सत्य ही है। जैसे साँस का आना-जाना सत्य है, ध्वनि का उठना और लय होना सत्य है, उतना ही विचारों का आना और जाना सत्य है। अतएव विचारों की ओर देखना ये सत्य की ओर देखने का एक और तरीका ही तो हुआ। 'विचार आना' यह घटना सत्य है, परन्तु उस विचार का मर्म, content सत्य ही होगा, यह आवश्यक नहीं है। वह काल्पनिक अथवा विक्षेपित भी हो सकता है। 'मैं माउंट एवरेस्ट पर खड़ा हूँ', ऐसा विचार मन में आया। विचार आया यह तो सत्य है, किन्तु माउंट एवरेस्ट पर खड़ा हूँ, यह असत्य है, घोर काल्पनिक! अतः अपने विचारों के content को मुझे तटस्थापूर्वक देखना चाहिए। इस तटस्थता में ही सच्ची मुक्ति छिपी है।

4.4

इतना सब समझ में आ गया, अब जल्दी ही मुक्ति तक पहुँच जाऊँगा, ऐसा लगा। परन्तु मुक्ति इतनी आसान कहाँ? मन तो किसी ठगिनी से कम नहीं। मुझे एक और भ्रमचक्र का अनुभव बताना चाहिए।

ध्यान के दौरान मेरा 'मैं' शान्त होकर, मन में उठनेवाले विचार धीरे-धीरे कम होते हुए, खत्म ही हो जाएँ और अपार शान्ति का अवतरण हो, इसका मैं प्रयत्न करने लगा। कभी लगता कि कदम आगे बढ़ रहे हैं। मैं उत्साहित हो जाता। परन्तु दो-चार दिनों में फिर वही पहले जैसी स्थिति नजर आती। मन शान्त नहीं हो पाता। विचार चलते रहते। ध्यान के भिन्न-भिन्न तरीके अपना कर देखे। विचारों से मुक्ति नहीं मिल रही थी। धीरे-धीरे एक असन्तोष मन में पनपने लगा। 'कहाँ है वह ध्यान की अवस्था? साक्षात्कार? शान्ति?' मन आक्रन्दन करने लगा। फिर शान्ति कहाँ?

खूब पढ़ा, खोजबीन की, अनेकों से विचार-विमर्श किया। सब अपने अनुभवानुसार बताते। परन्तु मुझे अपने भीतर अनुभव नहीं मिल रहा था। द्वन्द्व

मिटता ही न था। एक नई दौड़ प्रारम्भ हो गई थी। यह शोध करीब डेढ़ वर्ष तक चला। अनेक बार हताश हो गया। क्या ध्यान का मार्ग छोड़ दूँ? मन में विचार आने लगे।

एक दिन अचानक स्विच ऑन हुआ। मैं किसके पीछे भाग रहा हूँ? कौन-सी नई तृष्णा निर्मित कर बैठा हूँ? तृष्णा आध्यात्मिक हो तब भी उसमें से अशान्ति तो पैदा होगी ही। यह तृष्णा आध्यात्मिक है भी या फिर मन का कोई नया भ्रम ही है?

मेरा मन निर्विचार नहीं हो रहा था, क्योंकि ऐसा होना अनैसर्गिक था। मन विचारों के भोजन पर ही पलता है। विचार तो उसके अस्तित्व का माध्यम है। मन यानी सम्बद्ध, असम्बद्ध विचारों की मालिका। फिर भला मन विचारों को कैसे छोड़ सकता है?

मन में उठनेवाले शब्दों, वाक्यों को ही हम विचार कहते हैं। ये वाक्य या शब्द अकेले नहीं आते। वे अपने साथ भाव भी लेकर आते हैं। अपनी स्मृतियों तथा पुराने अनुभवों पर आधारित प्रतिक्रिया अर्थात भाव। फिर यह प्रतिक्रिया कुछ भावों के प्रति अनुकूल तो कुछ के प्रति प्रतिकूल हो सकती है। किसी को पाने की लालसा तो किसी से अनिच्छा होना–इसी को राग-द्वेष (राग = अनुराग) कहा जाता है। कठिनाई विचारों से नहीं है, उनके साथ आनेवाली राग-द्वेष रूपी प्रतिक्रिया से होती है। मुक्ति विचारों से नहीं, अपितु विचारों की प्रतिक्रिया स्वरूप मन में उठनेवाले राग-द्वेष व तृष्णा से मिलनी चाहिए। पतंजलि के 'योगश्चित्तवृत्ति निरोधः' वचन में योग का अर्थ है चित्त की वृत्ति का निरोध, विचारों का निरोध नहीं। विपश्यना की आनपान साधना भी यही सिखाती है। आरईटी भी यही सिखाती है। मन में निर्मित होनेवाले विचारों में, वाक्यों में न उलझते हुए उनकी ओर केवल तटस्थ वृत्ति से देखना है। विचारों और वाक्यों की नदी सतत प्रवाहमान है किन्तु उसमें डुबकियाँ न खाते हुए, तट पर बैठकर शान्ति से उस प्रवाह को देखना है। नदी बहती रहे हमें क्या? किन्तु उसमें डूबने से बचने के लिए यदि हम नदी के प्रवाह को बाँध बनाकर रोकने का प्रयास करेंगे, तो वह प्रकृति के नियमों के विरुद्ध होने की वजह रौद्र रूप धारण कर लेगा। और अन्त में बाँध टूट ही जाएगा। उसकी बजाए यदि हमने उस नदी से बाहर निकलकर, तट पर बैठने की कला साध ली तो प्रश्न

सुलझ जाएगा। विचार व संवेदनाओं को बन्द करना सम्भव नहीं है। वह व्यर्थ की छटपटाहट है। बल्कि वही एक नयी वृत्ति, नया लक्ष्य अथवा आवेग बन जाता है। फिर तो सबकुछ व्यर्थ! हमें तो उनमें न उलझते हुए उनकी ओर देखना भर सीखना है। विपश्यना अर्थात विशेष पश्यना, देखना। बिना उलझे देखने की साधना अथवा अभ्यास माने ध्यान। ध्यान यह एकाग्रता की साधना नहीं, निर्विचार अवस्था की साधना भी नहीं। साक्षात्कार की तो बिलकुल ही नहीं। वह तो निर्विकार रूप से देखने की कला का अभ्यास भर है।

एक दिन यह गाँठ अचानक खुल गई और समझ में आया कि, अरे! मैं किस मृगजल के पीछे दौड़ रहा था और उसके कारण असन्तुष्ट भी हो रहा था? भ्रम से लड़ रहा था। भ्रम से लड़ना भूत से लड़ने के समान है। जो है ही नहीं, उससे लड़कर कैसे जीत पाऊँगा? तो सबसे बढ़िया उपाय है–लड़ाई छोड़ो और उस भ्रम की ओर शान्ति से देखते हुए यह समझ लो कि वह भ्रम है। लड़ाई खत्म, द्वन्द्व भी खत्म!

विमला ताई, विपश्यना सिखानेवाले गोयनका, विनोबा, कृष्णमूर्ति–सभी ने यह कह रखा था। उत्तर पहले से ही उपलब्ध थे। मेरे सुनने और पढ़ने में भी थे। केवल उनके मेरे भीतर पैठने के लिए मेरी तैयारी होना बाकी था। मेरा क्षण आना बाकी था। निराश न होते हुए प्रतीक्षा को ही साधना कहते होंगे। मेरे प्रयत्नों से मेरे प्रश्नों के उत्तर मिले यह कहना धृष्टता होगी। प्रयत्न जारी रहने पर प्रयत्न के कारण थकान आती है, आँखें खुलती हैं, मन में शरणागति आती है, विनम्रता आती है और उसके आते ही उत्तर स्वयं मिलता है।

मेरी वैचारिक स्पष्टता बढ़ती जा रही थी। मुक्ति अथवा ईश्वरदर्शन सम्बन्धी अवास्तविक काल्पनिक अपेक्षाएँ धीरे-धीरे समाप्त होती जा रही थीं। जैसे-जैसे वे कम हो रही थीं वैसे-वैसे मन की बेचैनी भी कम होती गई। मन का संभ्रम और संशय कम हुआ। रास्ता मेरी समझ में आ गया था। उस पर मैं कैसे व कहाँ पहुचूँगा, इसका नक्शा भी स्पष्ट हो गया था। अब बस अभ्यास की जरूरत थी।

4.5

योगाभ्यास के कारण क्या सम्भव हुआ और क्या नहीं, ये दोनों बता देना चाहिए। योगाभ्यास द्वारा रूढ़ अर्थ में परमेश्वरदर्शन हो पाता है या नहीं, यह मुझे नहीं मालूम। परन्तु मनोकायिक स्तर पर अवश्य ही लाभ होता है। शरीर निरोगी, मन उल्लसित व जीवन स्फूर्तिवान हो जाता है, ऐसा मेरा व्यक्तिगत अनुभव है। ऐसा क्योंकर सम्भव है?

बचपन की निर्मलता, किशोरावस्था की उत्कटता और तरुणाई का जोश व आशावादिता–ये अतिशय प्रबल सकारात्मक अनुभव होते हैं। जीवन को स्फूर्तिमय बनाए रखनेवाले। याद है, बचपन में खरगोश या तोता या कुत्ता कितने अपने लगते थे? उनसे हम कितना एकरूप हो सकते थे? तब 'मैं' और 'मेरा' प्रबल नहीं थे, अतः एकरूपता सहज साध्य थी। तरुणाई में तो यह उत्कटता इतनी तीव्र थी कि, मुझे याद है, एक बार साइकिल से कॉलेज जाते हुए पान की दुकान पर बज रहे रेडियो से अचानक लता का एक गीत सुनाई दिया। एक दिव्य स्पर्श कानों के द्वारा सारे शरीर में भर गया और शरीर में झनझनाहट जाग उठी। अकस्मात सारा विश्व मानो एक विलक्षण प्रकाश में नहाने लगा। लता की वह दिव्य आवाज और प्रकाश में नहाए हुए उस विश्व की अनुभूति करता हुआ मैं वहाँ ठगा-सा खड़ा रह गया। ऐसी उत्कटता! सारी दुनिया को बदलकर न्यायपूर्ण व सुखी बनाने का तरुणाई का आशावाद! विश्व की भलाई के लिए अपना जीवन दाँव पर लगाने के लिए उत्सुक! यही तीव्र संवेदनक्षम झंकृत अवस्था जीवन को सींचती थी।

आगे चलकर व्यावहारिकता से भरे जग में कब 'मैं' प्रबल होता गया और मेरे और गैर के रूप में कब संसार बँटता चला गया, इसका मुझे पता ही न चला। धीरे-धीरे संवेदनशीलता और उत्कटता कम होती गई। 'उम्र बढ़ने का परिणाम', 'परिपक्वता' अथवा 'व्यावहारिकता' कहकर मैं उसे स्वीकारता चला गया। परन्तु रस सूखता चला गया।

योगाभ्यास से वह रस पुनः लौट आया। मुझमें फिर जीवन का संचार हुआ। प्राणायाम और योग हमें 'क्षण' में घटित होनेवाले अनुभवों के प्रति सजग व संवेदनशील बनाते हैं। "This is it, nothing happens next!" यह वाक्य मानो योग का मर्म है। अभी का यह वर्तमान क्षण, यह साँस, शरीर की

यह संवेदना, यह जागृति–यही इस क्षण का सत्य है। उस सत्य के प्रति मन को तथा बोध को जाग्रत करने का काम योग करता है। योगाभ्यास अर्थात वर्तमान क्षण में घटने वाले अनुभवों के प्रति संवेदनक्षम होने का अभ्यास। Sensitivity training! इससे इसी देह में, इन्हीं आँखों से, इसी क्षण, प्रत्येक क्षण, सत्य-दर्शन की संवेदनक्षमता मिलती है। (क्या इसी को 'साक्षात्कार', 'दर्शन' आदि कहा जाता है?) जो वास्तव में हो रहा है उसी में आनन्द ढूँढ़ना होता है। इससे जीवन में गायब हो चुकी ताजगी लौट आती है। पारलौकिक, आध्यात्मिक स्पष्टीकरण छोड़ भी दिए जाएँ तब भी, मनोकायिक स्तर पर योग से मन को प्रसन्नता मिलती है। और फिर मन प्रसन्न हो जाए तो और क्या चाहिए?

विनोबाजी ने क्या ही सुन्दर कहा है–"जीवन के सारे दुःख दूर हो जाएँ तो मन प्रसन्न हो जाएगा, यह कोरा भ्रम है। मन प्रसन्न हो जाए तो जीवन के सारे दुःख दूर हो जाएँगे।"

संक्षेप में, ध्यान के कारण शरीर व मन के तानपुरे के तार सुन्दर सुर में लग जाते हैं।

> As the person becomes integrated, so does his world. As he feels good, so does the world looks good.
>
> **–Abraham Maslow**

ध्यान के विविध प्रकार यानी भिन्न-भिन्न ज्ञानेन्द्रियों की संवेदनक्षमता बढ़ाने का अभ्यास है। कहीं दृष्टि (त्राटक), कहीं नाद, कहीं स्पर्श-अनुभूति (विपश्यना), तो कहीं 'मन' इन इन्द्रियों द्वारा होनेवाली क्रियाओं पर ध्यान केन्द्रित किया जाता है। मुझे अनुभव हुआ कि ध्यान के कारण इन सारी इन्द्रियों की संवेदनशीलता बढ़ती है और इन्द्रियों के द्वारा होनेवाले प्रत्येक अनुभव को इन्टेन्सिटी प्राप्त होती है। फूल वही, किन्तु रंग ज्यादा चमकदार दीखने लगते हैं। किसी दृश्य पर नजर टिक जाती है। ध्वनि वही, किन्तु उसकी अनुभूति अधिक गहराई से होती है।

लेकिन यह तो हुई केवल इन्द्रियजन्य अनुभवों की तीव्रता की बात। पश्चिम के भोगवादियों ने अधिक इन्द्रियसुख पाने के लिए, सेन्सुऑलिटी

(विषयसुख) ट्रेनिंग के लिए भी इस युक्ति का उपयोग किया है। यह कोई ध्यान का मूल हेतु, मर्म नहीं हो सकता।

विमला ताई ने बारम्बार सावधान किया है कि 'ध्यान-साधना' कहकर जो सिखाया जाता है वह बहुधा एकाग्रता की साधना है। वह उपयोगी है किन्तु वह ध्यान नहीं है। विनोबाजी तो यहाँ तक कहते हैं कि 'ध्यान प्रक्रिया आध्यात्मिक ही है ऐसा मैं नहीं कहूँगा, क्योंकि उसका उपयोग इहलोक की अथवा सिद्धि की प्राप्ति के लिए भी हो सकता है। अतएव जब तक उसमें ईश्वरीय भावना नहीं जुड़ जाती तब तक ध्यान आध्यात्मिक नहीं होता।'

इस दौरान हुए एक और अनुभव के विषय में विस्तार से बताते हुए मुझे संकोच होता है। परन्तु जैसा कि कार्ल रॉजर कहते हैं--"जिन बातों को हम अत्यन्त व्यक्तिगत, केवल अपने साथ ही घटित होनेवाली मानते हैं, वस्तुतः वे ही सबके साथ घटित होती हैं और इसलिए सबसे व्यापक होती है।" लैंगिक विचार व भावनाएँ इसी कोटि की होने से, यह प्रश्न सार्वजनिक मानकर, मैं इसका उल्लेख करूँगा।

मैं पुरुष हूँ। इस कारण पुरुष के रूप में होनेवाले सामाजिक संस्कारों के अलावा मुझमें जैविक स्तर का पुरुष भी है। बचपन में, किशोरावस्था में, तरुणाई में वह पुरुष लैंगिक भावनाओं के रूप में अन्दर उमड़ता रहता था। मैं विवाहित हूँ, इसलिए विवाहित पुरुष के सुख-दुखों का मैंने अनुभव किया है। कामभावना और कामवासनाओं के आवेगों में से मैं गुजरा हूँ। गांधी-विनोबा के आश्रम में बड़ा होने पर भी ब्रह्मचर्य को मैंने ध्येय कभी नहीं माना—न तो उसकी कभी आकांक्षा मन में पाली और न ही कभी उसके लिए प्रयत्न किया। उलटे मेडिकल की शिक्षा एवं पाश्चात्य विचारों के प्रभाव के कारण मैं लैंगिक जीवन को एक आवश्यक, नैसर्गिक बात मानते हुए उसके प्रबल आवेगों एवं उससे होनेवाले सुखों-दुःखों को खुशी-खुशी भोगता रहा।

हृदयरोग के बाद किए गए जीवन-प्रयोगों के दौरान अनजाने ही, वैसा कोई उद्देश्य न रखते हुए भी, मेरी लैंगिक भावनाएँ तथा वासनाएँ धीरे-धीरे

कम होने लगीं। मेरे अन्दर का पुरुष नाम का प्राणी थोड़ा शान्त होने लगा। जीवन की विभिन्न घटनाओं और अनुभवों के इर्द-गिर्द लैंगिकता का स्फुरण हुआ करता था। उसे मैं नापसन्द भी नहीं करता था। परन्तु अचानक वह चार्ज कम होने लगा। यह अच्छा हुआ या बुरा, यह मैं नहीं जानता। वह मेरी इच्छा से हुआ भी नहीं था। परन्तु उसकी वजह से जो वस्तुस्थिति लैंगिकता के रंगीन चश्मे में से दिखाई देती वह जैसी थी वैसी दिखाई देने लगी। रिश्तों के तीव्र आवेगों में कमी हो गई।

यह अच्छा हुआ या बुरा यह जैसे मुझे मालूम नहीं, वैसे ही यह क्यों हुआ यह भी मैं निश्चित रूप से नहीं जानता। क्या यह 45 वर्ष की बढ़ती हुई आयु का परिणाम था? अथवा डाइबिटीज का या बीटा ब्लॉकर औषधियों का? या कि आहार परिवर्तन का नतीजा? या फिर योग-ध्यान का परिणाम? ब्रह्मचर्य-पालन में जो बातें सहायक होती हैं—सात्विक आहार, व्यायाम, ध्यान, आध्यात्मिक वाचन—वे सब मैं हृदयरोग को टालने के लिए कर रहा था। परन्तु परिणाम कामवासना की कमी के रूप में दिखाई दे रहा था। दोनों का अवश्य ही नजदीकी रिश्ता होगा।

इस विषय पर गांधीजी द्वारा 'मंगल प्रभात' में लिखे हुए विचारों को फिर नए सिरे से पढ़ने और समझने की जरूरत महसूस होने लगी। "ब्रह्मचर्य का मूल अर्थ सबको ध्यान में रखना चाहिए। ब्रह्मचर्य अर्थात ब्रह्म के, सत्य के शोध की चर्या अर्थात आचरण। इस मूल अर्थ में से सर्वेन्द्रिय संयम का विशेष अर्थ निकलता है, 'केवल जनेन्द्रियों का संयम' ऐसा अपूर्ण अर्थ तो हमें भूल ही जाना चाहिए।"

4.6

योग और ध्यान द्वारा मुझमें क्या घटित नहीं हुआ, यह भी मुझे बताना चाहिए। मन पूर्ण रूप से निर्विकार, निश्चल तो नहीं हुआ। समाधि की अवस्था का अनुभव भी अभी तक हुआ नहीं है।

यौगिक साधना व ध्यान से मुझे आरोग्य और प्रसन्नता अवश्य मिली। परन्तु मन के विकार कम हो गए, ऐसा नहीं लगता। 'सोऽहं' समझ में आ गया, परन्तु वह भावना और वृत्ति में आना शेष है। इस 'मैं' नाम के पिंजरे को

जितना देखने लगा हूँ वह उतना ही अभेद्य लगने लगा है। 'मैं' दुनिया से भिन्न हूँ, मेरी अलग पहचान है, यह एक भ्रम है इसका ज्ञान बुद्धि को हुआ। परन्तु उतने मात्र से 'मैं' और 'मेरा' का पिंजरा टूट नहीं पाया है।

क्या जबर्दस्त मजबूत पिंजरा है यह! औरों से हमें कितना दूर करता है, तोड़ता है? बचपन में जब किसी ने मुझे 'अभय' नाम दिया, बार-बार उस नाम से मुझे बुलाया, विविध प्रकार से लोगों ने इस 'अभय' का वर्णन और मूल्यांकन किया तब-तब इस पिंजरे की सलाखें एक-एक कर ठुकती गईं। और हर सलाख का ठुकना मुझे दूसरों से, विश्व से दूर करता गया। अनजाने में बने इस पिंजरे को तोड़ना अब असम्भव-सा लग रहा था। किसी भी घटना या व्यक्ति को हम इस 'मैं' के सन्दर्भ में ही देखते हें, तौलते हैं। हम कुछ समझ पाएँ उससे पहले ही यह क्रिया घट चुकी होती है। हमारी प्रतिक्रिया हो जाती है। फिर बुद्धि पश्चात्ताप करती है; परन्तु तत्काल प्रतिक्रिया तो 'मैं' व 'मेरे' को सर्वोच्च प्रधानता देकर ही होती है। मन का पंछी 'मैं' और 'मेरे' की दीवारों से घिरा कैसे चक्कर काटता है, बार-बार इन दीवारों पर टकराकर गिरता है यह सब दीखता है। फिर भी वह 'मैं' भाव नष्ट नहीं होता। क्या किया जाए? यह अहंभाव, ममभाव विसर्जित हो, 'सोऽहं' भाव आए, यही मेरी मुक्ति होगी। किन्तु वह कब और कैसे आएगी?

ईशावास्योपनिषद कहता है–"जिसकी दृष्टि में आत्मा ही सर्वभूत हो गया, ऐसे निरन्तर एकत्व में स्थित, विज्ञानी व्यक्ति को, कैसा मोह और कैसा शोक?" परन्तु ऐसी विश्व-व्यापकता की भावना, ऐसी मुक्ति सदासर्वदा अनुभव में नहीं आती। व्यापकता का ज्ञान तो हो गया, किन्तु उसकी भावना व वृत्ति कैसे आए?

कहूँ या न कहूँ? कहीं इस क्षेत्र के लोगों को बुरा न लग जाए। योग का पालन या प्रचार करनेवाले अनेक लोग भी मानवीय विकारों से ग्रसित दिखाई दिए। अहंकार, ईर्ष्या, राग-लोभ या क्रोध में अभी भी उलझे हुए। यह योगमार्ग की अपूर्णता है, यह कहना दुस्साहस होगा। हो सकता है यह उनकी व्यक्तिगत कमजोरी अथवा अपूर्णता हो। लेकिन मुझे दूसरों के मूल्यांकन में रुचि नहीं थी। मुझे तो अपना ही बर्तन साफ करना था। वही नहीं हो पा रहा था। जोर-जोर से रगड़ने पर भी दाग छूटते न थे, चित्त निर्मल नहीं हो रहा था।

मुझे ऐसा लगने लगा कि ज्ञान व ध्यान द्वारा मिलनेवाला पाथेय आवश्यक एवं महत्त्वपूर्ण होने पर भी चित्तशुद्धि के लिए, मन के निर्मल, उदार व विनयशील होने के लिए प्रेम व भक्ति की भावना चाहिए। सर्व-व्यापकता की भावना लाने के लिए उपाय भी भावना का ही चुनना पड़ेगा। प्रेम मनुष्य को व्यक्तिगत स्वार्थ के पिंजरे से निकालकर दूसरों से जोड़ता है; और भक्ति ईश्वर एवं विश्व से! अन्ततः ज्ञान एवं ध्यान का भक्ति के सतत प्रवाह में रूपान्तरण आवश्यक है। तभी सन्त तुकाराम द्वारा वर्णित अनुभव "अणुरेणु से छोटा, तुका आकाश इतना बड़ा" हो सकेगा।

4.7

मेरी बुद्धि को उत्तर मिल चुका था; किन्तु मन में अभी भी समाधान नहीं था। यह बेचैनी क्यों? किस चीज की कमी है? मेरी अन्तरात्मा अभी भी खोज कर रही थी।

एरिक फ्रॉम नामक विश्वविख्यात मनोवैज्ञानिक द्वारा लिखित दो पुस्तकें 'मैन फॉर हिम सेल्फ' तथा 'आर्ट ऑफ लविंग' एक तरह से आध्यात्मिक पुस्तकें ही हैं। फ्रॉम कहते हैं कि वनस्पति व अन्य प्राणियों की तरह मनुष्य भी जब तक सृष्टि का एक अबोध भाग था तब तक उसे दिक्कत नहीं थी। किन्तु अपने विकास के दौरान जिस क्षण उसे यह बोध हुआ कि वह निसर्ग से भिन्न है, उस क्षण वह अन्य सजीव सृष्टि से खूब ऊँचा हो गया; और उसी क्षण वह बोध के स्तर पर सृष्टि से अलग हो गया। सृष्टि माता के गर्भ से इस प्रकार मानसिक रूप से बाहर आने के बाद अब उसे अकेलापन, भिन्नता और टूटन की वेदना सताती है। लेकिन वापिस माँ के गर्भ में लौटकर पहले की अबोध अवस्था वह फिर से प्राप्त नहीं कर सकता। लौटने का मार्ग नहीं है, वह सिर्फ आगे जा सकता है।। फ्रॉम का कहना है कि इस टूटन का, एलियनेशन (alienation) का हल खोजना यही अब मनुष्य का सर्वोच्च आध्यात्मिक प्रश्न है।

फ्रॉम आगे कहता है कि 'प्रेम' इस टूटन को जोड़ सकता है। अकेलापन अनुभव करनेवाला मानव प्रेम के द्वारा दूसरों से जुड़ता है व उसका मूल प्रश्न हल हो जाता है। अतएव प्रेम मनुष्य की मूलभूत

आवश्यकता है, भूख है। मानव का मानव से प्रेम, मानव का अन्य प्राणियों से प्रेम, मानव व सृष्टि के बीच का प्रेम यही उसके एलियनेशन को दूर करने का उपाय है।

ग्रीक पुराणों में मिडास की कथा है। मिडास की खूब धनवान बनने की इच्छा थी। उसने देवता से वर माँगा—मैं जिस वस्तु को छू दूँ वह सोना हो जाए। देवता ने उसे सावधान किया कि वह ऐसा वर न माँगे। परन्तु मिडास ने हठ पकड़ ली। अन्ततः देवता ने "तथास्तु" कह दिया। अब तो मिडास की खुशी का ठिकाना न था। वह महल में आया। उसने ताँबे की कटोरी को छुआ—वह सोने की हो गई। थाली को छुआ, थाली सोने की हो गई। पलंग को हाथ लगाया—पलंग सोने का हो गया। चारों ओर सोना-ही-सोना। उसने सोने का ढेर लगा लिया। उसकी प्रसन्नता का पारावार न था।

राजा को भूख लगी। सेवक सुस्वाद भोजन से भरी थाली ले आया। जैसे ही मिडास ने भोजन का कौर हाथ में लिया वह सोने का हो गया। पानी को स्पर्श किया तो पानी सोने का हो गया। अब सोने के ढेर के सामने बैठा था राजा मिडास, किन्तु भूखा और प्यासा।

इतने में राजा की दुलारी छोटी बिटिया "पिताजी" कहती हुई हाथ फैलाए दौड़ती हुई आई, और राजा से लिपट गई। जैसे ही राजा ने उसे गोद में बिठाया वह सोने के पुतले में तब्दील हो गई। मिडास फूट-फूटकर रोने लगा।

आधुनिक मानव की स्थिति मिडास जैसी है। विज्ञान के पारस स्पर्श से वह चाहे जहाँ समृद्धि का निर्माण कर सकता है। परन्तु उसकी अपनी बेटी, भावना, उससे दूर हो गई है। नाते-रिश्ते टूट रहे हैं। अतः वह भावनात्मक रूप से भूखा-प्यासा ही है। यश, प्रगति अथवा समृद्धि के मृगजल के पीछे दौड़ते हुए भी प्यास बुझती नहीं। क्योंकि प्यास प्रेम की है, सम्बन्धों के अनुभव की है।

जैसे लौहचुम्बक का टूटा हुआ उत्तर-ध्रुव अपने दक्षिण-ध्रुव की खोज कर रहा हो, वैसे ही मनुष्य भिन्न-भिन्न स्तरों पर अपना खोया हुआ जोड़ खोजता है। स्त्री-पुरुष का प्रेम या मित्र-से-मित्र का प्रेम इसी शून्यता को भरने का प्रयत्न है। इस दृष्टिकोण से देखा जाए तो सम्पूर्ण आध्यात्मिक साधना भी इसी की खोज है। जीवात्मा को परमात्मा की आस है। भक्त को भगवान की आस

है। योग यह शब्द ही मूलतः 'युज' संस्कृत धातु से निर्मित हुआ है। युज अर्थात जुड़ना। योग व ध्यान भी मनुष्य को एकरूपता की अनुभूति करवाकर टूटने से बचाते हैं।

ध्यान के दौरान शान्ति व आनन्द का अनुभव क्यों होता है? तनावरहित अवस्था में विकारों के बादल और विक्षेप शान्त हो जाते हैं। हमें कुछ भी नहीं करना होता। ऐसे समय केवल अपने एवं विश्व के अस्तित्व का निर्विकल्प भान बचा रहता है। इस अवस्था में 'मैं' विश्व से जुड़ा होता है। यह आवेगरहित प्रेम का आलिंगन होता है। तनाव काफूर हो जाता है। अकेलापन मिट जाता है। केवल एकरूप होने का अनुभव। कितनी शान्ति व प्रसन्नता देनेवाला!

'मृत्यु का भय लगना और जीवन से प्यार यानी क्या?' आज मैं विचार करने लगा। मरते हुए हमें क्या खो देने का भय होने लगता है? यह शरीर? यानी शरीर के भिन्न-भिन्न अंग? मैंने उन्हें निहारा। मैंने अपने हाथ देखे। क्या यह हाथ 'मैं' हूँ? मान लो कि कल बिना किसी वेदना के यह हाथ टूट गया और जला दिया तो? मन की आँखों के सामने मैं अपना एक-एक अवयव तोड़कर जलाता गया। आश्चर्य, इस अघोरी कल्पना से मुझे कोई दुःख नहीं हुआ। मेरा हाथ जल रहा था, किन्तु मैं तटस्थतापूर्वक, जैसे कोई लकड़ी जल रही हो, ऐसे देख रहा था। जीवन के प्रति प्रेम यानी इन अवयवों से बने शरीर के प्रति प्रेम नहीं है। जीने के लिए शरीर आवश्यक है। परन्तु शरीर यानी जीवन नहीं है।

क्या मेरे स्वामित्व की वस्तुओं पर प्रेम यानी जीवन से प्रेम? परन्तु कल ये वस्तुएँ मेरे पास नहीं थीं, तब भी जीवन उतना ही प्यारा लगता था। कल को ये वस्तुएँ नहीं रहेंगी, तब भी जीवन से इतना ही मोह रहेगा। तब फिर जीवन की चाह अर्थात किसकी चाह?

अचानक मेरी समझ में आया—जीवन के अनुभव की चाह है। गीतों की कैसेट नहीं, उन गीतों को सुनने का अनुभव आनन्द देता है। कैसेट का होना यह सिर्फ गीत सुनने का आनन्द मैं जब चाहूँ ले सकता हूँ, इसका आश्वासन मात्र है। यह भूलकर मैं कैसेटों की, वस्तुओं की, शरीर की आसक्ति में फँस

जाता हूँ। थोड़ा-सा विचार करें तो भ्रम दूर हो जाता है। वास्तव में हमारी चाह जीवन के अनुभवों की है।

परन्तु यह जीवन का अनुभव भी क्या है? अनुभव के उन क्षणों में निश्चित रूप से क्या घटित होता है, जो मुझे इतना बाँधता है, प्यारा लगता है?

अनुभव में ज्ञानेन्द्रियों को नेत्रसुख, कर्णसुख की संवेदनाएँ होती हैं। परन्तु वे भी सुखद क्यों लगती हैं भला? जब पसन्द के लोग मिलते हैं तो उनका साथ क्यों भला लगता है? अरे! जीवन-जीवन यानी क्रमशः घटित होनेवाले सम्बन्धों के अनुभवों की माला है। व्यक्ति से, वस्तु से, ध्वनि से, स्मृति से, कल्पना से मेरे सम्बन्ध बनते हैं। वह अनुभव मुझे प्रिय लगता है। जीवन अर्थात सम्बन्धों का अनुभव। हमें चाह है, वह शरीर की नहीं, वस्तु की नहीं, बल्कि इनके द्वारा मिलनेवाले सम्बन्धों के अनुभव की है।

अब अर्थ खुलकर सामने आने लगा। यह सम्बन्ध अथवा प्रेम मनुष्य को अकेलेपन की कैद से कुछ समय के लिए मुक्त करता है। इसीलिए हम उसकी चाह करते हैं; या कहें कि वह हमारे लिए आवश्यक होता है। सम्बन्ध, अनुबन्ध, प्रेम न हो तो मनुष्य का जीवन रसहीन चोकर के समान हो जाता है एवं उस तनाव से ही वह मर जाता है। प्रेम की शक्ति को वरदान ही कहना चाहिए। अन्य कोई हम से प्रेम करे यह हमारे वश में नहीं है, परन्तु हम प्रेम करें यह हमारे हाथ में है। तो जीने की चाबी हमारे ही हाथों में है!

कुछ लोगों को यह प्रेम करने की शक्ति नैसर्गिक ही प्राप्त होती है। वे सहज ही औरों से भावनात्मक सम्बन्ध जोड़ सकते हैं। उनकी समस्या तो तत्काल हल हो जाती है। परन्तु ज्यादातर लोग इस शक्ति को गँवा बैठे होते हैं। 'मैं' 'मुझे' 'मेरा' इस त्रिसूत्री जप में, मैं औरों से बिलकुल अलग-थलग पड़ जाता हूँ। 'मैं' को भूलकर या पार कर 'अन्य' के साथ एकरूप होने की, प्रेम की शक्ति जिनमें नहीं है उनका उद्धार कैसे हो?

यह प्रश्न मेरे लिए सिर्फ तात्विक नहीं था। यह मेरी अपनी समस्या थी। वर्षों मुझे पीड़ा देनेवाली। मेरा उद्धार कैसे?

भारतीय अध्यात्म विकसित करनेवाले मेरे जैसे ही श्रापित होंगे। उसी वेदना में से उन्होंने विश्व के साथ एकरूपता का रास्ता खोजा होगा। 'मैं' नाम

के पिंजरे से स्वतन्त्र होने का एक मार्ग है अध्यात्म, दूसरा मार्ग है प्रेम। आध्यात्मिक बोध बौद्धिक स्तर पर ज्ञान-मार्ग से, अनुभूति के स्तर पर ध्यान-मार्ग से एवं भावनात्मक स्तर पर भक्ति-मार्ग से मिलता है। जिसकी जैसी शक्ति, जैसी प्रकृति हो, वैसी चाबी मुक्ति के लिए वह उपयोग करे और 'मैं' के पिंजरे से स्वतन्त्रता पा ले।

4.8

मेरा आध्यात्मिक बोध सदैव जाग्रत नहीं रहता और 'मैं' भाव, असमाधान व दुःख शुरू हो जाता है। बारम्बार दीवार पर चढ़ने का प्रयत्न करते हुए गिर जानेवाली मकड़ी की तरह मैं बारम्बार इन आन्दोलनों से गुजरता हूँ। बोध को कैसे बनाए रखा जाए? ईश्वरीय साक्षात्कार हो जाने से जो मुक्त हो गए, उनकी बात और है। परन्तु क्या मैं हमेशा इसी प्रकार उठता-गिरता रहूँगा?

यह प्रश्न मुझे कई बार अस्वस्थ कर देता है। इसका एक उत्तर आशावाद हो सकता है। 'कभी-न-कभी तो तुम हमेशा के लिए वहाँ पहुँच जाओगे' यह आशा। दूसरा उत्तर जो मुझे मिला, वह यह है कि ऐसा कोई गन्तव्य या मंजिल होती ही नहीं। यह यात्रा, यह चढ़ना-गिरना, यही प्रत्येक क्षण पहुँचना है। इससे भिन्न कुछ घटता नहीं, घटेगा नहीं। अतः मेरे आसपास और मुझमें जो इस क्षण घटित हो रहा है, वही साक्षात्कार है।

एकरूपता की भावना को कायम रखने का एक और रास्ता है। भक्तिमार्ग। ज्ञानी व योगी विश्व के साथ एकरूपता की जो स्थिति ज्ञान व योग से प्राप्त करते हैं, वही भाव-समाधि भक्ति से भी प्राप्त की जा सकती है। भक्तिभाव अर्थात भोलापन, अन्धश्रद्धा अथवा कर्मकांड नहीं, अपितु सतत्, सर्वत्र परमेश्वर को देखने की, अनुभव करने की शक्ति, उसी भावना से सबसे व्यवहार करने की शक्ति। यह मुझसे नहीं सध रहा है। बुद्धि व अहंकार आड़े आ रहे हैं। अहंकार का पूर्ण विसर्जन अभी मुझसे नहीं बन पड़ रहा है। सन्त तुकाराम के अभंग पढ़ते हुए, उनकी भक्तिभावना की ऊँचाई जानकर, अनेक बार मैं फूट-फूटकर रो चुका हूँ। हिमालय के शिखर का अचानक दर्शन हो जाए, उसकी ऊँचाई, उसका वैभव देखकर अपनी क्षुद्रता

ज्ञात होने पर विनम्रता आ जाए, वैसा कुछ तुकाराम के अभंग पढ़ते समय मुझे अनुभव होता है।

हाँ, मुझे एक दिलासा अवश्य है। ज्ञान व ध्यान से यदि मुझे मुक्तावस्था नहीं मिली तो भक्तिभावना का अन्तिम आसरा तो है ही। जो बुद्धि एवं प्रयत्न से नहीं सध पाएगा वह शायद समर्पण से सध पाए। परन्तु भीतर से समर्पण की वैसी तीव्रता पाने के लिए अभी अहंकार की काफी गन्दगी धोनी पड़ेगी।

'साबुन ले ले, पानी ले ले, मल मल काया धोई
अन्तरघट को दाग न छूट्यो कैसे निर्मल होई?'

—कबीर

आज पढ़ने में आए कबीर के एक भजन ने मेरा मन मोह लिया। क्या ये मेरी समस्या का उत्तर है? कबीर कहते हैं—

साधो, सहज समाधि भली

आँख न मूँदौ कान न रूँधौं,
तनिक कष्ट नहीं धारौं।
खुले नैन पहचानौं हँसि-हँसि
सुन्दर रूप निहारौं ॥

जहँ-जहँ डोलौं सो परिकरमा,
जो कुछ करौं सो सेवा।
जब सोवौं तब करौं दंडवत,
पूजौं और न देवा ॥

कहौं सो नाम, सुनो सौं सुमिरन
खावँ पियौं सो पूजा।
गिरह उजाड़ एकसम लेखौं
भाव मिटावौं दूजा ॥

सबद निरन्तर से मन लागा
मलिन वासना त्यागी।
ऊठत बैठत कबहुँ न छूटै
ऐसी तारी लगी॥

जीवन का प्रत्येक क्षण ही पूजा हो। आँखें, कान आदि बन्द करके एकान्त में बैठने की खटपट की आवश्यकता ही न रहे, ऐसी अवस्था में मैं कैसे पहुँचूँगा? विश्व में, जीवन में सतत ईश्वरदर्शन होने की भावना कैसे निर्मित होगी? केनोपनिषद में कहा हुआ पढ़ा—प्रत्येक बोध में से ईश्वर विदित होना चाहिए; उसका ज्ञान, उसकी अनुभूति होनी चाहिए। इस इहलोक में, इसी देह से, इन्हीं आँखों से ईश्वर को अनुभव कर पाएँ तो ही कोई बात है!

मेरी खोज अभी जारी है। कभी-कभी छटपटाहट होती है—आज का दिन भी गया; आज भी उस स्थिति का अनुभव नहीं हुआ। तो कभी शान्ति महसूस होती है। दिन भर तो नहीं, किन्तु कुछ क्षणों तक वैसा भाव अनुभूत होता है। आश्वासन-सा मिलता है।

'देवाचिये द्वारी उभा क्षणभरी
तेणे मुक्ति चारी साधियेल्या'

—तुकाराम

(ईश्वर के द्वार पर जो क्षणभर भी खड़ा रह पाया, उसे चारों मुक्ति सधेंगी)

4.9

ध्यान-मार्ग से ईश्वर-दर्शन के लिए प्रयत्न करते हुए अपने ही मन की अनिवार्य अनियन्त्रित हलचल देखकर और उसे शान्त करने का प्रयत्न करते-करते आज मैं थक गया। 'यह सब अपने बस की बात नहीं' ऐसा लगा। 'योग व ध्यान से शरीर निरोगी रहता है, मन प्रसन्न व सहज होता है, तनावरहित होता है, जीवन सुन्दर लगने लगता है, बोझ हट जाता है—यही काफी बड़ी उपलब्धि है। परन्तु ईश्वर-दर्शन वगैरह तो इससे कुछ होता

नहीं, कम-से-कम मुझे तो नहीं हुआ। यह रास्ता छोड़कर दूसरा अपना लिया जाए। भक्तिमार्ग से ही कुछ घटित होगा।'–एक दिन थक कर मैंने सोचा।

आठ-दस दिन ये विचार घुमड़ते रहे। फिर भी मैं ध्यान का अभ्यास तो करता ही रहा। एक दिन अचानक ध्यान का एक नया अर्थ समझ में आया। ध्यान की विविध पद्धतियों से अपनी विविध ज्ञानेन्द्रियाँ संवेदनक्षम होती हैं एवं उनसे सम्बन्धित संवेदनाएँ शुद्ध होती हैं। दृष्टि-ध्यान करने से दृष्टि साफ होती है। त्वचा की संवेदना पर लक्ष्य केन्द्रित करनेवाला ध्यान (विपश्यना) करने से स्पर्श संवेदना तीव्र व स्वच्छ होती है। तीव्र होती है यह तो ठीक है, किन्तु, स्वच्छ कैसे होती है?

इन संवेदनाओं को हम अन्ततः अपने मन द्वारा ही जान पाते हैं। मन यदि विचलित, विकारग्रस्त होगा तो संवेदनाओं द्वारा दिया गया सन्देश वह भली-भाँति ग्रहण नहीं कर सकेगा। अपने विकारों अथवा अपेक्षाओं से मन संवेदनाओं को कलुषित करेगा। ध्यान से मन तटस्थ तथा वस्तुनिष्ठ होता है। इसके परिणामस्वरूप मनोविकारों द्वारा संवेदनाओं का कलुषित होना रुकेगा।

मेरे आसपास का विश्व सत्य है एवं इसे जानने के लिए मेरे पास ज्ञानेन्द्रियाँ और मन यही दो साधन हैं। अतएव विनोबाजी ने इन ज्ञानेन्द्रियों को 'शरीर के प्रकाशद्वार' कहा है। ये साधन संवेदनाक्षम एवं स्वच्छ करने का अर्थ है, सत्य जैसा है वैसा जानने की क्षमता विकसित करना। ध्यान व योग द्वारा यह सत्यदर्शन बेहतर हो सकता है। अरे, लेकिन 'सत्य यानी कि ईश्वर' यह तो मैं पहले ही स्वीकार कर चुका हूँ! तब तो ध्यान द्वारा विश्व-दर्शन = सत्य-दर्शन = ईश्वर-दर्शन!

फिर एक बार दृष्टि स्पष्ट व स्वच्छ होने का चक्र पूर्ण हुआ एवं सबकुछ साफ-सा दिखाई देने लगा। ध्यान कैसे ईश्वर के नजदीक ले जाता है, यह समझ में आ गया। अलग से कोई ईश्वर दिखाई नहीं देगा। अभी वर्तमान क्षणों में हमारे आसपास ही जो विश्व है, उसी में ईश्वर के दर्शन करने की शक्ति और दृष्टि हमें ध्यान से प्राप्त होगी।

ईश्वर इस सृष्टि के पार कहीं और नहीं है। इस विश्व में सर्वत्र समाया हुआ है। वह कहीं बाहर से आकर हमें दर्शन नहीं देगा। मेरी दृष्टि में स्वच्छता, तीव्रता व निर्मलता आने पर वह जहाँ है, जैसा है, वैसा ही दिखाई पड़ने लगेगा। नजरों में ही ईश्वर को स्थापित करना होगा। यही योग है और यही भक्ति है।

"जेथे जेथे जाई मन, फिरवावा नारायण"

—तुकाराम

(जहाँ-जहाँ मन जाएगा, वहाँ-वहाँ नारायण को ले जाओ।)

आज सबेरे अचानक विचार आया—अरे, ईशावास्योपनिषद में जो कहा है, 'पूर्णमिदम्' यानी 'वह निर्गुण, अमूर्त ईश तत्त्व पूर्ण है' यह मुझे सहज स्वीकार्य है। परन्तु 'पूर्णमदः' यानी 'यह सर्वत्र दिखाई देनेवाला, सगुण, साकार विश्व भी पूर्ण है, उतना ही ईश्वर है,' यह मात्र पचता नहीं, अनुभूत नहीं होता। इस सगुण के विविध रूपों के प्रति हम प्रतिक्रिया करते हैं—राग-द्वेष, पसन्द-नापसन्द वगैरह। निराकार तत्त्व हमें ईश्वर के रूप में देखना सुविधाजनक लगता है। उसका कोई गुण व आकार न होने की वजह से उसके प्रति हमारी प्रतिक्रिया नहीं होती। वह निराकार, निर्विकार होने से उसके प्रति हम निर्विकार रह सकते हैं। परन्तु सगुण, साकार के प्रति हमारे विकार प्रतिक्रिया के रूप में उभरते ही हैं।

यह कुछ ठीक नहीं! सगुण भक्ति वाले कहते हैं कि निर्गुण उपासना कठिन है, अतः सगुण रूप चाहिए; और मुझे तो उलटा ही अनुभव होता है। इस सगुण में ईश्वर कब दिखाई देगा? कब अनुभव आएगा? 'ईशावास्यं इदं सर्वम्', सर्वत्र ईश्वर भरा हुआ है, यह सतत अनुभव कब होगा?

अध्यात्म मार्ग का यह छलावा हमेशा बना रहता है। यह आशा, यह हूक, 'वह दर्शन कब होगा' यह लुकाछिपी करता प्रश्न! सच पूछो तो वह दर्शन, इसी क्षण मेरे चारों ओर अभी है। बस, मुझे दिखाई नहीं देता। अनुभूत नहीं होता। मुझे वह दृष्टि कब मिलेगी? बीच का परदा कब उठेगा?

मूर्तिपूजा के लिए मेरे मन में कभी आकर्षण नहीं रहा। मैंने स्वयं शायद ही कभी मूर्ति की पूजा की हो। रानी अवश्य पक्की मूर्तिपूजक है। मैं उसका विरोध भले ही नहीं करता, परन्तु थोड़ा-सा मजाक जरूर उड़ाता था। मूर्तिपूजा के नाम पर होनेवाले कर्मकाण्डों से तो मुझे बेहद चिढ़ है। एक मूर्ति में परमेश्वर की कल्पना के बजाय विश्वव्यापी अदृश्य तत्त्व की कल्पना मुझे अधिक अच्छी लगती है। मेरी उपासना—यदि उसे उपासना कहा जाए तो—निर्गुण थी।

यह मेरे नैसर्गिक स्वभाव का भी भाग था। सगुण साकार मुझे उतना आकर्षित नहीं करता था। उसके बजाय मनुष्य का नैसर्गिक अथवा आध्यात्मिक तत्त्व, मनुष्य का मनोविज्ञान मुझे अधिक अच्छा लगता था। रोगी मनुष्य के बजाय उसका रोग मुझे अधिक इन्टरेस्टिंग लगता था। प्रेमभावना की बजाय तात्विक विचारों का मुझ पर अधिक प्रभाव होने की वजह से सगुण भक्ति की बजाय ईश्वर की निर्गुण कल्पना मुझे अधिक स्वीकार्य लगती थी।

विनोबाजी की पुस्तक 'गीता प्रवचन' के दसवें-ग्यारहवें एवं बारहवें अध्याय में निर्गुण-सगुण भक्ति एवं मूर्तिपूजा सम्बन्धी विस्तृत विवेचन पढ़ा और अचानक मेरे बुद्धिवादी आग्रह दूर होने लगे। विनोबा का वह विवेचन इतना अप्रतिम है कि उसे मूल रूप में ही पढ़ा जाना चाहिए। विश्व में समाया हुआ ईश्वरीय तत्त्व अथवा सत्य, जितना विश्व में है, अधिक नहीं तो उतना ही वह उस मूर्ति में भी है। वह मूर्ति विश्व का छोटा-सा रूप ही तो है। छोटा ही हो, फिर भी वह पूर्ण रूप है। ईश्वर का अपूर्ण टुकड़ा नहीं, छोटी आवृत्ति है।

मूर्तिपूजा का अर्थ कुछ तो समझ में आया।

सन्त ज्ञानेश्वर ने तो और भी कमाल कर दिया है। उनके अनुसार ईश्वर के वैश्विक स्वरूप का लघु रूप यदि मूर्ति है तो उससे भी सरल सुलभ प्रतीक है 'नाम'। परमेश्वर का नाम। इस नाम की महिमा बताते हुए ज्ञानेश्वर कहते हैं—

"एक तत्त्व नाम, दृढ़ धरी मना, हरिसी करुणा येईल तुझी।"

(नाम का एक तत्त्व दृढ़ता से पकड़ रे मन, हरि को तुझ पर अवश्य करुणा होगी।)

अथवा

"नामापरते तत्त्व नाही रे अन्यथा, वाया आणिका पंथा जासी झणे।"
(नाम के अलावा तत्त्व नहीं रे, व्यर्थ है किसी और राह जाना।)

अथवा

"ज्ञानदेवा फल नाम हरिपाठ, सर्वत्र वैकुण्ठ केले असे।"
(ज्ञानदेव को फल मिला नाम हरि-पाठ, ऐसे सर्वत्र बैकुण्ठ हो गया।)

ये सब विचार मुझे अतर्क्य परन्तु अतिशय हृदयंगम लग रहा था। 'यह विश्व नहीं है माया, यह विश्व प्रभु की काया' इस प्रकार ईश्वर को सर्वत्र साकार देखने से शुरुआत करके, आखिर मूर्ति एवं नाम में भी पूर्ण वैश्विक ईश्वरीय तत्त्व देख पाना--बुद्धि को तर्कसंगत भी लग रहा था और बहुत हृदयंगम भी। हालाँकि अभी वह मेरी श्रद्धा का भाग नहीं बना है। उसके लिए लगनेवाली भक्ति मैं कहाँ से लाऊँ?

बुद्धि को तो समझा, दृष्टि को स्पष्ट दिखाई देने लगा। परन्तु तब भी अभी 'वह' भाव सतत मन में स्थिर नहीं होता। ईश्वर का, सत्य का विचार करता हूँ तो मानो शरीर में सर्वत्र उर्मियाँ उठने लगती हैं। सब जगह वही ईश्वर तत्त्व बहता-सा प्रतीत होता है। ईशावास्योपनिषद पढ़ते हुए सारे संशय तिरोहित होकर जीवन के सत्य एवं अर्थ प्रकाशित हो जाते हैं। परन्तु दिनभर, सतत यह अवस्था क्यों नहीं टिक पाती? अन्य कामों में लग जाने पर, दूसरे विचारों में उलझ जाने पर ईश्वर का भान नहीं-सा हो जाता है और उन परिस्थितियों का भाव मन में निर्मित हो जाता है। केवल बुद्धि को दिखाई देने से काम नहीं बननेवाला। वैसा भाव सतत होना चाहिए। वृत्ति बदलनी चाहिए।

मैं बुद्धि के प्रदेश की सीमा पर पहुँच गया हूँ। उसके पार का प्रदेश दिखाई दे रहा है, परन्तु वहाँ ले जाने में बुद्धि सक्षम नहीं है। बुद्धि पर मेरे अदम्य विश्वास की छँटाई हो रही है। जीवन के प्रत्येक क्षेत्र में उपयोगी रही मेरी बुद्धि आज यहाँ क्यों अपूर्ण साबित हो रही है?

क्या साधन है आगे जाने के लिए? ईश्वर का भान मुझे सतत बना रहना चाहिए। वह मात्र विचार न हो, भाव हो, दर्शन हो।

भक्ति के दालान के द्वार पर मैं आ पहुँचा हूँ। इस दालान में प्रवेश अभी भी नहीं हो पा रहा है। बुद्धि का आश्रय छोड़ने की मन इजाजत नहीं देता। पैर लड़खड़ाते हैं। जो चाहिए वह सामने नजर आ रहा है, किन्तु पैर नहीं उठते। भक्ति के बिना 'भाव' कैसे?

4.10

उपासना के साथ जुड़े हुए कर्मकाण्ड व विधियों से मुझे आज तक चिढ़ थी। मेरी दृष्टि में वह विचारहीन अन्धश्रद्धा थी। जबकि मेरा तो सर्वाच्च मूल्य रैशनॅलिटी, या तर्कसंगत बुद्धिप्रामाण्य था।

जो बात रैशनल नहीं है, तर्कनिष्ठ नहीं है, वह मुझे नीचे के स्तर की लगती थी। काहे का यह विधि–पान, फूल, कुंकुम, चावल, दीपक और न जाने क्या-क्या!

मेरी इस मान्यता पर धीरे-धीरे प्रश्नचिह्न उभरने लगे हैं। यह अन्धश्रद्धा है या प्रतीक पूजा? अपने विचार व भावनाओं को प्रतीक के रूप में प्रकट करना मुझे त्याज्य है क्या? कितने ही आधुनिक प्रतीक मैं स्वीकार तो कर ही रहा था। 'एच' यानी हाईड्रोजन इस प्रतीक का उपयोग करके मैंने कैमिस्ट्री का शास्त्र सीखा था। 'एच' याने प्रत्यक्ष हाईड्रोजन नहीं, केवल हाईड्रोजन का प्रतीक है यह जानते व मानते हुए भी सारे रासायनिक समीकरण इन प्रतीकों द्वारा बराबर हल हो जाते थे। झण्डे को राष्ट्र के प्रतीक के रूप में मान्य करने में मुझे कोई परेशानी नहीं थी। शब्द एवं भाषा का पूरा साम्राज्य केवल प्रतीकों का ही नहीं है क्या? मैंने, 'घोड़ा' कहा। यह दो अक्षर का 'घोड़ा' शब्द केवल वास्तविक घोड़े का प्रतीक मात्र है। फिर भी शब्दों के प्रतीकों से भाषा बनी और बिना भाषा मानव के विकास की कल्पना नहीं की जा सकती। तो फिर विश्व के प्रतीक के रूप में मूर्ति अथवा फूल को स्वीकारने में मुझे क्यों संकोच हो रहा था? प्रतीक मूल सत्य नहीं है यह बात याद रखते हुए 'प्रतीक' की विचारधारा स्वीकारने में कोई हर्ज नहीं था। हाँ, उसका भान न रहे तो जरूर समस्या है। अन्धी मूर्तिपूजा आरम्भ हो जाती है। गणपति की मूर्ति को दूध पिलाना, या बुत बनाना और तोड़ना चलने लगता है। परन्तु मूर्ति में विश्व को देखने का भाव सध जाए तो प्रतीक के रूप में, साधन के तौर पर मूर्ति मुझे

स्वीकार्य लगने लगी। संस्कृति द्वारा निर्मित यह बड़ी भावगम्य युक्ति है, ऐसा लगने लगा।

मुझे यह भी समझ में आने लगा कि आधुनिक बाजारवादी, भौतिकवादी संस्कृति में नाते, भावनाएँ, विचारनिष्ठा ये सब भी वस्तुएँ बन गई हैं। वस्तुएँ खरीदी जा सकती हैं व फेंकी जा सकती हैं। प्रत्येक चीज उपभोग की वस्तु बन गई है। प्रकृति, जमीन, जंगल, हवा, आकाश सब वस्तुएँ हैं। ईश्वर भी वस्तु बन गया है। आवश्यकता हुई तब उपयोग में ले ली, खत्म हुई तो फेंक दी। परन्तु, जीवन की सारी बातों को 'वस्तु' बनाने पर भी सुख का समाधान नहीं मिलता। वस्तुएँ चाहे जितनी बढ़ जाएँ तब भी उनका एसेंस, उनका मूल भाव कहीं खोता जा रहा है। वस्तुएँ निर्जीव, निष्प्रभ होती जा रही हैं।

इसके विपरीत प्राचीन संस्कृति ने दूसरी ही युक्ति अपनाई। उन्होंने वस्तुओं में ही भाव डाल दिए। मूर्ति में ईश्वर का भाव डाल दिया। राखी में बहन का भाव डाल दिया। पान, फूल, नारियल, कुंकुम में पूजा का भाव डाल दिया।

बचपन में कुछ समय मेरी मौसी के पास गाँव में रहा था। वे पुराने तौर-तरीकों की स्त्री थीं। उनके घर में काँच का एक गिलास हम बच्चों की हुड़दंग में फूट गया तो वे दुःखी हो गईं–'अरे, अठारह वर्षों से यह गिलास मेरे पास था।' उन्होंने शोक प्रकट किया। उन्हें यह प्रश्न करना कि 'बारह आने की वस्तु अठारह वर्षों तक उपयोग में लाने पर उसकी कीमत वसूल क्या नहीं हो गई मौसी?' व्यर्थ था। प्रश्न बारह आने का नहीं था। वह वस्तु उनके लिए एक स्वतन्त्र व्यक्तित्व, अस्तित्व का अधिकार रखनेवाली संज्ञा बन गई थी। उनकी नजरों में उस गिलास को भी अस्तित्व का 'ह्यूमन राईट' था। वे उस गिलास के अधिकार के लिए हमसे लड़ रही थीं।

गिलास का भी एक अर्थ था। वह अर्थ उन्होंने व उनकी संस्कृति उसे दिया था। उस संस्कृति में बैलों को, गायों को, वृक्षों को, पत्तियों को, नदी को, सबको विशेष अर्थ था; और भौतिक मूल्यों के पार भावनात्मक या आध्यात्मिक मूल्य था।

केवल वस्तुएँ ही नहीं, अपितु क्रियाएँ भी एक अलग ही स्तर पर अर्थवान थीं। जापान के क्योटो शहर में, एक महिला ने वर्षों पूर्व हमें जापानी

टी पार्टी का उत्सव दिखाया था। जापान में मेहमानों को चाय पिलाने की अत्यन्त जटिल विधि है। उस विधि की प्रत्येक कृति का एक विशेष अर्थ होता है। वह उन्होंने हमें समझाया था। वहाँ चाय पीना व पिलाना अत्यन्त उच्च स्तर की आराधना बन चुकी है। यह था संस्कृति का दिया हुआ प्रतीकात्मक अर्थ। नहीं तो चाय पीना क्या, रास्ते की सस्ती-सी दुकान में भी सब गटक लेते ही हैं!

प्रतीकों के विषय में मेरी तार्किक नापसन्दगी कम हो गई। उलटे प्रतीक उपयोगी होते हैं, ऐसा मुझे महसूस होने लगा। अब भी वे प्रतीक जैसे थे, वैसे ही थे। केवल उन प्रतीकों के माध्यम से भावों का अनुभव करने की मेरी क्षमता विकसित हो रही थी। अपने तलघर में मैंने कृष्ण की मूर्ति स्थापित की। रोज उसके सामने एक फूल अर्पित करने लगा। कृष्ण की मूर्ति मेरे लिए सम्पूर्ण विश्व का, सत्य का प्रतीक थी। फूल मेरा स्वयं का प्रतीक था। मुझे 'मैं' के पार जाकर विश्वभावना में विलय होना था। यही मेरी प्रतीकात्मक उपासना का अर्थ था।

कल रात अचानक बिजली चली गई,
सारी बत्तियाँ बुझ गईं।
घर के बाहर आया,
सामने प्रचण्ड अन्धकार का पर्वत खड़ा था।
और उसमें श्रीकृष्ण के विराट दर्शन हुए।
वह कृष्ण वर्ण में विश्वरूप दर्शन दे रहा था।
साक्षात् फैला हुआ था
सर्वत्र, सर्वव्यापी।

आज सबेरे ध्यान के लिए बैठा।
सामने कृष्ण की छोटी साँवली मूर्ति थी।
सुन्दर, प्रेममय
बाँसुरी बजाता वह खड़ा था।
खिड़की में से प्रकाश झर रहा था।
उसमें खड़ी वह साँवली मूर्ति!

वह विश्वरूप छोड़कर मूर्तिरूप बनकर आया था।
मेरे सामने, मेरी दृष्टि में समाया हुआ।
वही भगवान कृष्ण दर्शन दे रहा था।

वही भगवान कृष्ण!
कल भी, आज भी।
वहाँ भी, यहाँ भी।
विश्वव्यापी, मूर्तिरूपी।
सर्वत्र, मेरे पास,
मेरे भीतर भी!

5

स्वधर्म

दर्शन के लिए सत्य आत्मा बनता है।
प्रार्थना के लिए सत्य ईश्वर बनता है।
आचरण के लिए सत्य धर्म बनता है।

—विनोबा
(ईशावास्यवृत्ति)

साधना के दौरान कर्म की प्रेरणा दुर्बल होने लगी। 'आध्यात्मिक साधना के लिए नियमित कामों से मुझे निवृत्ति लेनी चाहिए क्या?' मन में बीच-बीच में यह प्रश्न उठता। आध्यात्मिक साधना तथा काम करने की प्रेरणा इनका मेल कैसे किया जाए? मेरे व्यक्तिगत जीवन के लिए तो यह प्रश्न आया ही था, साथ ही, मेरी सामाजिक कामों की जिम्मेदारियों को लेकर भी मुझे यह प्रश्न तंग करने लगा। मैं ऐसे ही साधना करता रहा तो क्या काम करने का मेरा उत्साह समाप्त नहीं हो जाएगा? साधना करूँ या नहीं? या काम से ही निवृत्ति ले लूँ? मेरा स्वधर्म क्या है?

विनोबा का कहा उत्तर मिला–"कर्मयोग के कारण ध्यान में बाधा आती है यह विचार अपूर्ण है। उसमें सुधार करना चाहिए। कर्म से निवृत्त होकर जैसी ध्यान-समाधि हो सकती है, उसी प्रकार की अथवा उससे भी अधिक गहरी समाधि कर्म करते-करते प्राप्त होनी चाहिए। अपरिग्रह व शरीर-श्रम पर आधारित कर्म ध्यान-योग के समकक्ष होता है। परिश्रम से जो भी निर्मित हुआ है, वह सब समाज को अर्पण करना चाहिए। जहाँ अर्पण की भावना आई वह वस्तु चाहे ध्यान हो या कर्म, आध्यात्मिक हो गई। आध्यात्मिक जीवन का अर्थ प्रवृत्ति कम करना नहीं, अपितु वृत्ति कम करना है।"

रोज सबेरे मैं ईशावास्योपनिषद का पाठ करता था। उसमें तो स्पष्ट निर्णय दिया गया था–

"कुर्वन्नेवेह कर्माणि जिजिविषेच्छतं समाः।"

इहलोक में कर्म करते-करते सौ वर्ष जीने की इच्छा रखनी चाहिए। कर्म नहीं तो जीने का अधिकार ही नहीं। कर्म करोगे तो ही सौ वर्ष जिओगे!

एक नहीं मेरे दो प्रश्नों के उत्तर इसमें मिल गए। सौ वर्ष तक निरोगी जीने का तरीका मुझे मिल गया; और कर्म छोड़ने के प्रश्न का उत्तर भी मिल गया। परन्तु कौन-सा कर्म किया जाए?

गीता में कहा है–अपना स्वधर्म पहचान कर स्वधर्म पूर्ति के लिए कर्म करना चाहिए। गीता प्रवचन में स्वधर्म के बारे में विनोबा का कहा हुआ पढ़ने को मिला, "यह स्वधर्म हमें अपने आप नैसर्गिक रूप से ही प्राप्त होता है। स्वधर्म को खोजना नहीं पड़ता। हम आकाश से गिरे और भूमि पर खड़े हुए ऐसा तो नहीं है...जिस समाज में मैं जन्मा हूँ उस समाज की सेवा करने का धर्म मुझे अपनेआप ही जीवन प्रवाह में मिला है। हमारे जन्म के साथ हमारा स्वधर्म भी जन्म लेता है। या यह भी कह सकते हैं कि वह हमारे जन्म से पहले ही हमारे लिए तैयार होता है। क्योंकि वह हमारे जन्म का उद्देश्य है। उस उद्देश्य को पूरा करने के लिए ही हमने जन्म लिया है।" (विस्तृत विवरण देखें-परिशिष्ट-2)

मेडिकल कॉलेज में पढ़ते हुए मुझे सतत लगता था कि मैं गलत जगह आ गया हूँ। यह काम मेरा नहीं है। इसमें मन रमता नहीं। दूसरी अनेक बातें–संगीत, साहित्य, वाचन, सामाजिक कार्य–अच्छे लगते थे। मैं जीवन में क्या करूँ? (आज की भाषा में–कौन-सा कैरियर चुनूँ?) मुझे उत्तर नहीं मिल रहा था और बेचैनी जाती न थी।

सौभाग्य से तब स्वयं विनोबा उपलब्ध थे। जाकर एक बार उन्हीं से पूछा। "मेरा स्वधर्म कौन-सा है यह कुछ साफ समझ में नहीं आता। स्वधर्म कैसे खोजा जाए?"

विनोबा हँसकर बोले, "दीपक लेकर तो स्वधर्म नहीं खोजना पड़ता। उलटे उसे यूँ खोजना पड़े तो समझो कि कोई गफलत हो रही है। तुम्हारा स्वधर्म तुम्हारे लिए तैयार ही है। तुम्हारे अट्टहास के कारण तुम्हें वह दिखाई नहीं दे रहा होगा। आँखें खोलकर उसे अच्छी तरह पहचानो।"

उसे तब मैं पहचान न सका। सच पूछो तो विनोबा क्या कह रहे थे यह भी अच्छी तरह समझ में नहीं आया। मैं स्वधर्म ढूँढ़ने का आधार 'मुझे क्या करना अच्छा लगता है' अथवा 'मैं क्या अच्छी तरह कर सकता हूँ,' इसे बना रहा था। (एप्टीट्यूड टेस्ट!) उसमें 'मेरी पसन्द' यह सबसे प्रमुख कसौटी थी। विनोबा मुझे यही भ्रम समझा रहे थे। 'मैं मेरे जीवन का कर्ता हूँ' इस भाव

से अट्टहास पूर्वक स्वधर्म नहीं तय किया जाता। मेरी नैसर्गिक वृत्ति व आज समाज में मेरे लिए निर्धारित कर्त्तव्य व भूमिका–इनसे वह निश्चित होता है। मुझे सिर्फ 'मेरा' आग्रह छोड़कर वह सहज प्राप्त स्वधर्म पहचान कर स्वीकारना होता है। वह न स्वीकारते हुए कुछ और ही करने की जिद में हम हमारा जीवन बिता देते हैं। विनोबा उस समय क्या कह रहे थे उसका अर्थ अब थोड़ा-थोड़ा समझ में आने लगा।

5.2

मेरी अमेरिका में हुई शिक्षा के दौरान मैंने मैनेजमेंट विषय थोड़ा-सा पढ़ा था। उसकी विचारधारा एवं कार्यपद्धति से प्रभावित भी हुआ था। आज विश्व में सभी जगह अमेरिकन व्यवस्थापन शास्त्र (मैनेजमेंट) का प्रभाव व प्रभुत्व है। मनुष्य को काम की प्रेरणा देने के लिए कुछ इन्सेंटिव-प्रोत्साहन चाहिए। अधिक लाभ, अधिक तनख्वाह, प्रमोशन, पद, प्रसिद्धि ये प्रोत्साहन के लिए इस्तेमाल किए जाते हैं। इस आशा से लोग और ज्यादा काम करते हैं। उन्हें भी फायदा और समाज को भी लाभ! बहुत खूब! आधुनिक पूँजीवादी अर्थशास्त्र का जनक एडम स्मिथ कहता है कि मनुष्य अपने स्वार्थ से प्रेरित होकर काम करता है व उसके कारण अपनेआप ही समाज की समृद्धि बढ़ती है।

परन्तु इससे निर्मित होनेवाली परेशानी स्वयं के अनुभव से मेरी समझ में आने लगी। ये इन्सेंटिव मनुष्य में प्राप्ति की आकांक्षा, लालसा व लोभ भड़काने का काम करते हैं। बल्कि वही उनकी मूल शक्ति है। लालसा व लोभ की प्रेरणा मनुष्य से जी-जान लगाकर काम करवा लेती है। वह जी-तोड़ मेहनत करेगा। परन्तु लोभ अमर्यादित होने की वजह से और मनुष्य की लालसा की सीमा न होने से भड़की हुई लालसा पूर्ण हो ही नहीं सकती। ऑस्कर वाइल्ड ने ठीक ही कहा है–

"There are only two tragedies in life. One, not to get what you want; and other, to get it!"

इस इन्सेंटिव पद्धति पर आधारित व्यवस्थापन के कारण ज्यादा दौड़कर भी मनुष्य आखिर दुखी है!

तॉलस्तॉय की 'इनसान को कितनी जमीन चाहिए?' कहानी प्रसिद्ध है। बचपन में कहानियों की किताब में पढ़कर मनोरंजन हुआ था। किन्तु अब उस कहानी के पीछे का हृदयविदारक सत्य समझ में आने लगा।

पाहोम नामक एक हुनरमन्द व उत्साही रूसी किसान था। जब उसे पता चला कि एक पड़ोसी राज्य में उपजाऊ खेती बिकाऊ है, तब अपना खेत बेचकर वह उस राज्य में चला गया। वहाँ जमीन खरीद ली और खेती करने लगा। फिर उसे बेचकर दूसरी जगह और अधिक खेती खरीद ली। पाहोम ने ऐसा कई बार किया। अब वह खूब अमीर हो गया था।

परन्तु यात्रियों से पता चला कि दूर एक देश है जहाँ आदिवासी रहते हैं। वहाँ की जमीन अतिशय उपजाऊ है। वहाँ के आदिवासियों को उसका मूल्य ही मालूम नहीं। पाहोम को असीम खेती का स्वप्न दिखाई देने लगा। पत्नी बोली, "अपने पास सबकुछ है और भरपूर है। अब और क्यों दौड़-भाग?" पाहोम पत्नी पर नाराज हुआ। "संसार में प्रगति करनी हो तो थोड़ी मुश्किलें तो सहन करनी ही पड़ती हैं।" पत्नी और बच्चों को वहीं छोड़कर और बहुत-सा पैसा, सोना साथ लेकर पाहोम असीम वैभव की खोज में निकल पड़ा। ढूँढ़ते-ढूँढ़ते पाहोम आदिवासियों के देश में पहुँच ही गया। यात्रियों के बताए अनुसार वहाँ वाकई खूब खेती उपलब्ध थी। वह अधीर हो उठा। उसे रातभर ठीक से नींद भी नहीं आई। दूसरे दिन सबेरे वह जल्दी उठा। सारे आदिवासी व उनका बूढ़ा मुखिया एकत्र हो चुके थे। पाहोम ने मुखिया को एक हजार मोहरों की थैली अर्पण की व खेती के लिए जमीन माँगी। मुखिया ने हँसकर सम्मति दे दी और वहाँ का नियम सुनाया, "सूर्य उगने से अस्त होने तक तुम चलकर जितनी जमीन घेर सकते हो उतनी जमीन तुम्हारी!"

पाहोम मन-ही-मन बहुत खुश हुआ, परन्तु ऊपर से शान्त रहा। इन आदिवासियों को पता नहीं चले कि कितना बड़ा इलाका मैं घेर लेनेवाला हूँ।

"परन्तु सूर्योदय पर जहाँ से निकले थे वहाँ तक सूर्यास्त से पूर्व वापिस नहीं पहुँचे और प्रदक्षिणा अपूर्ण रह गई तो तुम्हें कोई जमीन नहीं मिलेगी और मोहरों से भी हाथ धो बैठोगे"—मुखिया ने पूरा नियम बताया। पाहोम ने खतरे का इशारा मन में दर्ज कर लिया।

सूर्य क्षितिज पर दिखाई देते ही पाहोम ने पूर्व दिशा में चलने की शुरुआत कर दी। उत्साह से भरा पाहोम चल रहा था। पक्षी चहचहा रहे थे परन्तु उधर

पाहोम का ध्यान ही नहीं था। आज वह कितना अमीर हो जाएगा इसका हिसाब मन-ही-मन कर रहा था।

सबेरे दस बजे के आसपास वह पानी पीने के लिए तनिक रुका। थोड़ा नाश्ता किया। वह पूर्व में काफी चला आया था। अब वह बाईं ओर अर्थात उत्तर की ओर मुड़ा तीव्र गति से चलने लगा। दोपहर दो बजे तक काफी दूरी उसने तय कर ली थी। समय बर्बाद न हो इसलिए उसने खाने का विचार भी त्याग दिया। पाहोम चलता जा रहा था। अब लौट जाएँ? परन्तु अब जो जमीन आ रही थी वह अतिशय उपजाऊ थी। और कुछ दूर चलकर उसे भी अपनी प्रदक्षिणा में समेट लेने के इरादे से वह बिना मुड़े उत्तर में ही चलता रहा। उपजाऊ जमीन उसे आगे ही आगे बढ़ने के लिए बुला रही थी। सूर्य अवश्य मध्यान्ह से काफी नीचे खिसक गया था।

पाहोम को ध्यान आया कि यह सारी जमीन पाने के लिए उसे चारों ओर से घेरना आवश्यक है। अतः प्रदक्षिणा की तीसरी बाजू पूरी करने के लिए अब वह पश्चिम की ओर मुड़ गया। तेज गति से चलने लगा। चल क्या रहा था मानो दौड़ ही रहा था। बोझा कम करने के लिए उसने साथ का अन्न एवं पानी भी फेंक दिया। कोट भी निकालकर डाल दिया। पाहोम सूर्य की ओर देखते हुए दौड़ रहा था। शरीर पसीने-पसीने हो रहा था।

शाम हो आई। पाहोम दक्षिण की ओर मुड़ा। अब उसकी प्रदक्षिणा की चौथी व अन्तिम भुजा वह पूर्ण कर रहा था। अपार खेती उसकी होनेवाली थी परन्तु सूर्य क्षितिज पर पहुँच चुका था। पाहोम के पैर थक चुके थे। छाती धड़क रही थी। सीने में दर्द हो रहा था। उसने मन ही मन बाल-बच्चों और पत्नी का स्मरण किया। मिलनेवाली जमीन का स्वप्न आँखों में ले आया। अपनी सारी शक्ति एकत्रित कर जी-जान लगाकर आखिरी दौड़ के लिए दौड़ने लगा। सबकी आँखें सूर्य पर टिकी थीं। पाहोम प्रदक्षिणा पूरी कर सकेगा क्या?

पाहोम सचमुच जान की बाजी लगाकर अन्तिम पारी दौड़ा। सूर्य ने क्षितिज को स्पर्श किया उस क्षण पाहोम ने सीमारेखा को छू लिया। लोग खुशी से चिल्ला पड़े। आदिवासियों की दुनिया में किसी ने आज तक इतनी जमीन नहीं जीती थी। वे आनन्द से नाचने लगे।

पाहोम जमीन पर निश्चल पड़ा था। आदिवासी शान्त हो गए। मुखिया उठकर पाहोम के पास आया। "यह सारी जमीन नियमानुसार तुम्हारी हो गई।" मुखिया बोला। लेकिन पाहोम मर चुका था। अतिश्रम ने उसकी जान ले ली थी।

आदिवासियों ने पाहोम की लम्बाई का गड्ढा खोदा। उसमें उसका शव रख दिया। सबने मिट्टी डालकर वह गढ़ा भर दिया। उस तीन हाथ जमीन की ओर देखते हुए, विषाद से आदिवासियों का मुखिया बोला—"सच पूछो तो उसे इतनी ही जमीन की आवश्यकता थी।"

हम सब पाहोम हैं। न हों तब भी समाज हमें पाहोम बनाता है। बस, हमारी जमीनें भिन्न-भिन्न हैं। किसी को पैसा, किसी को पद, किसी को यश बुलाता है, ललचाता है। जी जान से दौड़ाता है। पाहोम दौड़े नहीं तो ये जमीनें कौन पाएगा? पाहोम को दौड़ना ही होगा। उसके लिए उसे जमीन का लोभ होना ही चाहिए। यही तो मैनेजमेंट का तत्त्व है। मनुष्य को काम करने की प्रेरणा के लिए लोभ का प्रोत्साहक तो चाहिए ही।

सचमुच चाहिए? पाहोम बनने के सिवाय क्या हमारे पास और कोई चारा नहीं है? क्या मनुष्य की नियति इतनी बड़ी शोकान्तिका है?

मेरे लिए यह प्रश्न केवल तात्विक चिन्तन का नहीं था। मेरे जीवन-मरण का प्रश्न था। आधुनिक जगत में कर्मप्रेरणा के पीछे दौड़ने से मेरी 'समाजसेवा' भी आकांक्षा के घेरे में आ गई थी। 'और अधिक समाज सेवा मेरे हाथों हो' इसकी खातिर मैं जी-जान से दौड़ा था। जीवन के अन्य सारे महत्त्व के अंगों को बोझ समझकर फेंक दिया था। यश की रेखा तक दौड़ने की शर्त लगाई थी और अन्त में मरने की रेखा तक जा पहुँचा था। पाहोम मर गया, मैं जीवित बच गया; बस इतना ही फर्क था। परन्तु अब मुझे पुनः पाहोम नहीं बनना था।

अजीब उलझन है। व्यक्तिगत स्वार्थ पूरे होने की आशा से ही आधुनिक समाज के मनुष्य मर-मराकर काम करते हैं। ये गाजर हटा देने से कर्मप्रेरणा ही गायब हो जाएगी। साम्यवादी व्यवस्था इसीलिए तो ढह गई। परन्तु व्यक्तिगत फल की आसक्ति से खूब काम करने पर भी मनुष्य को सन्तोष नहीं मिलता, इसका क्या?

अहंकार (सत्ता, प्रसिद्धि, मान) स्वार्थ (पैसा, सम्पत्ति, सुविधाएँ) तृष्णा व ईर्ष्या इन चार विकारों के घोड़ों को खुली छूट देकर आधुनिक अर्थव्यवस्था का रथ तीव्र गति से बढ़ा जा रहा है। परन्तु इन विकारों की प्रेरणा रथी को हमेशा के लिए दुःखी करनेवाली होती है। भारतीय पुराणों के ययाति अथवा ग्रीक पुराणों की ट्रेजेडी की तरह आधुनिक मानव की नियति मन के स्तर पर दुःख व शरीर के स्तर पर हृदयरोग यही है!

आखिर उपाय क्या है? मनुष्य को लोभ के बिना काम करने की प्रेरणा कैसे मिल सकती है? आधुनिक समाज का यही ब्रह्मप्रश्न है।

आज सुबह ईशावास्योपनिषद का पाठ करते हुए हमेशा की पंक्तियाँ पढ़ी–

कुर्वन्नेवेह कर्माणि जिजिविषेच्छतं समाः
एवं त्वयि नान्यथेतोस्ति, न कर्म लिप्यते नरे ॥

(इहलोक में कर्म करते-करते सौ वर्ष जीने की इच्छा रखो। तुझ देहधारी के लिए यही मार्ग है, अन्य कोई मार्ग नहीं है। मनुष्य से कर्म नहीं चिपकता, फल की वासना चिपकती है)

और अचानक उत्तर आया–निष्काम मैनेजमेंट! व्यवस्थापन चाहिए परन्तु लोभ को भड़कानेवाला नहीं, निष्काम कर्म करने की प्रेरणा देनेवाला व्यवस्थापन चाहिए, अर्थरचना चाहिए। मनुष्य को निष्काम मैनेजमेंट शास्त्र विकसित करना ही होगा। यह तो ईशावास्योपनिषद की वास्तविक जीवन में कसौटी ही बन जाएगी। क्या निष्काम मैनेजमेंट सम्भव है? क्या व्यक्ति एवं समाज दोनों के लिए वह सहायक सिद्ध होगी? इसका उत्तर मुझे अभी मिला नहीं है। गांधीजी की ट्रस्टीशिप की कल्पना इसी निष्काम मैनेजमेंट का व्यावहारिक रूप था। 'मेरा शरीर, बुद्धि, कौशल, पैसा, धन्धा सबकुछ मुझे मिली हुई जिम्मेदारी है। मैं उसका मालिक अथवा भोक्ता न होकर ट्रस्टी हूँ, विश्वस्त हूँ।' इस वृत्ति से इन सबका उपयोग करना चाहिए। समाज के सारे व्यवहार इसी के अनुसार करने चाहिए। ट्रस्टीशिप की यह कल्पना निष्काम किन्तु जिम्मेदार व सक्रिय व्यवसायी बनने की कुंजी बन सकती है। आसक्ति दुःखदायी है (पाहोम!), परन्तु निष्क्रियता भी नहीं होनी चाहिए। मध्यम मार्ग है निष्काम मैनेजमेंट! मैं अपने जीवन का मालिक नहीं, भोक्ता भी नहीं; ट्रस्टी हो पाऊँगा क्या?

कर्म करें परन्तु वह बोझ न बने, इसकी युक्ति ईशावास्योपनिषद में 'तेन त्यक्तेन भुंजीथाः' इस वाक्य में छिपी है। उसके नाम से त्यागकर तू यथाप्राप्त भोगता जा। कर्म का फल अर्थात उसकी आसक्ति ईश्वर के नाम से त्यागकर बचा हुआ कर्मफल जैसा प्राप्त हुआ वैसे भोगना ही गुरुमन्त्र है। बिच्छु का डंक तोड़ देने पर बिच्छु निरुपद्रवी हो जाता है; भले ही फिर वह शरीर पर चढ़कर खेले। कर्म का विष उसके फल में नहीं, उस फल की आसक्ति में है, अपेक्षा में है।

'तेन त्यक्तेन भुंजीथा'–उसके नाम से त्यागकर तू यथाप्राप्त भोगता जा–इस आज्ञा के अनुसार मैं मेरे 'भोगने' की क्रिया को त्यागकर 'तू यथाप्राप्त भोगता जा' कैसे बनाऊँ? यह बात बुद्धि को जँचने पर भी वृत्ति में बदलाव की लम्बी छलाँग कैसे मारूँ? इस समस्या का ठीक-ठीक समाधान अभी मुझे नहीं मिला है। मन बड़ा जिद्दी है। उसे तो जन्म भर से आसक्ति की आदत लगी हुई है। समाज में भी सर्वत्र यही संस्कार है। ऐसी स्थिति में यह वृत्ति-परिवर्तन कैसे लाया जाए? बिच्छू का विष कैसे निकाल फेंका जाए?

मन के प्रशिक्षण के लिए एक पद्धति सूझती है। जैसे योगासन करने से शरीर धीरे-धीरे मुड़ने और झुकने लगता है, वैसे ही मन को बदलने के लिए ऐसा कोई काम रोज करें जिसका मुझे कोई फल नहीं मिलनेवाला हो। अर्थात प्रतिदिन त्याग की आदत डालूँ। रोज 'निरर्थक' कर्म करूँ। क्या ऐसा करने से मैं थोड़ा निष्काम हो पाऊँगा?

5.3

हृदयरोग के विषय में आज की वैज्ञानिक समझ कैसे विकसित हुई, इस पर चुनीन्दा अध्ययनों को पढ़ने पर (परिशिष्ट-1) गीता एवं ईशावास्योपनिषद के जिस रास्ते से जाने की मैं उम्मीद कर रहा था, उसकी वैज्ञानिकता मुझे अधिकाधिक समझ में आने लगी।

हमारे व्यावसायिक कामों से उत्पन्न तनाव हृदयरोग का कारण बन सकता है। अमेरिका के राष्ट्रीय 'हेल्थ एक्जामिनेशन सर्वे' और 'हेल्थ ऐंड न्यूट्रिशन एक्जामिनेशन सर्वे' इन दो प्रसिद्ध सर्वेक्षणों के विश्लेषण में ऐसा देखा गया

कि जिन्हें काम का तनाव अधिक था उन्हें हार्ट अटैक चार गुना अधिक आए। परन्तु तनाव होता किस चीज से है? वैज्ञानिकों को ऐसा ज्ञात हुआ कि ज्यादा काम से तनाव नहीं होता। तनाव होता है जिम्मेदारी से, समय के अभाव से, काम के बारे में कोई मदद न मिलने से। परन्तु सबसे महत्त्वपूर्ण मुद्दा था काम में नियन्त्रण व स्वतन्त्रता का। नियन्त्रण जिनके स्वयं के हाथ में था, कैसा व कितना काम करें इसकी स्वतन्त्रता थी, उन्हें तनाव कम था। जो परावलम्बी थे, पर नियन्त्रित थे उन्हें अधिक तनाव होता पाया गया।

काम में तनाव के घटक समझ में आने के बाद, यह स्पष्ट हो गया कि प्रत्यक्ष काम नुकसानदायक नहीं, परन्तु काम के कारण निर्मित होनेवाली फल की आकांक्षा आदमी पर जिम्मेवारी एवं समय का बोझ बढ़ाती है। निष्काम कर्म स्वाभाविक रूप से ही तनावरहित होगा। जब काम में किसी और पर निर्भर रहना पड़ता है, कार्य करने की अथवा निर्णय लेने की स्वतन्त्रता नहीं होती तब तनाव का निर्माण होता है। बड़े-बड़े उद्योगों, कम्पनियों अथवा सरकारी प्रशासन का एक परतन्त्र पुर्जा होकर जो मनुष्य काम करता है उसे स्वतन्त्रता खोने का तनाव होता है। अतएव काम के नियोजन में यह देखना होगा कि हरेक को काम में स्वतन्त्रता और स्वाबलम्बन हो। साथ ही काम की जगह पर मैत्रीपूर्ण वातावरण हो तो तनाव नहीं होगा। अर्थात काम के दौरान भी मनुष्य को प्रेम एवं सम्बन्धों की आवश्यकता होती है।

काम मनुष्य को नहीं मारता। आधुनिक औद्योगिक संस्कृति में जिस प्रकार व जिन परिस्थितियों में काम करना पड़ता है, वे परिस्थितियाँ मनुष्य को मार डालती हैं। फ्रीडमैन एवं रोझमैन ने मनुष्य के व्यक्तित्व का हृदयरोग से क्या सम्बन्ध, है इस पर खोज की। इससे 'टाइप ए' एवं 'टाइप बी' ये दो व्यक्तित्वों के ध्रुव समझ में आए। 'टाइप ए' स्वभाव के मनुष्य हृदयरोग के अधिक शिकार होते हैं। 'टाइप ए' लोग कैसे होते हैं? उनकी पहचान के चिह्न निम्न हैं–

1. अस्पष्ट उद्देश्यों की प्राप्ति करने की कल्पना से प्रेरित।
2. यश, प्रगति, सामाजिक मान्यता की प्रबल इच्छा।
3. स्पर्धा से ग्रस्त।
4. शीघ्रता की इच्छा सदैव बने रहना।
5. हॉस्टिलिटी (बैर), क्रोध, शत्रुत्व से भरे।

संक्षेप में कहें तो आज का एक्जीक्यूटिव!

आगे चल के उन्होंने 'टाइप ए' व्यक्तित्व के दो अंग अथवा घटक सबसे खतरनाक पाए। हॉस्टिलिटी व निराशावादी दृष्टिकोण! ये कैसे प्रगट होते हैं? 'संसार अथवा लोग बुरे हैं' ऐसा बार-बार कहना, दूसरों के प्रति अविश्वास की भावना, नकारात्मक भावना, बारम्बार प्रकट होनेवाला सन्ताप और आक्रामकता इन रूपों में ये सामने आते हैं। ये सब मृत्यु के दूत हैं!

ग्रौसार्थ एवं मैटिसेक नामक दो शोधकर्ताओं ने ऐसा पाया कि तर्क एवं बुद्धि पर अधिक जोर देनेवाले एवं अपनी भावनाओं को नकारनेवाले मनुष्यों को हृदयरोग दस गुना अधिक होता है। इन्हें कैंसर भी सर्वाधिक होता है।

कुल मिलाकर, मन एवं स्वभाव का शरीर पर, विशेषतः हृदय पर, बहुत गहरा प्रभाव पड़ता है। शारीरिक हृदय एवं भावनिक हृदय इनका अति निकट का सम्बन्ध है। इसलिए अपना मन और भावना जाँचे बगैर और उन्हें शुद्ध किए बगैर हृदयरोग से मुक्ति नहीं।

अरे, ये तो आध्यात्मिक और सन्तों द्वारा कही बात ही हो गई! योग, अध्यात्म व भक्ति ये व्यक्तित्व बदलने का एवं चित्तशुद्धि के मार्ग ही तो हैं!

हृदयरोग होने के बाद भी यह परिवर्तन किया जा सकता है, यह ऑर्निश के अध्ययन से सिद्ध हुआ। 'टाइप ए' पद्धति का व्यक्तित्व बदलने के व उससे हृदयरोग का खतरा कम होने के अन्य प्रयोग भी हुए हैं। ऑर्निश की ग्रुप उपचार-पद्धति में आहार, स्वभाव, धूम्रपान व व्यायाम की आदतें बदलने के अतिरिक्त, शवासन, तनाव का विसर्जन, ध्यान, छोटे समूह में अपनी भावनाओं का अनुभव करना एवं नाते-रिश्ते का निर्माण करना ये अनेक घटक होने के कारण कुल परिणाम प्रभावी रहा।

पाश्चात्य संशोधनकर्ताओं ने हृदयरोग के अनेक कारण ढूँढ़ निकाले हैं। कुछ कारण व्यक्तित्व के अन्दर छिपे होते हैं और कुछ बाहर समाज से पैदा होते हैं। कुछ आन्तरिक, कुछ बाह्य व सामाजिक। क्या एक-एक कारण के लिए अलग-अलग उपाय किए जाएँ? प्रत्येक टुकड़े के लिए अलग गोली, अलग औषधि, अलग उपाय? ऐसे टुकड़ों के बजाए एक भिन्न जीवनदर्शन की, समाज-रचना की व समग्र जीवनशैली की आवश्यकता है। गांधीजी के मार्ग

से अथवा ऑर्निश की उपचार-पद्धति से, कहीं से भी शुरू करें, अन्त में भोगप्रिय इन्द्रियों को संयमित करके नैसर्गिक आहार व शरीर-श्रम पर जोर देनेवाली, निष्काम कर्म कहनेवाली, अन्य मनुष्यों से प्रेम व कर्तव्य के रिश्तों से जोड़नेवाली, यौगिक आध्यात्मिक समग्र जीवनशैली–यही उपाय मुझे दिखाई दे रहा था।

5.4

हृदयरोग के उपचार अथवा प्रतिबन्ध के लिए 'जीवन-पद्धति बदलो' ऐसा कहनेवाला ऑर्निश मुझे अच्छा लगा, जँचा एवं खूब उपयोगी सिद्ध हुआ। सौभाग्य से आज सुशिक्षित शहरी समाज में अपनी जीवनशैली बदलने की ललक, थोड़ी ही क्यों न हो, निर्मित हो रही है। कुछ प्रेरित व्यक्ति लोगों को आहार में परिवर्तन, व्यायाम, योगासन एवं ध्यान सिखाते हुए दिखाई देते हैं। भारतीय परम्परा के अनुकूल होने से लोगों में इसे मान्यता भी जल्दी मिल रही है–इस मार्ग का नियमित आचरण कठिन होते हुए भी! क्या इस तरह हृदयरोग एवं विकृत जीवनशैली का प्रश्न सुलझ सकेगा? क्या विकृत समाज-रचना के बीच में एक अकेला मनुष्य निरोगी जीवनशैली के द्वीप पर रह पाएगा? मेरे मन में यह प्रश्न उत्पन्न होने लगा।

मुझे अपने स्वास्थ्य के लिए मीठा नहीं खाना चाहिए। मुझे दूध, तले हुए पदार्थ, मिठाई व आईसक्रीम नहीं खाने चाहिए। घर से बाहर निकलने पर, दूसरों के घर, चाय तो पेश की ही जाती है। उसमें दूध और शक्कर होती है। कई बार साथ में मीठे बिस्किट भी होते हैं। रेलयात्रा के दौरान चाय, पेप्सी, थम्स-अप, फ्रूटी इनकी तो बहुतायत होती है। दुकानों में दिन पर दिन प्रोसेस्ड फूड्स, बाजारू खाने की वस्तुएँ बढ़ती ही जा रही हैं। बरसों पहले जब घर में श्रीखण्ड बनाना होता तो दो दिन पहले से दही जमाना पड़ता था, फिर उसका पानी निकालने के लिए दही को कपड़े से बाँधकर लटकाना पड़ता, फिर शक्कर, केशर और इलायची कूटकर उसे चक्के में मिलाकर चक्के को घोंटा जाता। इसमें हम सब बच्चों को भी कुछ-न-कुछ करना ही पड़ता था। अतः स्वाभाविक ही है कि मिठाई महीने पन्द्रह दिन में एक बार बनती थी। अब तो मूड आया नहीं कि पन्द्रह मिनट में बाजार से रेडीमेड श्रीखण्ड, आईसक्रीम,

गुलाब जामुन के डिब्बे लाए जा सकते हैं। केवल डिब्बा खोलने का ही कष्ट उठाना पड़ता है। होटल में जाने का कष्ट भी न उठाना पड़े इसके लिए होम डिलीवरी भी होने लगी है। फोन किया कि घर पहुँच गई मिठाई! कारखाने के हाथ घरों में घुस गए हैं।

बड़ी-बड़ी भारतीय एवं विदेशी कम्पनियाँ इस प्रोसेस्ड फूड के क्षेत्र में मुनाफा कमाने के लिए कमर कसकर उतर पड़ी हैं। मार्केटिंग के सब प्रमोशनल तरीके, विज्ञापन के जिंगल्स (छोटे-छोटे गाने) डिस्काउंट कूपन आदि के द्वारा यह नई आहारशैली प्रसारित की जा रही है। "मेरी जान, मेरी जान खाना मुर्गी के अंडे!"

भारत में प्रोसेस्ड इंडस्ट्री के फलने-फूलने का खूब अवसर है यह देखते हुए जब स्वर्गीय राजीव गांधी ने इस क्षेत्र में विदेशी कम्पनियों को प्रवेश देने का निर्णय लिया तब इससे लाखें भारतीय हृदयरोग से मरेंगे और उन्होंने सोचा भी नहीं होगा। ऊपर से विडम्बना यह कि अमीर होने की जल्दी में इन्हीं कम्पनियों के शेयर खरीदकर हम स्वयं ही अपनी मृत्यु के मालिक, शेयर होल्डर्स बनते हैं!

एक साँप के बारे में कहीं पढ़ी हुई बात याद आ गई। भूख लगने पर यह विचित्र साँप अपने ही मुँह से अपनी पूँछ निगलना शुरू करता है और अन्त में स्वयं को ही खा जाता है। हम ही शेयर होल्डर्स, हम ही उत्पादक, हम ही विक्रेता, हम ही ग्राहक, हम ही खानेवाले व हम ही मरनेवाले! ऐसा है हमारा फूड इंडस्ट्री से नाता।

ऐसी फूड इंडस्ट्री, ऐसी मार्केट इकॉनामी, ऐसी भोगवादी संस्कृति प्रचलित रहते, मैं अथवा अन्य कोई भी व्यक्ति निरोगी आहार कैसे ले पाएँगे?

जीवन के लिए जो घातक हैं ऐसी खाने-पीने की वस्तुओं के इतने विज्ञापन क्यों? मनुष्य इन्द्रियों द्वारा अधिक-से-अधिक भोग भोगे इसकी इच्छा बढ़ाने के लिए। भोग को बढ़ावा क्यों दिया जाए? माल बेचकर ज्यादा मुनाफा पाने के लिए। इस लाभ का हिस्सा मिले इसलिए हम ही इसके शेयर्स क्यों खरीदते हैं? जल्दी अमीर होना है। अमीर क्यों होना है? कोई और अधिक अमीर है इसलिए। हमें उसकी स्पर्धा में अधिक अमीर होना है। स्पर्धा के बिना मनुष्य काम नहीं करता, लोभ के सिवाय मनुष्य स्पर्धा नहीं करता और स्पर्धा के बिना प्रगति नहीं हो सकती—ऐसी यह कारण-परम्परा है।

कहीं कुछ गफलत हो रही है। इस चक्र में फँसने के बाद रुककर पुनर्विचार करने का मौका नहीं मिलता। आचार्य रजनीश की कहानी के कुत्ते जैसे सब लोग जान बचाने के लिए स्पर्धा में दौड़ रहे हैं।

परन्तु हमें स्पर्धा में यश किसलिए चाहिए? हम आखिर कहाँ पहुँचना चाहते हैं? वहाँ पहुँचकर क्या करना चाहते हैं? एकाध थोरो अथवा गांधी इस चक्र में से बाहर निकलकर जब प्रश्न पूछता है, तब हमारे पास क्या जवाब होता है?

कहानी है कि बम्बई का एक उद्योगपति छुट्टियाँ बिताने एक बार गढ़चिरौली के जंगलों में घूमने आया। जंगल में झरने के किनारे महुआ के पेड़ के नीचे एक आदिवासी आराम से पड़ा था; बिना कुछ करते हुए; बस पड़ा था। उद्योगपति उससे बोला,

"अरे उठ, आलसी जैसा क्या पड़ा है?"

"उठकर क्या करूँ साहब?"

"काम कर!"

"उससे क्या होगा?"

"तुझे पैसा मिलेगा।"

"उससे क्या होगा?"

"उस पैसे को लगाकर मुनाफा कमाना।"

"उससे क्या होगा?"

"अरे मोटरकार खरीद सकेगा। बैंक में पैसा जमा कर सकेगा।"

"उससे क्या होगा?"

"मेरे जैसे छुट्टी लेकर, जंगल में जाकर बढ़िया आराम कर सकेगा।"

"पर वही तो मैं अभी कर रहा हूँ, साहब!"

"...?"

मूल प्रश्न कायम रहते हैं। आधुनिक समृद्धि का आधार यदि भोग, स्वार्थ, स्पर्धा व लोभ बढ़ाना है, तो क्या उसके द्वारा मनुष्य सुखी और सन्तुष्ट हो सकता है?

दूसरा–इन प्रवृत्तियों को लगातार उत्तेजित करनेवाले समाज में कोई एक अकेला मनुष्य नैसर्गिक, तनावरहित, आध्यात्मिक जीवन कैसे जी सकता है?

5.5

"There is enough on this Earth for everybody's need, but not for everybody's greed."

–Mahatma Gandhi

मेरे भीतर का लोभ, स्वार्थ कम करना, अनावश्यक जरूरतें कम करना, यह मेरे आध्यात्मिक विकास का आवश्यक भाग है; तो फिर आज का समाज बदल कर अनुकूल समाज निर्माण करना; यह क्या उसी अध्यात्म का अविभाज्य सामाजिक आशय नहीं है? व्यक्तिगत आध्यात्मिक साधना क्या सामाजिक अध्यात्म के उत्तरदायित्व से निर्लिप्त रह सकती है? ऑर्निश की उपचार-पद्धति सामाजिक विषय में मौन थी।

महात्मा गांधी का अद्वितीय स्वरूप यहाँ समझ में आया। व्यक्तिगत शुद्धि के लिए उन्होंने जो 'एकादश व्रत' स्वीकार किए (उनमें से अधिकांश भारतीय यम-नियम से लिए गए हैं), शोधग्राम में शाम की प्रार्थना में रोज हम उनका स्मरण करते हैं। "अहिंसा, सत्य, अस्तेय, ब्रह्मचर्य, असंग्रह; शरीरश्रम, अस्वाद, सर्वत्र भयवर्जन। सर्वधर्म समानत्व, स्वदेशी, स्पर्श भावना; विनम्र व्रतनिष्ठा से यह एकादश व्रत सेव्य हैं।"

परन्तु इसका एक-एक व्रत बड़ा कठिन है। उसका आचरण मुझे करना हो तो समाज उसके अनुकूल होना चाहिए। 'असंग्रह' का यह व्रत और आज का 'अधिक कमाओ, अधिक खरीदो' की स्पर्धा ये दोनों कैसे साथ चल सकते हैं? ईशावास्योपनिषद में बताए गए महासन्देश के ठीक विपरीत आज का समाज चल रहा है।

ईशावास्य कहता है, "उसके नाम से त्यागकर, तू यथा प्राप्त भोगता जा। किसी के भी धन की वासना मत रख।"

आज का समाज कहता है, "ज्यादा कमाओ, लोभ करो, दूसरे की धन-सम्पदा के प्रति खूब ईर्ष्या रखो और उसे पाने के लिए खूब प्रयत्न और उठापटक करो।"

"इहलोक में कर्म करते हुए सौ वर्ष जीने की इच्छा रखो।" –ईशावास्य।

"जब तक सम्भव हो तब तक काम न करते हुए, आराम करने व भोग करने की इच्छा रखो।"–आज का समाज।

"कर्म नहीं फल की वासना मनुष्य से चिपक जाती है।"—ईशावास्य।

"फल के लिए ही तो कर्म करना चाहिए। जितनी अधिक फल की वासना, उतना अधिक कर्म। उसके लिए व्यक्ति की फल-वासना में तेल डालकर उसे खूब भड़काओ।"—आज का समाज।

आज के समाजिक मूल्य ईशावास्यविरोधी हैं। ईशावास्य यदि सही है, तो आज के समाज के मूल्य मनुष्य को सुखी नहीं कर सकेंगे, यह महासत्य है। यदि मुझे हृदयरोग से मरना नहीं है तो कैसी समाज-रचना होनी चाहिए? वैसा समाज कौन लाएगा? मेरे सामने इसका अर्थ स्पष्ट होने लगा।

मुझे मीठे, तले हुए पदार्थ अथवा दूध-घी के युक्त पदार्थ नहीं खाने चाहिए। मैदे से बनी हुई वस्तुएँ नहीं खानी चाहिए। फायबररहित वस्तुएँ नहीं खानी चाहिए। यानी कि आज के ब्रेड, बिस्किट, चॉकलेट-आईसक्रीम से लेकर मिठाई, मक्खन, इतना ही नहीं—पकौड़े, समोसे, पूरी ये सब मेरे भोजन में नहीं होने चाहिए। इसका अर्थ यह हुआ कि ये सब बनानेवाला डेयरी उद्योग, बेकरी उद्योग, फूड प्रोसेसिंग उद्योग एवं होटल उद्योग इन सब उद्योगों को अपने-अपने व्यवसाय में खूब बदलाव लाना चाहिए। विज्ञापनों की दुनिया की दिशा पूरी तरह बदलकर बिक्री के लिए माल प्रमोट करने की जगह आरोग्य प्रमोट करना चाहिए। इसके अलावा तम्बाकू, गुटका, बीड़ी-सिगरेट, शराब इनका प्रभुत्व तो घर-घर में, चौक-चौराहे से लेकर टी.वी. द्वारा पूरी दुनिया पर छाया हुआ है। यह भी बदलना चाहिए। पैदल चलने की आदत के विरोधी कार, स्कूटर, लिफ्ट, एस्केलेटर का निर्माण करनेवाले उद्योग तथा निष्क्रिय मनोरंजन को प्रोत्साहन देनेवाले टी.वी. मनोरंजन उद्योग को बदलना चाहिए।

"उपभोग करो" यह सन्देश बदलना चाहिए। "खरीदो" और "आराम करो" यह सन्देश बदलने चाहिए। "अधिक कमाओ, अधिक जमाओ, अधिक खाओ, पिओ, मजा करो" यह बदलना चाहिए, "पैसा, सत्ता, मान, प्रसिद्धि, पद, प्रमोशन के लिए चाहे जो करो" ऐसे संस्कार एवं प्रोत्साहन ही नहीं, अपितु इनके पीछे दौड़ाने के लिए चाबुक इस्तेमाल करनेवाली समाज-व्यवस्था भी मेरे लिए घातक है।

गरीबी से भूख एवं कुपोषण का निर्माण होता है। गरीब स्त्री का आहार कम होने से उसके बच्चे भी गर्भावस्था में कुपोषित होकर कम वजन के पैदा होते हैं। भारत के करीब 35 प्रतिशत बच्चे ढाई किलो से कम वजन के, अर्थात

'लो बर्थ वेट' या गर्भ-कुपोषित पैदा होते हैं। ऐसे बच्चों को बड़े होकर हृदयरोग होने का खतरा कई गुना अधिक होता है। अर्थात गरीबी, कुपोषण एवं स्त्री को आधा पेट रखने वाली जीवन की सब बातें हृदयरोग कारक हैं। इन सबको बदलना होगा।

स्वार्थी, अकेला, दूसरों से कटा हुआ मनुष्य हृदयरोग से मरता है। दूसरों से नाता जोड़ना अगर जीवन के लिए आवश्यक है, तो ईर्ष्या व स्वार्थ को भड़काकर दूसरों से नाता तोड़नेवाली 'मुक्त अर्थव्यवस्था' जीवन के लिए घातक ही कही जाएगी। व्यक्तिवाद का भोंपू बजाने के बदले "ओम सहनाववतु, सहनौभुनक्तू, सहवीर्यं कर्वावहै" यह सबके साथ नाता जोड़नेवाला सामूहिकता का दर्शन जीवन के अनुकूल है। मनुष्य को स्वार्थ का, अकेलेपन का पिंजरा नहीं चाहिए—चाहे उसे 'व्यक्ति स्वातन्त्र्य' अथवा 'मुक्त अर्थव्यवस्था' जैसे आकर्षक नाम क्यों न हों!

अर्थव्यवस्था को नहीं, मानव को मुक्त होना चाहिए!

मेरे हार्टअटैक और उसके बाद के नवजीवन का एक वर्ष पूरा हुआ। इस पूरे अनुभव के सम्बन्ध में मई '96 में मैंने कुछ चुनीन्दा मित्रों को एक पत्र लिखा। मेरी तरह गलती वे न करें, मेरे जैसा दर्दनाक हादसा उन्हें न झेलना पड़े, यही उद्देश्य था। कुछ मित्रों ने यह पत्र अखबार में प्रकाशित करवा दिया। बस फिर क्या था? समाज की एक दुखती नस पर जैसे मैंने उँगली रख दी थी। अनेक मित्रों एवं सैकड़ों अपरिचित लोगों ने मुझे लिखा कि "हम अपनी जीवनशैली के प्रति सावधान हो गए।" हृदयरोग के अनेक रोगियों ने लिखा, "आपका पत्र तो हमारी ही बीमारी की कहानी थी।" अनेकों ने उपचार सम्बन्धी सलाह माँगी। अत्यन्त सुप्रसिद्ध एवं वरिष्ठ दो वृद्ध डॉक्टरों ने स्वतन्त्र रूप से लिखा, "तुम्हारा पत्र मैंने पूजाघर में रखा है। रोज की पूजा में उसकी भी पूजा और स्मरण का अन्तर्भाव किया है।"

मेरे हृदयरोग के अनुभव एवं उपचार अनेकों के लिए उपयोगी हैं, यह बात मेरी समझ में आई। असंख्य लोग मेरे जैसे बीमार हैं अथवा गलत राह पर चल रहे हैं। ये सब मेरे सह-रोगी हैं। उन्हें मेरे अनुभवों से कैसे मदद मिल सकती है? मेरे सह-रोगी व सह-भोगी अब सह-योगी कैसे बन सकते हैं?

तीन वर्ष पूर्व मैं जिस संकट से गुजरा, वह मात्र व्यक्तिगत अनुभव न होकर दिन-ब-दिन एक बड़ा और व्यापक प्रश्न बनता जा रहा है। असंक्रामक

रोग, ह्रदय रोग, मधुमेह, उच्च रक्तचाप, मोटापा–ये भारत में एक महामारी के रूप में आ पहुँचे हैं। भारतीय समाज को रोग के इस ज्वार का सामना करना, उसे हर सम्भव तरीके से टालना व उसका उपचार करना सीखना ही होगा। आज की जीवनशैली में बदलाव लाकर हमें ऐसी जीवनशैली अपनानी होगी जो ह्रदयरोग को नकार सके, जो सामाजिक रिश्तों एवं पर्यावरण दोनों से सुसंवादी हो, जो मानसिक तनाव से मुक्त हो और आध्यात्मिक हो। 21वीं सदी में यही स्वास्थ्य की सबसे बड़ी चुनौती है। शोधग्राम में हम धीरे-धीरे ऐसी जीवन-पद्धति अपनाने का प्रयत्न करने लगे। आदिवासियों के बीच रोगियों का उपचार व रोग निर्मूलन पर अनुसन्धान करते हुए स्वयं भी निरोगी एवं आनन्दमय जीवन जीने का मार्ग खोजने लगा।

मेरा कर्मक्षेत्र व धर्मक्षेत्र एक हो गए थे!

6

शान्ति

We must never cease from exploration;
and the end of all our exploring will be
to arrive where we started
and know the place for the first time.

–T.S. Eliot
(Four Quartets)

मेरी सारी मानसिक, आध्यात्मिक यात्रा का वर्णन मैं क्यों कर रहा हूँ? क्योंकि उसके बगैर मेरे हृदयरोग का कारण व उससे बाहर आने की कहानी अधूरी ही रहेगी। जीवन का सत्व एवं आनन्द पुनः प्राप्त किए बिना मेरा हृदय दुरुस्त नहीं हो सकता था; और यदि हो भी जाता तब भी पैच लगाकर जोड़ा हुआ हृदय व असन्तुष्ट मन इनके साथ जीकर मेरा जीवन निरोगी कैसे होता? मुझे केवल मेरा शारीरिक हृदय निरोगी होना काफी नहीं था, मेरा भावनिक हृदय व पूर्ण जीवन ही निरोगी एवं एकरूप चाहिए था। मेरी योग व ध्यान की यात्रा, साथ ही, सत्य और ईश्वर के स्वरूप का जो अर्थ मैंने जाना—इन कुछ असम्बद्ध और धुँधली सी लगने वाली बातों का मेरे हृदय व प्रसन्नता से अविभाजय सम्बन्ध है। इस यात्रा के कारण मेरा खंडित व्यक्तित्व फिर से एक सन्ध हुआ, मेरे जख्म भर गए। अध्यात्म के कारण 'सर्वत्र समग्र ईश्वर' की भावना एवं दृष्टि लेकर, और उसका किन्चित ही क्यों न हो, अनुभव लेकर, मैं पुनः एकरूप हो पाया। विश्व से टूट जाने का, स्वतः से विलग हो जाने का, अपने टुकड़े-टुकड़े हो जाने का हृदय विदारक दुःख इससे मिट गया। तनाव, व्याकुलता, वेदना, तिरोहित हो गई। जीवन में आनन्द फिर लौट आया। साथ ही मेरा हृदय भी दुरुस्त हो गया।

मुझे बढ़ाकर मिली इस आयु के तीन वर्ष अब पूर्ण हो रहे हैं। आज मैं कैसा हूँ? किस स्थिति में हूँ?

मैं शारीरिक दृष्टि से निरोगी हूँ। वजन 58 किलो और रक्त का कॉलेस्ट्रॉल 149 मि. ग्राम है। उसमें भी एच.डी.एल. कोलेस्ट्रॉल 47 मि. ग्राम

है। कॉलेस्ट्राल/एच. डी. एल. रेशो 3 के आसपास है, जो कि पूरी तरह सुरक्षित माना जाता है। खून में शर्करा की मात्रा नियन्त्रित है। बिना किसी तकलीफ के तेजी से चल सकता हूँ, दौड़ सकता हूँ, साइकिल चला सकता हूँ। डॉ. लेले ने मुम्बई बुलाकर मेरी स्ट्रेस थैलियम टेस्ट की; वह नॉर्मल निकली है। मेरे हृदय की रक्तवाहिनियाँ खुली हुई हैं। हाल ही में हिमालय जाकर 12000 फीट ऊँचे केदारनाथ मन्दिर तक पैदल चढ़ आया।

पहले की भाँति अपने सारे काम व जिम्मेदारियाँ पूरी कर ही रहा हूँ, परन्तु दबाव और तनाव काफी कम हो गए हैं। जबर्दस्ती कुछ करने की तथा कहीं और पहुँचने की अधीरता कम हुई है।

मन में खूब शान्ति महसूस होती है। अस्वस्थता कम हुई है। केवल इस क्षण में जीना सीखने का प्रयत्न कर रहा हूँ।

योग व अध्यात्म के मार्ग पर प्रयत्न और प्रवास चल रहा है। अभी भी अपने मन के खेत में हल ही चला रहा हूँ। हालाँकि वर्षा अभी हुई नहीं है, परन्तु यह हल चलाने का अनुभव ही अपने-आप में कितना सुन्दर है! अभी भी मैं कहीं पहुँचा नहीं हूँ; कहाँ पहुँचूंगा यह भी मालूम नहीं है। या इस रास्ते पर पहुँचने की अलग कोई मंजिल है ही नहीं?

जीवन में फिर आशा का संचार हुआ है। जीवन कितना आनन्दमय और परिपूर्ण है! और अभी तो बहुत समय तक जीना है, खोजना है!

13 मई, 95 को हॉस्पिटल के बिस्तर पर किए गए 13 निश्चयों में से 12 निश्चय पूर्ण हुए अथवा उन्हें पूरा करने के लिए भरसक प्रयत्न किए। गढ़चिरौली में कोई संगीत शिक्षक न मिल पाने से सिर्फ संगीत सीखने का उद्देश्य पूर्ण नहीं कर पाया हूँ। अभी और कुछ बातें करनी हैं। संगीत एवं संस्कृत सीखने की इच्छा है। शरीर-श्रम के लिए अपने जरूरत की साग-सब्जियाँ उगाने का कृषि-कार्य करूँ, ऐसी भी इच्छा है। ऐसी अनेकों बातें करनी हैं। रिसर्च व स्वास्थ्यसेवा के कामों की नई कल्पना एवं योजनाएँ तो गढ़चिरौली पहुँचने से पूर्व ही मन में साकार होने लगी थीं। परन्तु अब उसमें अधीरता और तनाव नहीं है। काल की गति एवं लय समझ लेने पर हमारे कदम बेताल नहीं होते।

मेरा दैनिक कार्यक्रम क्या होता है?

सुबह 5 बजे के करीब उठ जाता हूँ। सबेरे आधा घंटा आध्यात्मिक वाचन के बाद 40 मिनट घूमने जाता हूँ। रोज के जीने के परमोच्च क्षणों में से एक यह जंगल-भ्रमण होता है। घूमकर लौटने के बाद यौगिक क्रिया, स्नान, योगासन, शवासन करने के बाद फिर आधा घंटा प्राणायाम व ध्यान करता हूँ। शरीर और मन एक होकर किसी और तत्त्व से सुर साधने का प्रयत्न करते रहते हैं। साधारणतः 9.00 बजे के आस-पास काम की शुरुआत करता हूँ। दोपहर के खाने के बाद आधा घंटा शवासन एवं एक झपकी लेकर फिर 6 बजे तक काम करता हूँ। शाम को शोधग्राम की सामूहिक प्रार्थना होती है। रात को भोजन के बाद बच्चों के साथ थोड़ा समय बिताकर एक-डेढ़ घंटा पढ़ने-लिखने में बिताता हूँ। दस बजे के आसपास थोड़ी देर शवासन व ध्यान करके सोने चला जाता हूँ।

6.2

अपनी यात्रा के विषय में कहना पूरा हुआ। परन्तु जिस प्रश्न के कारण यह यात्रा प्रारम्भ हुई थी उसका क्या हुआ? 18 अप्रैल, 95 को छाती में दर्द के बाद 'हृदयरोग के कारण क्या मैं मर जाऊँगा?' यह जो भय मन में समा गया था, उसका क्या हुआ? मेरा मृत्यु का भय समाप्त हुआ या नहीं? मृत्यु की अनपेक्षित सम्भावना से मैं दहल गया था। परन्तु क्या भय मृत्यु से था? मृत्यु का भय यानी मृत्यु के क्षण का अथवा घटना का डर नहीं था। वहाँ तक तो मैं हो आया था। एंजिओप्लास्टी टेबल पर मृत्यु के अत्यन्त समीप जाकर मृत्यु को देखने पर वह केवल अणुविसर्जन है यह बात समझ में आ गई थी। वेदना नहीं थी, कष्ट नहीं था। फिर भय किसका था?

भय मृत्यु का नहीं, मृत्यु के कारण जीवन खो देने का था। मैं और जीना चाहता था। अभी तो जीवन में बहुत-कुछ होना बाकी था। वह सब हाथ से खिसक जाने का दुःख था। इस कारण भय एवं असुरक्षितता महसूस हुई थी। उसके लिए क्या शर्मिन्दगी? परन्तु फिर जब मृत्यु से आमना-सामना होगा तब यह शान्ति टिकेगी क्या? अच्छे-अच्छों के होश फाख्ता हो जाते हैं, मेरी क्या स्थिति होगी?

'मंगल प्रभात' किताब में 'अभय' नाम के गुण के विषय में लिखते हुए गांधीजी कहते हैं, "सारा भय देह के कारण है। देह की माया न रही तो अभय

सहज प्राप्त हो जाएगा।" अपरिग्रह के विषय में लिखते हुए वे कहते हैं, "शरीर भी परिग्रह ही है। भोगलालसा के कारण ही हमने शरीर का आवरण खड़ा किया है और उसे टिकाकर पकड़ रखा है। भोगेच्छा खूब क्षीण हो जाने पर शरीर की आवश्यकता नहीं रहती...आत्मा सर्वव्यापी है, फिर वह शरीररूपी पिंजरे में स्वयं को क्यों कैद रखे? और इस पिंजरे को बनाए रखने के लिए क्यों हर तरह के प्रयत्न करें?"

इतनी उन्नत अवस्था मेरी अवश्य ही नहीं है। गांधीजी की थी, इसलिए वे छाती में गोली लगने पर भी शान्ति से 'हे राम!' बोल सके। मैं मृत्यु के सामने कैसा व्यवहार करूँगा?" The day which we fear as our last is but the birthday of our eternity." यह भाव मृत्यु के सम्मुख भी कायम रह पाएगा क्या?

यह एक जिज्ञासा ही है। 'लान्सेट' नामक एक मेडिकल जर्नल में प्रसिद्ध वैज्ञानिकों की भेटवार्ताएँ छपती हैं। उसमें एक प्रश्न होता है "आपको कैसे मरना है?" उत्तर में अधिकांश लोग कहते हैं–"नींद में अथवा हार्ट अटैक से अचानक मरना है।" परन्तु एक ने उत्तर दिया–"पूर्ण रूप से जाग्रत अवस्था में, पूरे होशो-हवास में, एक-एक क्षण देखते हुए मरना है। मुझे वह महान अनुभव छोड़ना नहीं है!"

मेरे मित्र मराठी के सुप्रसिद्ध लेखक, डॉ. अनिल अवचट ने पत्र में लिखा–"मृत्यु का दर्शन अत्यन्त दाहक व पवित्र करनेवाला होता है। सारा 'अशुद्ध' उसमें जलकर खाक हो जाता है।" अनिल भली-भाँति जानता है। पिछले कई वर्षों से उसकी पत्नी, डॉ. सुनन्दा, कैंसर से जूझ रही है।

महाराष्ट्र के सन्त एकनाथ महाराज की एक कथा है।

एक आदमी एकनाथ महाराज से बोला, "महाराज, हम ठहरे सामान्य मनुष्य। हमारे मन में सदा सांसारिक अथवा स्वार्थवाले विचार आते हैं। आप सन्तगण इससे कैसे मुक्त रहते हैं?" एकनाथ बोले, "हम सन्तों का छोड़ो, परन्तु तुम्हारी मृत्यु सात दिन बाद होनेवाली है, यह मुझे स्पष्ट दिखाई दे रहा है।"

एकनाथ महाराज का कहा हुआ भविष्य! उस व्यक्ति ने घर लौटने पर जाने की तैयारी शुरू कर दी। सारे काम निपटा दिए, मित्रों से विदा ली। शत्रुओं से क्षमा माँगी। दान-धर्म किया। सातवें दिन महाराज जब उससे मिलने

पहुँचे तो वह बिछौने पर लेटा मृत्यु की प्रतीक्षा कर रहा था। महाराज को देखकर बोला, "महाराज, मैं आज जा रहा हूँ।"

महाराज ने पूछा, "इन सात दिनों में कितनी बार पाप के विचार मन में आए?"

"कहाँ के पाप के विचार? मुझे तो सात दिन बाद मृत्यु होनेवाली है, यही सतत दिखाई दे रहा था।" उस मनुष्य से छूटते ही जवाब दिया।

महाराज बोले, "हम सन्तों को भी सदैव आँखों के सामने मृत्यु दिखाई देती है। इसलिए हम पाप से दूर रह सकते हैं।"

सबको मैं एक ही शुभेच्छा दे सकता हूँ। हरेक को एक बार तो अवश्य मृत्यु का दर्शन होना चाहिए!

6.3

"अब आगे क्या करें?"

एंजिओप्लास्टी के बाद लखनऊ से वापस लौटने पर 20 मई, 1995 को नागपुर में मैं और रानी विचार करने लगे। मुझे इसके बाद कभी भी बड़ा हार्ट अटैक आ सकता है, इसकी तैयारी हमें रखनी ही पड़ेगी। गढ़चिरौली के जंगल में, शोधग्राम में रहते हुए वैसा अटैक आया तो मेडिकल मदद के अभाव में मेरे बचने की सम्भावना कम ही थी। इसके बाद गढ़चिरौली में ही काम किया जाए या किसी बड़े शहर में रहें जहाँ आधुनिक चिकित्सा की सहायता तुरन्त मिल सकेगी? वहाँ रहकर मेरी जान शायद कदाचित बच जाएगी, परन्तु आज तक अपनाया हुआ जीवन एवं कार्य छूट जाएँगे। क्या किया जाए?

मरने की इच्छा तो नहीं थी; किन्तु जीवन का उद्देश्य खोकर आयु बढ़ाने में क्या अर्थ है? कल मरने के भय से आज ही क्यों मौत को स्वीकार करें? हमारा आगे का आयुष्य भी यहीं, गड़चिरौली जिले में जाएगा—हमने निश्चय किया। इसे 'त्याग' वगैरह का नाम न दें। यह एक सीधा सरल विचार था। जीवन का उद्देश्य ही छूट गया तो जीवन असह्य हो जाएगा। "इहलोक (इस लोक) में कर्म करते-करते सौ वर्ष जीने की इच्छा रखनी चाहिए। तुझ देहवान के लिए यही रास्ता है। इसके सिवाय कोई दूसरा रास्ता नहीं है।" यही ईशावास्योपनिषद स्पष्ट कह रहा था। मेरे सामने दूसरा चारा

ही नहीं था। अपना काम करते हुए सौ वर्ष जीने की इच्छा तो मैं कम-से-कम कर ही सकता था!

मेरे उपचार के लिए मुझे व रानी को अप्रैल '95 में अचानक शोधग्राम छोड़कर बाहर जाना पड़ा था। 45 दिन हम बाहर थे। मैं जीवित लौटूँगा इसकी गारंटी नहीं थी। इस दौरान 'सर्च' के कार्यकर्त्ताओं ने विलक्षण प्रेरणा व एकजुटता दिखाई। किसी ने भी डूबते जहाज से छलाँग नहीं लगाई। सारे कार्यक्रम पूर्ववत नियोजित तरीके से चलते रहे। 'मेरे स्वयं के किए बिना यह काम व्यवस्थित रूप से नहीं हो सकता' ऐसा स्वयं की महत्ता के बारे में कितना झूठा खयाल था मेरा! रानी का उत्साह एवं काम की गति अपार है। मेरी बीमारी के बाद हमने काम की तीन वर्ष की नई योजना शुरू की। ग्रामीण इलाकों में नवजात शिशुओं की मृत्यु बड़े पैमाने पर होती है। उन्हें बचाने के लिए अनेक नई पद्धतियाँ विकसित करने का यह प्रयोग था—'घर-घर में नवजात शिशु सेवा।' उसका काम प्रारम्भ हो गया। अब मैं अपने अनुभव से मृत्यु का दर्द जानता था। मुझे तो जीने के लिए पूरे चवालीस वर्ष मिले थे। अबोध बच्चों पर मरने की आपदा क्यों आए? मैं लड़ सका; वे तो असहाय होते हैं। जीवन देखने के पहले ही उन्हें मरना पड़ता है। यह तो सरासर अन्याय है। भयानक अन्याय! इसे मैं न समझ पाऊँ तो और कौन समझ सकता है? अरे, यह जीवन कितना प्यारा है! बच्चों को जीने का मौका मिलना ही चाहिए। मुझे जीने का मकसद मिल गया! मैं फिर से इसी काम में जुट गया।

6.4

काम अभी भी वही करता हूँ, जो मैं पहले करता था। 'सर्च' अस्पताल में रोगियों की सेवा, 100 देहातों में ग्राम-आरोग्य सेवा व रिसर्च, व्यसनमुक्ति, युवक-युवती प्रशिक्षण, और बाल-मृत्यु घटाने के प्रयोग—ये सारे कार्यक्रम बढ़िया तरीके से चल रहे हैं। झेन पन्थ की एक पुरानी कहावत है—

"साक्षात्कार से पहले मैं लकड़ी काटता था, पानी भरता था।
साक्षात्कार के बाद भी मैं लकड़ी काटता हूँ, पानी भरता हूँ।"

मैं तो साक्षात्कार से बहुत दूर हूँ। पहले का ही काम करता हूँ, परन्तु भीतरी समझ व भाव में कुछ बदलाव हुआ है। छोटी-छोटी सांसारिक बातों में

उलझना कम हो गया है। कभी-कभी गुस्सा आता है, अपेक्षाभंग भी होती है। कई बार अनजाने में मन सपनों में खो जाता है। काम एवं परिणाम के प्रति आसक्ति भी हो जाती है। परन्तु मन में आकांक्षाएँ आते ही असन्तोष एवं तनाव शुरू हो जाता है, यह बात समझ मे आ जाती है। फिर मैं तुरन्त स्वयं को सँभाल लेता हूँ। भार दूर फेंक देता हूँ, जिस कारण अब अधिक प्रसन्नता है।

सच कहूँ तो गर्व और अट्टहास से की गई उठापटक कितनी व्यर्थ है यह भी समझ में आने लगा है। जीवन के प्रवाह में सहज रूप से तैरते रहने से हम स्वयं मंजिल पर पहुँच जाते हैं। अट्टहासपूर्वक तैरने की और पहुँचने की कोशिश करने से नाक-मुँह में पानी जाता है। परन्तु इस प्रवाह पर दिशा व गति के बोर्ड लगे हुए नहीं हैं। 'कुछ न करते हुए' केवल पानी पर सहज रूप से तरंगित रहने से इस जीवन-प्रवाह का अनुभव होता है। यह सीधा-सा प्राथमिक सत्य मेरी समझ में आने लगा।

मृत्यु की चिन्ता, जीवन का उद्देश्य व जीवन कैसे जिया जाए–इस विषय में मेरे संशय समाप्त हो गए। बुद्धि को उत्तर मिल गया। परन्तु इससे उत्तर हाथ में नहीं आ गया। नक्शे पर दिल्ली कहाँ है यह समझने में एवं प्रत्यक्ष दिल्ली पहुँचने में जो फर्क है, वैसा ही! बखूबी समझ में आ गया था कि यह विश्व, इसके पीछे का वैश्विक सत्य व मैं ये सब एक ही हैं। परन्तु इससे क्या खुद को अलग समझने की प्रवृत्ति चली गई? बुद्धि के स्तर पर जो समझा है उसे अनुभूति, वृत्ति व आचरण के स्तर पर जीना, यह खूब लम्बा सफर है। यह शरीर और मन मिट्टी का बना है, इसका बारम्बार अनुभव मुझे होता है। बुद्धि हजारों मील आगे भागती है, शरीर और मन खूब धीरे-धीरे रेंगते हैं। शरीर और मन की आदतें नहीं बदलतीं; वे बारम्बार पुरानी आदतों की ओर चले जाते हैं। परन्तु मन निराश नहीं होता। इस प्रयत्न में, यात्रा में भरपूर आनन्द का अनुभव होता है। इस जन्म में शायद इस अन्तर को पूरी तरह पार कर पाना सम्भव भी नहीं। शरीर उतने लम्बे समय तक टिकेगा यह क्या भरोसा? परन्तु प्रत्येक दिन और प्रत्येक क्षण ही यदि गन्तव्य हो जाए तो कहीं और पहुँचने की आवश्यकता क्या है? मैं कछुए की गति से चल रहा हूँ। मैं खरगोश नहीं हूँ। खरगोश की गति मुझे उपलब्ध नहीं है। होगी भी नहीं। उसका दुःख भी नहीं। कछुआ चल रहा है; अभी भी चल ही रहा है।

मेरी यात्रा अभी चल ही रही है। अनेक बार भ्रमित हो जाता हूँ–कभी परिस्थितियों के वश, कभी स्वयं के कारण। घानी के बैल जैसा उसी जगह पर चक्कर काट रहा हूँ, या स्पाइरल (घुमावदार) सीढ़ियों सी प्रत्येक चक्राकार यात्रा के बाद पहले से थोड़ा ऊपर पहुँच रहा हूँ–कह नहीं सकता। और पुनः पुरानी जगह ही पहुँचूँ तब भी इस बार नया ही अर्थ समझ में आता है।

अभी भी मैं सर्वत्र ईश्वर का दर्शन नहीं कर पाता। सारे लोगों से अभी भी पूर्ण प्रेमभाव से एकरूप नहीं हो सकता। मुझे मालूम है कि प्रेम दूसरों से जोड़ता है, बुद्धि उसमें कम पड़ती है। मेरा 'मैं' अभी विसर्जित नहीं हुआ है। समाप्त ही नहीं होता वह! बारम्बार बीच-बीच में आकर रुकावट बनता है। परन्तु मैं सतत सुधार कर रहा हूँ। रोज स्वयं को बदलने का, बनाने का आनन्द ले रहा हूँ। जेसी जैक्सन नामक नीग्रो पादरी द्वारा 1984 में कहा गया एक वाक्य मुझे सदा याद रहता है–

"मित्रो! मेरे दोषों के लिए मुझे क्षमा करो। ईश्वर ने मुझ पर काम करना अभी समाप्त नहीं किया है!"

7

स्वास्थ्य के लिए उपयोगी जानकारी और उपाय

प्रकरण 7 : स्वास्थ्य के लिए उपयोगी जानकारी और उपाय

7.1 हृदयरोग की पहचान और निदान

—हृदयरोग किन रूपों में प्रगट हो सकता है?

—हृदयरोग के निदान के लिए आवश्यक परीक्षाएँ

7.2 आपकी हृदयरोग कुंडली*

7.3 आपका दैनिक आहार, कितना आरोग्यदायी?*

7.4 आहार के प्रमुख अन्नतत्त्व

7.5 फैट्स—कौन से व कितने?

7.6 आहार में सुधार एवं वजन घटाना

7.7 अस्वाद—महात्मा गांधी

7.8 फाइबर

7.9 व्यायाम के लाभ

7.10 आप कितने सक्रिय हैं?*

7.11 आप शारीरिक दृष्टि से कितने फिट हैं?*

7.12 कौन-सा व्यायाम चुनूँ?

7.13 कितना व्यायाम करें?

7.14 कैसे चलें?

7.15 शरीरश्रम—महात्मा गांधी

---

* यह परीक्षा खेलकर स्वयं उत्तर ढूँढ़िए

7.1 हृदयरोग की पहचान और निदान

हृदयरोग कौन-कौन-से रूपों में प्रगट हो सकता है?

1. अचानक मृत्यु – हृदय का अचानक रुक जाना।
2. एंजायना – हृदय की तीन प्रमुख रक्तवाहिनियों में से कोई भी एक अथवा अधिक रक्तवाहिनियाँ बन्द होने से हृदय के कुछ भाग में पूर्ण रक्त संचार नहीं हो पाता। विश्राम की अवस्था में तकलीफ नहीं होती। परन्तु चलने पर अथवा श्रम करने पर अपूर्ण रक्तसंचार के कारण हृदय के आसपास वेदना होती है। (छाती, बायाँ हाथ, दोनों हाथ, गर्दन, जबड़े एवं ठुड्डी)
3. हार्ट अटैक – हृदय की रक्तवाहिनी अचानक भीतर से बन्द होने की वजह से हृदय के कुछ हिस्से का रक्त संचार पूरी तरह से रुक जाता है। हृदय का उतना भाग हमेशा के लिए मृत या बेकार हो जाता है।
   छाती में तीव्र वेदना होती है, जो 30 मिनट से अधिक समय तक बनी रहती है। साथ में पसीना, उल्टियाँ और थकान। कई बार पेट की गैस, एसिडिटी, छाती के स्नायुओं का दर्द अथवा चिन्ता के कारण भी हार्टअटैक के दर्द जैसा भ्रामक दर्द हो सकता है; तो कभी-कभी असली हार्ट अटैक पूर्ण रूप से वेदनारहित हो सकता है (सायलैन्ट इन्फार्क्शन।) इससे रोगी एवं डॉक्टर दोनों ही कई बार धोखा जा जाते हैं।
4. हृदय का पम्प कमजोर होना – श्रम करने पर साँस फूलना, अथवा बिस्तर में साँस फूलना, पैरों पर सूजन।
5. अनियमित हृदयगति – छाती की धड़कन बढ़ना, नाड़ी का अनियमित होना अथवा बहुत तेजी से चलना।
6. हार्ट ब्लाक – हृदय की गति अचानक खूब धीमी (30-40 प्रति मिनट) हो जाना, चक्कर आना, बेहोश होना।

हृदयरोग की परीक्षा

हृदयरोग निदान के लिए परीक्षा (Test)	हृदयरोग की सही पहचान करने की क्षमता	कीमत (रुपए)
1. **हिस्ट्री** (रोगी द्वारा दी गई जानकारी, अपने कष्ट का वर्णन) छाती का दर्द अन्य कई कारणों से भी हो सकता है। साथ ही, छाती का हर दर्द हृदयरोग के कारण नहीं होता।	रोग की शंका	
2. **डॉक्टर द्वारा शारीरिक जाँच**	रोग की शंका	डॉक्टर की फीस
3. **ई. सी. जी. :** (आराम से लिटाकर) ई.सी.जी. यह परीक्षा पूरी तरह से संवेदनक्षम नहीं है। अनेक बार रोग होते भी ईसीजी में रोग का पता नहीं चलता। इसके विपरीत, ई.सी.जी. के कुछ बदलाव ऐसे हैं जो कि हृदयरोग के अलावा अन्य कारणों से भी हो सकते हैं। ई.सी.जी. परीक्षण की यह दुहरी मर्यादा है। ई.सी.जी. से रोग निदान न होने पर आगे के टेस्ट किए जाते हैं।	एंजाइना की हालत में 30%, हार्ट अटैक होने पर 80%	150
4. **ट्रेडमिल टेस्ट–**शारीरिक श्रम के दरम्यान (घूमते हुए पट्टे पर चलते हुए) ई.सी.जी.	55 से 75%	600
5. **इको-कॉर्डिओग्राफी–**आराम करते हुए एवं चलकर	85%	1-2 हजार
6. **स्ट्रेस थैलियम टेस्ट–**साइकिल चलाकर या ट्रेडमिल पर चलने के बाद थैलियम इंजेक्शन और फिर स्कैनिंग	80%	5-8 हजार
7. **कोरोनरी एंजिओग्राफी–**हृदय में नली डालकर रक्तवाहिनियों के फोटो। इसकी रोग निदान क्षमता 100% मानी जाती है, **परन्तु हृदय की रक्तवाहिनियों के तात्कालिक आकुंचन** (कोरोनरी स्पाज्म) व हृदय की सूक्ष्म रक्त-वाहिनियों का रोग इन दो प्रकार के हृदयरोगों में कॉरोनरी एंजियोग्राफी नार्मल आ सकती हैं।	100%	10-15 हजार

मेरे हृदयरोग के निदान ने मुझे खूब बेवकूफ बनाया था और इसके विषय में मेरे मन में बहुत विषाद एवं अपराध की भावना थी। एक दिन 'लान्सेट' नामक जगप्रसिद्ध चिकित्सकीय जर्नल का हृदयरोग पर वार्षिक विशेषांक प्रकाशित हुआ। इस अंक के अतिथि सम्पादक हृदयरोग के विश्वप्रसिद्ध विशेषज्ञ हैं। उन्होंने लिखा था, "गत वर्ष मुझे हर्ट अटैक आया, तब छाती में दर्द होते हुए भी चिकित्सकीय निदान करके मदद लेने में मैंने 72 घंटे की देर कर दी। मेरी इस मूर्खता के कारण मुझे बहुत शर्मिंदगी महसूस होती थी। अतएव मैंने पिछले कुछ वर्षों में जिन्हें हार्ट अटैक हो चुका है ऐसे विश्व के दस प्रमुख हृदयरोग विशेषज्ञों से उनके अनुभव पूछे। दसों विशेषज्ञों ने स्वयं के चिकित्सकीय निदान में गलती की थी, उसे टाला था व इलाज में देरी की थी।"

विश्वस्तरीय हृदयरोग विशेषज्ञों की ऐसी अजीब संगति पाकर मेरी अपराध भावना व शर्मिन्दगी कम हुई। स्वयं के स्वास्थ्य के विषय मे हम डॉक्टर्स कई बार गलती करते हैं, मात्र यह बात भली-भाँति ध्यान रही।

7.2 आपकी हृदयरोग कुंडली

(जिन्हें अभी हृदयरोग नहीं है वे आनेवाले 10 वर्षों में हृदयरोग के खतरे की सम्भावना जानने के लिए इस कुंडली में स्वयं से सम्बन्धित जानकारी भरें। जो जानकारी उपलब्ध न हो उसे प्राप्त करके कुंडली यथासम्भव पूरी भरें।)

नाम.................................... स्त्री/पु. .... ता ....(अंक)*

1. उम्र ....
2. माता-पिता/भाई/बहिन में से किसी को 55 वर्ष से कम उम्र में हृदयरोग हुआ है? हाँ / नहीं ( )
3. धूम्रपान करते हैं? हाँ / नहीं ( )
4. रोज व्यायाम (30 मिनट अथवा अधिक) करते हैं? हाँ / नहीं ( )
5. आपका काम एवं जीवनशैली शारीरिक श्रम की है अथवा बैठक वाली? श्रम/बैठक ( )
6. मानसिक तनाव/ जल्दबाजी/महत्त्वाकांक्षी? (टाइप ए व्यक्तित्व) हाँ / नहीं ( )
7. दूसरों को अपने मन की भावनाएँ खुलकर व्यक्त करते हैं? (प्रेम/क्रोध/दुःख व्यक्त करते हैं?) हाँ / नहीं ( )
8. जीवन के प्रति दृष्टिकोण आशावादी/सकारात्मक है? हाँ / नहीं ( )
9. आहार में मक्खन, घी, अंडे, तले हुए पदार्थ, मिठाई, मांसाहार कितनी बार लेते हैं? रोज/कभी-कभी/बहुत कम ( )
10. आहार में हरी सब्जियाँ, सलाद, फल भरपूर लेते हैं? हाँ / नहीं ( )
11. क्या जन्म के समय आपका वजन 2.5 किलो से कम था? हाँ / नहीं ( )
12. बॉडी मास इन्डेक्स कितना है? (देखें पृ. 79) .... ( )
13. वेस्ट/हिप रेशो अर्थात् पेट/नितम्ब अनुपात (देखें पृ. 72) .... ( )
14. क्या डायबिटीज है? हाँ / नहीं ( )
15. ऊपर का (सिस्टॉलिक) ब्लड प्रेशर कितना है? .... ( )
16. खून में कुल कोलेस्ट्रॉल कितना है? .... ( )
17. कुल कॉलेस्ट्राल/एच.डी. एल. रेशो कितना है? .... ( )
18. ई.सी.जी. में हृदय पर भार है? (लेफ्ट वेन्ट्रिक्युलर हायपरट्राफी)? हाँ / नहीं ( )

....

कुल अंक ....

---

* यह प्रश्नावली भरने के बाद अंक कैसे दें यह पृ. 180 से 183 पर देखें।

हृदयरोग की कुंडली : अंक कैसे दें?

1. लिंग व आयु

पुरुष		स्त्री	
आयु	अंक	आयु	अंक
30	–2	30	–12
32	0	32	–9
34	+1	35	–5
35	+2	38	–2
37	+3	40	0
39	+4	42	+2
40	+5	45	+4
45	+7	48	+6
46	+8	50	+8
50	+10	55	+10
53	+11	60	+12
55	+12	65	+14
58	+13	70	+16
60	+14	74	+19
65	+16		
74	+19		

2. क्या माता/पिता/बहिन/भाई में से किसी को 55 वर्ष की उम्र से पहले हृदयरोग हुआ है? — हाँ = +5; नहीं = 0

3. धूम्रपान? — हाँ = +4; नहीं = 0

4. व्यायाम (रोज करीब 30 मिनट) — हाँ = –2; नहीं = +2

5. जीवनशैली — बैठकवाली = +2; श्रम = 0

6. मानसिक तनाव/जल्दबाजी/महत्त्वाकांक्षा — हाँ = +2; नहीं = 0

7. अपनी भावनाएँ खुले मन से बताते हैं?
(आनन्द/क्रोध/नाराज/दुःख प्रगट करते हैं?)
हाँ = 0
नहीं = +2

8. जीवन् में दृष्टिकोण?
आशावादी = 0
नकारात्मक = +2

9. भोजन् में तले हुए पदार्थ, मक्खन, घी,
मिठाई, अंडे अथवा मांसाहार?
रोज = +3
कभी-कभी = +1
शायद ही कभी = 0

10. रोज फल, हरी सब्जी, सलाद आदि भरपूर खाते हैं?
हाँ = –2
नहीं = +2

11. जन्म के समय आप 2.5 किलो से कम वजन के थे?
हाँ = +2
नहीं = 0

12. बॉडी मॉस इन्डेक्स (बी.एम. आय)
22 = –2
22 – 25 = +1
25 – 30 = +3
30 से अधिक = +4

13. वेस्ट/हिप रेशो
0.85 = 0
0.85 – 0.90 = +1
0.90 – 0.99 = +2
1.00 से अधिक = +3

14. डाइबिटीज
नहीं = 0
हाँ = +6

15. सिस्टॉलिक ब्लडप्रेशर मि. मि.
98 – 104 = –2
105 – 112 = –1
113 – 120 = 0
121 – 129 = +1
130 – 139 = +2
140 – 149 = +3
150 – 160 = +4
161 – 174 = +5
175 – 185 = +6

16. रक्त में कुल कॉलेस्ट्रॉल

मि. ग्रा.	गुण
139 – 150	–3
151 – 166	0

	167 – 182	+2
	183 – 199	+3
	200 – 219	+5
	220 – 239	+7
	240 – 262	+8
	263 – 288	+9
	289 – 315	+10
	316 – 330	+11
17. कॉलेस्ट्रॉल/एच. डी. एल. रेशो	3	–3
	3 – 4	–1
	4 – 5	+2
	5 – 6	+4
	7	+6
18. ई.सी.जी. में हृदय पर भार?	नहीं =	0
(लेफ्ट वेंट्रीक्युलर हायपरट्राफी)	हाँ =	+9

आपको हृदयरोग का कितना खतरा है?

आपके कुल अंक	अगले 10 वर्षों में आपको हृदयरोग का कितना खतरा है?
5 से कम	कम
5 से 14	मध्यम
15 से 24	काफी ज्यादा
25 से अधिक	बहुत अधिक

टिप्पणी–यह कुंडली अमेरिका की प्रसिद्ध फ्रामिंगहॉम स्टडी पर आधारित 'रिस्क स्केल' में भारतवंशियों के खतरों को ध्यान में रखते हुए व्यक्त किया गया खतरे का अन्दाजा है। यह प्रत्येक मनुष्य पर शत-प्रतिशत सही लागू होगी, ऐसा नहीं है।

हमारे शरीर में अथवा जीवन में कौन-कौन-से खतरे के घटक हैं यह जानकर कहाँ व कैसे खतरों को कम किया जा सकता है, इसका निर्देश भी इस कुंडली द्वारा मिलता है।

7.3 आपका दैनिक भोजन : कितना आरोग्यदायी?

	अ	ब	क
1. मांसाहार और अंडे कितनी बार खाते हैं?	रोज	सप्ताह में 1-2 बार	नहीं
2. आप दूध कौन से प्रकार का पीते हैं?	भैंस का या फुल क्रीम दूध	टोंड मिल्क	स्किम्ड मिल्क
3. आप मक्खन/घी/चीज/तले हुए पदार्थ इनमें से कुछ भी कितनी बार खाते हैं?	रोज	सप्ताह में 2-3 दिन	सप्ताह में 1 या कम बार
4. आप मिठाई/आईसक्रीम/चॉकलेट कितनी खाते हैं?	रोज	सप्ताह में 2 बार	1 बार या उससे भी कम
5. आप चावल/ब्रेड सफेद खाते हैं या ब्राउन?	सफेद	दोनों	ब्राउन
6. आप घर में अथवा बाहर सब्जी/दाल कैसी खाते हैं?	भरपूर तेल की छौंक वाली	कम तेल वाली	बिना छौंक की
7. आप दिनभर में चाय/कॉफी में कुल कितने चम्मच शक्कर लेते हैं? (घर/ऑफिस/यात्रा/होटल मिलाकर)	6 चम्मच अथवा अधिक	2-5 चम्मच	2 चम्मच से कम
8. आप कितनी बार फल खाते हैं?	सप्ताह में 1 बार	2-3 बार	रोज
9. आप हरी पत्ती वाली सब्जियाँ कितनी बार खाते हैं?	सप्ताह में 1 बार	2-3 बार	रोज
10. आप कच्ची सलाद/गाजर/ककड़ी/अंकुरित अनाज कितनी बार खाते हैं?	सप्ताह में 1 बार	2-3 बार	रोज
11. आपका सबेरे का नाश्ता अथवा दिन के स्नेक्स क्या होता है?	टोस्ट-मक्खन, अंडे/आमलेट/मिठाई/पकोड़े/तले हुए पदार्थ	इडली, उपमा, आलू, पोहे, बिस्किट	फल, सीरियल्स
12. रोटी/भात (चावल) पर क्या लेते हैं?	घी	तेल	कुछ नहीं
13. आपको खाने के साथ क्या पसन्द है?	अचार, तले हुए पापड़	छाँछ	सूप, कच्चा सलाद, चटनी
14. आपके खूब पसंदीदा पदार्थ कौन से हैं?	मिठाई/आईस-क्रीम/नॉनवेज	तली हुई चीजें, तीखे/नमकीन	फल
15. आप कोल्ड ड्रिंक्स (पेप्सी, लिम्का, फ्रूटी, फ्लेवर्ड मिल्क आदि) कितना लेते हैं?	रोज	सप्ताह में 2 बार	1 बार अथवा कम
प्रत्येक मद के अंक	**अ = –3**	**ब = 0**	**क = 3**

आपके कुल अंक?

निष्कर्ष : कुल अंक

30–25 : आपकी आहार की पसन्द और आदतें अच्छी हैं। स्कोर 40 से ऊपर रखें।

20–29 : आहार में त्रुटियाँ हैं, इससे भविष्य में बीमारी हो सकती है। सुधारिए।

19 से कम : आपका आहार खतरनाक है। रोग का निर्माण करनेवाला है। पसन्द एवं आदतें तुरन्त बदलें।

7.4 आहार के मुख्य अन्नतत्व

	प्रतिग्राम कॅलरी
1. प्रोटीन	4
2. कार्बोहाइड्रेट्स	
– शर्करा (मीठे पदार्थ, शक्कर)	4
– स्टार्च आदि (गेहूँ, चावल, दालें, आलू)	4
– फाइबर (तन्तुमय पदार्थ)	0
– घुलनशील (सोल्युबल) फाइबर	
– अघुलनशील (इन्सोल्युबल) फाइबर	
3. फैट्स (स्निग्ध पदार्थ)	9
4. मिनरल्स-लौह, कैल्शियम आदि	0
5. विटामिन्स (जीवन सत्व)	0
6. पानी	0

7.5 फैट्स–कौन से व कितने?

1. फैट्स ये फैटी एसिड्स से बने होते हैं। हमारे शरीर की फैटी एसिड की आवश्यकता पूरी करने के लिए रोज 14 ग्राम फैट्स काफी है।

- अधिकांश अमेरिकी एवं सम्पन्न भारतीय रोज 60-90 ग्राम फैट्स खाते हैं। अर्थात वे अपनी कुल कैलरीज का 25-35% प्रतिशत फैट से लेते हैं। इससे वजन एवं कोलेस्ट्रॉल बढ़ता है।
- सर्वसामान्य निरोगी व्यक्ति (जिसे हृदयरोग नहीं है एवं जिसका कोलेस्ट्रॉल 150 मि. ग्राम से कम है) को फैट से मिलनेवाली कैलरीज का अनुपात आहार से मिलनेवाली कुल कैलरीज के 20% से कम रखना चाहिए। अर्थात मध्यम वर्गीय निरोगी व्यक्ति को आहार में फैट रोज 40 ग्राम तक सीमित रखना चाहिए।
- ऑर्निश की उपचार-पद्धति के अनुसार हृदयरोग के उपचार के लिए अथवा कॉलेस्ट्रॉल कम करने के लिए जिनको प्रयत्न करना हो उन्हें आहार में केवल 10% कैलरीज फैट्स के रूप में

लेनी चाहिए। (कुछ अदृश्य फैट अन्य अन्न तत्वों में नैसर्गिक रूप से स्वयमेव होता है।) अतः ऐसे व्यक्तियों को–जो अधिकांश बैठकवाली जीवनशैली के होते हैं–रसोई में प्रतिव्यक्ति रोज 20 ग्राम (4 छोटे चम्मच) तेल ही उपयोग करना चाहिए।

2. कितना फैट खाया जाए इसके साथ-साथ कौन-से प्रकार का फैट खाया जाए, यह भी अत्यन्त महत्त्वपूर्ण है।

फैट के प्रकार :

(अ) सेच्युरेटेड फैट – दूध, मक्खन, घी, मटन, अंडे, नारियल तेल एवं थोड़े परिमाण में अन्य सब तेलों में।

(आ) मोनो अनसेच्युरेटेड – मूँगफली अथवा तिल का तेल, सरसों तेल, ऑलिव्ह का तेल, मछली इनमें अधिक अनुपात में।

(इ) पॉली-अनसेच्युरेटेड – सफोला, सनफ्लावर तेल, सोयाबीन तेल में अधिक अनुपात में। इसके अन्तर्गत दो प्रकार के फैटी एसिड हैं–ओमेगा 6 व ओमेगा 3

ओमेगा 6 – मर्यादा से ज्यादा खाने से वजन बढ़ाते हैं, प्रतिकार शक्ति कम करते हैं। हृदयरोग व कैंसर बढ़ सकता है। 'सफोला' तेल में यह बहुत ज्यादा मात्रा में है।

ओमेगा 3 – हृदय के लिए अच्छा है।
– सरसों अथवा कॅनोला तेल, अलसी तेल थोड़ा सोयाबीन तेल में
– मछली (परन्तु इसमें सेच्युरेटेड फैट भी है)
– साबुत अनाज (छिलके सहित), बीन्स (उदाहरण राजमा)
– हरी सब्जियाँ
– सोयाबीन

हमारे आहार में ओमेगा 6 व ओमेगा 3 का अनुपात 5:1 रखना चाहिए।

3. तेल–नारियल और पाम तेल के अलावा वनस्पति से निर्मित सारे तेल प्रमुख रूप से अनसेच्युरेटेड हैं। वे कम घातक हैं, परन्तु इन सबमें भी कुछ

सेच्युरेटेड फैट्स तो है ही (टेबल देखिए)। आखिर वनस्पतिजन्य तेल वजन तो बढ़ाते ही हैं।

- सारे तेल 100% फैट हैं, अतः सीमित मात्रा में ही लेने चाहिए।
- वनस्पति तेल (उदाहरण डालडा) व तले हुए पदार्थ बनाते समय तेल के अनसेच्युरेटेड फैटी एसिड्स ट्रान्स-फैटी एसिड्स में परिवर्तित हो जाते हैं। वे हृदयरोग व कैन्सर पैदा करते हैं ऐसा संशय है।

4. फैट्स के स्रोत व उनमें विभिन्न फैटी एसिड्स का अनुपात (%)

स्रोत	सेच्युरेटेड (S.F.A)	पॉली-अनसेच्युरेटेड (PUFA)	मोनो अनसेच्युरेटेड (MUFA)
1. नारियल तेल	87.9	0.8	7.8
2. कॉर्न ऑइल	12.7	57.4	24.6
3. कॉटन सीड ऑइल	25.9	47.8	22.9
4. मूँगफली तेल	20.9	29.9	47.9
5. सरसों तेल	10.7	32.6	56.0*
6. ऑलिव ऑइल	14.2	8.2	71.4
7. सूर्यमुखी तेल	9.1	66.2	25.1
8. पाम ऑइल	47.9	9.0	37.9
9. सनफ्लावर (करडी, कुसम)	10.7	78.5	17.7
10. तिल तेल	13.4	44.5	41.2
11. सोयाबीन तेल	13.1	57.2	28.9
12. मक्खन	49.8	1.8	20.1

* 9% ओलेइक एसिड और 46.5% इरूसिक एसिड

(**Source :** Nutritive Value of Indian Foods by C. Gopalan, National Institute of Nutrition, Indian Council of Medical Research, Hyderabad, 1994)

आहार में से सैच्युरेटेड फैट्स हटाने का व ओमेगा-6 फैट कम करने का प्रयत्न करना चाहिए। फैट की कुल सीमा में रहते हुए मोनो-अनसैच्युरेटेड व ओमेगा-3 फैट का अनुपात बढ़ाना चाहिए। ये हृदयरोग कारक नहीं हैं।

भारत में सहज उपलब्ध (1) सरसों, (2) मूँगफली व (3) अलसी या सोयाबीन इन तीन तेलों को समभाग मिलाने से मोनोअनसेच्युरेटेड, पॉलीअनसैच्युरेटेड (ओमेगा 3 व ओमेगा 6) और कम-से-कम सेच्युरेटेड ऐसा फैटी एसिड्स का सन्तुलन सधता है। इसमें मूँगफली के बदले तिल का तेल चल सकता है। (क्योंकि उसमें भी मोनोअनसैच्युरेटेड भरपूर किन्तु सैच्युरेटेड फैटी एसिड्स कम है)। सरसों/कॅनोला तेल में पाये जानेवाले PUFA में काफी ओमेगा-3 फैटी एसिड्स है, जो हृदय के लिए फायदेमन्द है। सूर्यमुखी और करड़ी का तेल ('सफोला' तेल) का प्रचार 'हृदयसंरक्षक' के रूप में होने पर भी उनके PUFA में ओमेगा-6 फैटी एसिड अधिक हैं व ओमेगा-3 व मोनो-अनसेच्युरेटेड फैटी एसिड्स कम हैं। अतः वे सुरक्षित नहीं हैं।

ओमेगा-3 बढ़ाने के लिए आहार में तेल के बजाए हरी सब्जियाँ, छिलके सहित अनाज व बीन्स (उड़द, राजमा, सोयाबीन) बढ़ाने चाहिए।

5. दूध

	फैट : (सैच्युरेटेड)	**कैलरीज (100 मिली)**	**फैटजन्य कैलरीज (%)**
1. भैंस का दूध	7	100	70
2. गाय का दूध	4	70	50
3. डेयरी दूध	4	70	50
4. टोन्ड मिल्क	3	61	45
5. लो फैट मिल्क	2	52	35
6. डबल टोन्ड मिल्क	1.5	47	22
7. स्किम्ड मिल्क	0	35	0

मक्खन = 80% फैट, घी = 100% फैट

दूध, दही, मक्खन, घी इनका फैट सेच्युरेटेड होने के कारण घातक है। उससे कोलेस्ट्रॉल बढ़ता है। फुल फैट मिल्क की बजाए लो फैट मिल्क (2% फैट) **अधिक** अच्छा है। केवल स्किम्ड मिल्क ही पूर्णतः फैट व **कॉलेस्ट्रॉलरहित** है। हृदयरोगियों को अथवा जिन्हें कोलेस्ट्रॉल कम करना है

उन्हें दूध, दही, छाछ व चाय के लिए स्किम्ड मिल्क उपयोग में लाना चाहिए। बाजार से स्किम्ड मिल्क पाउडर लाकर उसका दूध घर में ही बड़ी आसानी से तैयार किया जा सकता है। उसकी प्रति लीटर कीमत डेयरी के दूध जितनी ही होती है। लो फैट या स्किम्ड मिल्क इस्तेमाल करने का अन्य फायदा यह है कि वजन कम करने में मदद करते हैं।

6. अधिकांश मांसाहार व अंडों में फैट का अनुपात अधिक है व वे सब सेच्युरेटेड होने से घातक हैं।

7. हृदयरोगियों को, ऑर्निश पद्धति के अनुसार, रोज 8 ग्राम मोनो-अनसेच्युरेटेड फैट, 8 ग्राम पॉली-अनसेच्युरेटेड फैट, 8 ग्राम सेच्युरेटेड फैट इस अनुपात में कुल 24 ग्राम जितना मर्यादित फैट आहार में लेना चाहिए। इसके हेतु–

1. तीन तेलों का समभाग मिश्रण (सरसों, मूँगफली और अलसी या सोया तेल) 20 ग्राम रोज ले सकते हैं। बाकी जरूरत अनाजों में उपस्थित अदृश्य फैट से पूरी होगी।
2. आठ ग्राम सैच्युरेटेड फैट अलग से लेने की आवश्यकता नहीं है। 20 ग्राम मिश्र तेल व अन्य आहार में अदृश्य फैट से ही वह मिल जाता है।
3. साबुत अनाज, हरी सब्जियाँ, बीन्स लें।

7.6 आहार सुधारना और वजन घटाना

सम्पन्न या मध्यवर्गीय भारतीयों के आहार में सामान्यतः निम्न दोष दिखाई देते हैं–

1. हरी सब्जियाँ, सलाद और फलों की कमी।
2. अनाज का छिलका (ब्रान) निकालकर सफेद आटा (मैदा) अथवा चावल का उपयोग।
3. उपरोक्त कारणों से आहार में फाइबर व एन्टीऑक्सीडण्ट विटामिन्स की कमी।
4. सैच्युरेटेड फैट्स का प्रमाण अधिक (घी, दूध-दही, अंडे व मांसाहार ये सैच्युरेटेड फैट्स के प्रमुख स्रोत हैं)
5. मिठाई व तले हुए पदार्थों की अधिकता। तले हुए पदार्थों से वजन तो बढ़ता ही है साथ ही तलने से तेल में ट्रान्स-फैटी एसिड्स बनते रहते हैं, जो कैंसर का निर्माण करते हैं।
6. ओमेगा-3 फैटी एसिड्स का परिमाण कम।

अपने आहार को सही बनाने व वजन कम करने के लिए मुझे ज्ञात हुई कुछ उपयुक्त जानकारी एवं युक्तियाँ इस प्रकार हैं–

1. हमारा वजन कितना हो? वजन की तालिका से इच्छित वजन का निश्चय नहीं करना चाहिए। ये तालिकाएँ बहुधा पुरानी जानकारियों पर आधारित हैं जब बॉडी मॉस इन्डेक्स 25 से 30 तक सुरक्षित मानो जाता था। वजन कितना हो यह निश्चय करने के तीन मापदंड इस प्रकार हैं :

   – बॉडी मॉस इन्डेक्स = $\dfrac{\text{वजन (कि.ग्रा.)}}{\text{ऊँचाई (मी.) का वर्ग}}$ = 19 से 21 होना चाहिए।

   – वेस्ट/हिप रेशो 0.85 अथवा कम होना चाहिए।

   – आपका वजन आयु के 25वें वर्ष में जितना था उतना ही बनाए रखें। इन आधारों पर अपना इच्छित वजन निश्चित कीजिए।
2. शरीर में चर्बी बढ़ने से वजन बढ़ता है; और इसका कारण है खाना अधिक, श्रम कम। यह असन्तुलन बदलने से वजन कम होता है। खाना कम, श्रम अधिक करें।

3. केवल आहार नियन्त्रित करने से थोड़े समय तक वजन नियन्त्रित होता है। किन्तु स्थायी नियन्त्रण के लिए शरीर के स्नायु बढ़ाना आवश्यक है। स्नायुओं के बढ़ने से शरीर की भट्‌टी ज्यादा जोर से जलती है; उससे शरीर का फैट जल्दी कम होता है। साथ ही इन्सुलिन प्रतिरोध भी कम होता है। स्नायु बढ़ाने के लिए व्यायाम आवश्यक है। इस प्रकार वजन नियन्त्रण के लिए व्यायाम व आहार-नियन्त्रण दोनों आवश्यक हैं।
4. चलना उत्कृष्ट व्यायाम है। रोज 3 से 4 कि. मी. चलना चाहिए। वजन कम करने के लिए भी चलना बहुत उपयोगी है।
5. शरीर के 1 किलो फैट में से 8000 कैलरीज ऊर्जा निकलती है। व्यायाम से रोज 300 कैलरीज जलाने पर महीने भर में 300 × 30 = 9000 कैलरीज अर्थात प्रत्येक महीने में करीब 1 किलो वजन कम हो सकता है बशर्ते भोजन की मात्रा बढ़ाई न जाए।
6. कैलरीज जलाने के लिए :
   - रोज चलिए।
   - चलने की गति बढ़ाने से प्रति मिनट अधिक कैलरीज जलती हैं। चलने का मतलब टहलना नहीं है। तीव्र गति से चलिए। ब्रिस्क अथवा एरोबिक वॉक करिए।
   - घरेलू काम कीजिए। ये पुरुषों के लिए भी उपयोगी हैं।
   - खेत अथवा बगीचे में काम कीजिए।
7. शरीर में चर्बी बढ़ानेवाले सबसे महत्त्व के दो अन्न तत्त्व हैं–फैट्‌स व शक्कर। फैट्‌स में प्रति ग्राम 9 कैलरीज होती हैं। यदि श्रम करके इन कैलरीज का उपयोग नहीं किया तो आहार में खाए गए फैट की 97% चर्बी बन जाती है। शक्कर अथवा मीठे कार्बोहाइड्रेटस में प्रति ग्राम 4 कैलरी होती है; साथ ही उसमें प्रोटीन, विटामिन, फाइबर नदारद होते हैं। इस कारण उन्हें 'खोखली कैलरी' कहते हैं।
8. बचपन से ही हमें इनाम के तौर पर या आनन्द के अवसरों पर मीठे व फैट से बनी मिठाइयाँ खाने के लिए दी जाती हैं। इससे मन एवं जुबान को स्वीट-फैट जोड़ी की लत लग जाती है। स्वीट-फैट खाने का शौक किसी व्यसन से कम नहीं होता। उसकी अनिवार्य इच्छा पैदा

होती है। केवल मीठा या केवल फैट अधिक नहीं खाया जा सकता। क्या आप सिर्फ आधा किलो शक्कर या सिर्फ तेल खा सकते हैं? अलबत्ता स्वीट-फैट की जोड़ी जमने पर उसे खूब खाया जा सकता है और खाया भी जाता है। मोटे लोगों को फैट ज्यादा ही भाता है। यह विषचक्र ही है।

9. हृदयरोगियों को अपने खून में कॉलेस्ट्रॉल कम करने के लिए अपने आहार की केवल 10% कैलरीज ही फैट के रूप में लेनी चाहिए। रोज कितना फैट खाना उचित है व उसमें कितना अंश सेच्युरेटेड फैट होना चाहिए इसकी जानकारी प्रकरण 7.5 में दी गई है।
10. जिन्हें हृदयरोग नहीं है, जिनका वजन ज्यादा नहीं है अथवा जिनके खून में कोलेस्ट्रॉल की मात्रा 150 मि. ग्राम से अधिक नहीं है उन्हें फैट को इतना कम (10% कैलरीज) करने की आवश्यकता नहीं है। उन्हें सब प्रकार के फैट्स मिलाकर कुल कैलरीज में से 20% से अधिक कैलरीज फैट से नहीं लेनी चाहिए। अर्थात रोज 40 ग्राम फैट काफी है। परन्तु भोजन में फैट्स की मात्रा कम रखने से वजन व कॉलेस्ट्रॉल नहीं बढ़ता।
11. तेल, मक्खन, घी, चीज इनका फैट तो दिखाई देता है। परन्तु दूध एवं दूध के पदार्थ, मिठाई, चॉकलेट, आईसक्रीम, अंडे, मांस, मछली, तली हुई वस्तुएँ, मूँगफली से बनी वस्तुएँ इनमें भी भरपूर फैट होता है।
12. घर के सारे व्यक्तियों को मिलाकर एक महीने में कितना तेल उपयोग में लाना चाहिए इसका हिसाब करके उतना ही तेल हर माह खरीद कर घर में लाना चाहिए। मूँगफली, अलसी या सोया, व सरसों के तेल का सप्रमाण मिश्रण इस्तेमाल करना चाहिए। रसोईघर सँभालनेवाले व्यक्ति को तेल के मासिक कोटे में से हर सप्ताह राशन निकालकर उतना तेल ही सप्ताह भर चलाना चाहिए।
13. फैट्स की यह मर्यादा छोटे बच्चों के लिए नहीं है। शरीर बढ़ने का समय होने के कारण उन्हें अधिक कैलरीज चाहिए। परन्तु बच्चों को बचपन में जो खाने की आदत पड़ जाती है वही जीवनभर की पसन्द हो जाती है। इसको ध्यान में रखते हुए स्वीट-फैट खाने की आदत नहीं डालनी चाहिए। फल खाने की आदत डालिए।

14. तले हुए खाद्य पदार्थ अथवा मिठाई सप्ताह में एक बार से अधिक नहीं खाना चाहिए। न घर में बनाएँ न ही बाजार से लाएँ।
15. फाइबररहित प्रोसेस्ड फूड्स, बेकरी प्रोडक्ट्स, फास्ट फूड्स बाजार में खूब मिलते हैं। इनमें फैट ज्यादा और फाइबर न के बराबर होता है। अर्थात ये दोनों तरह से अपाय करते हैं। इनका उपयोग कम-से-कम करना चाहिए।
16. मूँग, मोंठ जैसी दालें अंकुरित करके उन्हें भोजन में इस्तेमाल करना चाहिए। राजमा अच्छा है।
17. खाना खाते वक्त भोजन का प्रारम्भ मुख्य अन्न से न करते हुए शुरू में थाली में केवल अंकुरित दालें, सूप, सलाद, गाजर, ककड़ी आदि आरोग्यदायी अन्न परोसना चाहिए। ये सब खाने के बाद मुख्य अन्न (दाल-चावल, रोटी) परोसिए। ऐसा करने से मुख्य अन्न की मात्रा और कैलरीज अपने-आप कम हो जाती है। भूखा रहे बिना डायटिंग किया जा सकता है।
18. खाए हुए अन्न का परिवर्तन शरीर में शर्करा में होता है। दिन में दो बार भरपेट खाने से खून में शर्करा की बाढ़ आ जाती है। इसके बजाए दिन में 4-5 बार परन्तु थोड़ा-थोड़ा खाना चाहिए। ऐसा करने से खून में शक्कर के बड़े स्विंग्स अथवा चढ़ाव-उतार नहीं होंगे। मानवशरीर दिन में दो बार पेट भर खाने के लिए नहीं बना है। मानव के पूर्वज दिनभर जंगल में भटकते थे और जो मिलता निरन्तर खाते रहते थे। दिनभर का कुल आवश्यक आहार 4-5 बार में फैलाकर खाने से खून में शुगर व कॉलेस्ट्रॉल की मात्रा कम होती है।
19. लेकिन अनेक बार खाने पर भी दिनभर का कुल आहार बढ़ना नहीं चाहिए।
20. दोनों भोजनों के बीच सच्ची भूख लगने पर मीठा नहीं खाना चाहिए। मीठा खाते ही खून की शर्करा तुरन्त बढ़ जाती है और फिर दो घंटों में तेजी से कम होती है। (रिबाउण्ड हायपोग्लायसीमिया) इस कारण फिर मीठा खाने की इच्छा होती है। 'भूख-मीठा-भूख' का चक्र जारी रहता है जो घातक है।

21. दो भोजन के बीच में खाने के लिए छिलके सहित भुने चने, मुरमुरे, लाही, अंकुरित अनाज, गाजर, टमाटर, ककड़ी, स्किम्ड दूध की छाँछ ये पदार्थ उपयोग में लाने चाहिए।
22. कई बार, मानसिक तनाव होने पर, उसे कम करने के लिए हम लोग यूँ ही खाते रहते हैं। भूख न होने पर भी मन को कुछ-न-कुछ खाने की इच्छा होती रहती है। (अपनी सच्ची भूख की पहचान करना सीखिए—यह पुनर्शिक्षण का भाग है। इसके सिवाय तनाव एवं चिन्ता कम करने का और उपाय करें।)
23. आटे का चोकर, चावल की लाली वाली ऊपरी सतही पर्त, दाल का छिलका, आलू का छिलका न निकालें। पॉलिश वाला चकाचक सफेद चावल मत खाइए। इसका फाइबर निकाल फेंका गया होता है। ब्रेड भी चोकर वाले आटे की अर्थात ब्राउन ब्रेड इस्तेमाल करनी चाहिए।
24. फलों के रस (जूस) पीने से खून में शुगर की बाढ़ आती है। क्योंकि जूस से फाइबर निकल जाने के बाद शुद्ध शर्करा ही सीधे पेट में जाती है। इसके बजाए पूरा फल खाना अधिक अच्छा होता है।
25. खाने के पहले अंकुरित मेथी दाने अथवा मेथी दानों का चूरा खाना चाहिए। उससे शुगर की बाढ़ कम होती है। इतना ही नहीं, कॉलेस्ट्रॉल भी कम होता है। हाँ, कुछ लोगों को गैसेस की शिकायत हो सकती है।
26. रसोई में तेल का इस्तेमाल कम करने के लिए निर्लेप जैसे कोटेड बर्तन इस्तेमाल कीजिए।
27. अपना वजन, बॉडीमॉस इन्डेक्स, वेस्ट-हिप रेशो, ब्लड शुगर व कॉलेस्ट्रॉल की नियमित रूप से जाँच करते रहिए व उसका रिकॉर्ड रखिए।

7.7 अस्वाद—महात्मा गांधी

"अस्वाद अर्थात स्वाद न लेना। स्वाद अर्थात रुचि। जिस तरह से दवा लेते वक्त, दवा स्वादिष्ट है या नहीं इसका विचार न करते हुए कि शरीर को उसकी जरूरत है, ऐसा सोचकर निश्चित परिमाण में खाते हैं, ठीक वैसा ही अन्न के विषय में सोचना चाहिए...शरीर के पोषण के लिए आवश्यक न होते हुए भी मन को ठगने के लिए 'आवश्यकता' है, ऐसा कहकर कोई चीज (स्वाद के लिए) भोजन में डालना मिथ्याचरण ही तो हुआ।"

"इस तरह विचार करने पर हमें दिखाई देगा कि हमारे खाने-पीने में ऐसी अनेक वस्तुएँ हैं जो अनावश्यक होने की वजह से त्याज्य हैं और इस तरह अनेक वस्तुओं का त्याग जो अत्यन्त स्वाभाविक रूप से करेगा उसके विकार शान्त होंगे।...इस विषय की ओर इतना कम ध्यान दिया गया है कि व्रत की दृष्टि से अन्न का चुनाव करना करीब-करीब असम्भव हो गया है। इसके अलावा बचपन से ही माता-पिता झूठे प्रेम के वशीभूत होकर अनेक प्रकार के जिह्वा-विलास करवाकर शरीर को बिगाड़ देते हैं और जबान को कुतिया जैसी (अनियंत्रित) कर देते हैं। इसका परिणाम यह होता है कि बढ़ती हुई पीढ़ी शरीर से रोगी एवं रुचि के मामले में अतिशय बिगड़ी हुई दिखाई देती है। इसके कटु परिणाम कदम-कदम पर दिखाई देते हैं। अनेक खर्चों को हम आमन्त्रित करते हैं—वैद्य-डॉक्टरों के पीछे पड़ते हैं तथा शरीर व इन्द्रियों को अपने नियंत्रण में रखने की बजाए उलटे उनके ही गुलाम बनकर किसी पंगु के समान जीवन व्यतीत करते हैं...।"

"अस्वाद व्रत का महत्त्व यदि आपको जँचा हो तो उसका पालन करने के लिए आपको नए उत्साह से लग जाना चाहिए। उसके लिए चौबीसों घंटे खाने का विचार करते रहने की आवश्यकता नहीं। केवल सावधानी व जागरूकता की आवश्यकता होती है। ऐसा करते रहने से थोड़े ही समय में कब हम स्वाद के लिए और कब शरीर के पोषण के लिए खाते हैं, यह समझ में आने लगेगा। एक बार यह समझ में आने पर हमें दृढ़तापूर्वक 'स्वाद' कम करते जाना चाहिए...सच पूछो तो आदर्श स्थिति में, भोजन पकाने के लिए आग की आवश्यकता कम-से-कम अथवा शायद बिलकुल ही नहीं है। सूर्य रूपी महान अग्नि जिन वस्तुओं को पकाता है, उसी में से हमें अपने भोजन

का चुनाव करना चाहिए और इस दृष्टि से विचार करने पर, मनुष्य केवल फलाहारी है ऐसा ही सिद्ध होता है। परन्तु इतनी गहराई में जाने की हमें आवश्यकता नहीं। यहाँ तो अस्वाद व्रत से क्या तात्पर्य है, उसमें कौन-कौन-सी अड़चनें हैं अथवा नहीं भी हैं, ब्रह्मचर्य पालन से उसका कितना निकट का सम्बन्ध है इसी का विचार करना था। मन में यह जँच जाय तब सभी को यथाशक्ति इस व्रत में पूर्णता प्राप्त करने का शुभ प्रयत्न करना चाहिए।"

—महात्मा गांधी

(मंगल प्रभात)

7.8 फाइबर

1975 में मैं चण्डीगढ़ में पोस्टग्रेजुएट मेडिकल इन्स्टीट्यूट में पढ़ रहा था तब विश्वप्रसिद्ध सर्जन डॉ. डेनिस बर्किट वहाँ आए। अफ्रीका में किए गए उनके रिसर्च कार्य एवं 'बर्किट लिम्फोमा' नाम के कैंसर की खोज के कारण उनकी कीर्ति फैली हुई थी। इन्स्टीट्यूट में दिए भाषण के प्रारम्भ में उन्होंने परदे पर एक स्लाइड दिखाई, जिसे देखकर सारे डॉक्टर नाक सिकोड़कर हँसने लगे। अफ्रीका के एक आदिवासी की विष्ठा व योरोप-अमेरिका के गोरे आदमी की विष्ठा उस स्लाइड में दिखाई गई थी। अफ्रीकन आदमी की विष्ठा आकार में खूब बड़ी थी। नरम होने की वजह से गोबर की तरह वह जमीन पर फैली हुई थी। गोरे आदमी की विष्ठा निचुड़ी हुई, पत्थर की तरह थी।

ये दो प्रकार की विष्ठाएँ कैसे दो सभ्यताओं की सूचक हैं—यह बात डॉ. बर्किट ने हमें समझाई। अफ्रीकन एवं भारतीय ग्रामीण लोग भोजन में मुख्यतः अनाज, दालें, कन्दमूल, सब्जी इत्यादि खाते हैं (थे!) जिससे उनकी विष्ठा मात्रा में अधिक, नर्म एवं गीली होती है। उन्हें साधारणतः दिन में दो बार शौच जाना पड़ता है। इसके विपरीत गोरे (अथवा आधुनिक शहरी) मनुष्य के आहार में बदलाव के कारण विष्ठा कड़ी, थोड़ी एवं शुष्क हो जाती है। दो-तीन दिन में एक बार जाने से भी काम चल जाता है। विष्ठा सूखी होने की वजह से शौच के बाद मात्र कागज से पोंछने से भी काम चल जाता है।

आधुनिक जीवनशैली की वजह से आहार में ऐसे कौन से बदलाव हुए जिनसे विष्ठा में ये परिवर्तन आए?

1. मैदे की वस्तुएँ
2. शक्कर
3. फैट्स
4. प्राणिज प्रोटीन्स
5. दूध

इनका अनुपात बढ़ने से आधुनिक मनुष्य के आहार में से नैसर्गिक फाइबर (तन्तु अथवा रेशेवाले पदार्थ) कम हो गए। ये फाइबर आहार के

साथ जब आँत में जाते हैं तो इनका अंतड़ियों द्वारा रक्त में शोषण नहीं होता। साथ ही, वे अपने साथ पानी को पकड़े रखते हैं। अन्त में पकड़े हुए पानी के साथ ये फाइबर्स शौच के रूप में शरीर से बाहर निकल आते हैं। इसलिए विष्ठा गीली और नरम होती है। इसके अलावा ये फाइबर कॉलस्ट्रॉल को भी पकड़ कर रखते हैं अतएव शौच के साथ वह भी बाहर निकल जाता है। आधुनिक मानव के आहार में फाइबर कम हो गए, विष्ठा कड़ी हो गई और इसी की वजह से शौचगृह में टायलेट पेपर आ गए।

शौच का यह फर्क मात्र शौचालय में शरीर पानी से धोना या कागज से पोंछना तक ही सीमित होता तो चर्चा की आवश्यकता नहीं थी। परन्तु बर्किट ने आहार में फाइबर के अभाव से शुरू होनेवाले रोगों के एक समुच्चय (सिन्ड्रोम) का विवरण हमारे सामने प्रस्तुत किया। यह सिन्ड्रोम काफी हद तक 'सिन्ड्रोम एक्स' जैसा था।

आहार में फाइबर की कमी व कड़ी विष्ठावाली सभ्यताओं के लोगों को होनेवाले रोगों की फेरहिस्त कुछ इस प्रकार हैं–हृदयरोग, मुटापा, मधुमेह, पित्ताशय में पथरी, हार्निआ, अपेन्डिसाइटिस,पाइल्स, व्हेरीकोज व्हेन्स एवं आँतों का कैंसर।

"आधुनिक सभ्यता के इन रोगों से मुक्ति पानी हो तो आहार में फाइबर बढ़ाइए। शौच नरम एवं भरपूर कीजिए।" यह सलाह देकर डॉ. बर्किट चले गए।

भारत के पारम्परिक लोगों को कब्ज की बहुत चिन्ता रहती है। वे जब डॉक्टर के पास अपनी शौच का सूक्ष्म एवं विस्तृत वर्णन करते हैं तब हम डॉक्टरों को लगता है कि उन्हें न्यूरॉसिस है; वे शौच के सम्बन्ध में अतिशय चिन्ता-ग्रस्त हैं। वस्ततुः उनकी चिन्ता का बर्किट ने वैज्ञानिक आधार प्रस्तुत किया था। विनोबाजी ने एक जगह लिखा है–"प्रभाते मल दर्शनम।" सबेरे उठकर शौच जाओ और अपने मल का भली-भाँति निरीक्षण करो। वह हमारे स्वास्थ्य की स्थिति का आईना है।

(फाइबर सम्बन्धी अधिक जानकारी प्रकरण 2 में पृष्ठ 175 पर दी है)

व्यायाम

"A generation ago, most people needed resat after the day's hard work. Now it is opposite."

7.9 व्यायाम से लाभ

1. रोग उत्पन्न नहीं होते तथा उत्पन्न रोग नियन्त्रित किए जा सकते हैं।
   - हृदयरोग, मधुमेह, उच्च रक्तचाप, मुटापा।
   - शरीर की ब्लडशुगर और एल.डी.एल. कॉलेस्ट्राल कम होते हैं। संरक्षक एच.डी.एल. बढ़ता है।
2. मृत्यु का खतरा कम होता है।
3. मन का तनाव एवं चिन्ता कम होती है। उत्साह का संचार होता है। मूड अच्छा रहता है।
4. व्यायाम में आनन्द आने लगता है।

व्यायाम का मृत्यु के ख़तरे का सम्बन्ध साथ की आकृति में दिखाया गया है। (आकृति क्र. 2)। पहला स्तम्भ व्यायाम न करनेवालों का, बीच का स्तम्भ मध्यम परिमाण में व अन्तिम स्तम्भ तीव्र व्यायाम करनेवालों का है। दस हजार पुरुषों में प्रतिवर्ष कितने मृत्यु इस अनुपात पर स्तम्भ की लम्बाई आधारित है। इससे निकलनेवाले दो निष्कर्ष महत्त्वपूर्ण हैं–

1. व्यायाम करने से मृत्यु का अनुपात करीब-करीब आधे से कम हो जाता है।
2. मृत्युदर कम करने के लिए मध्यम तीव्रता के व्यायाम का करीब-करीब उतना ही फायदा है, जितना तीव्र व्यायाम का।

शारीरिक फिटनेस का मृत्यु की सम्भावना पर परिणाम

प्रतिवर्ष मृत्यु (प्रति दस हजार पुरुषों में)

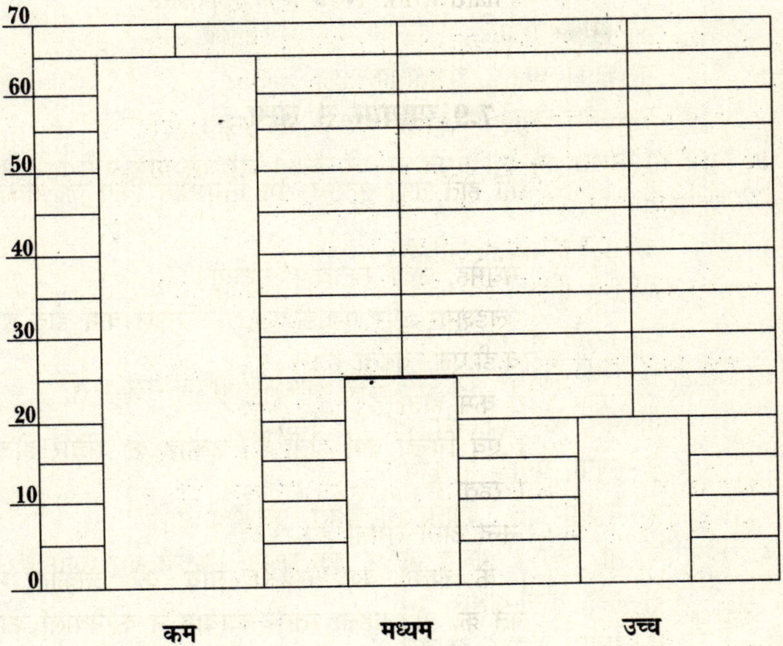

शारीरिक फिटनेस

(**Source :** S.N. Blair etal. 'Physical fitness and all cause mortality' JAMA, (1989) 262 (17) : 2395-2401)

(आकृति-2)

7.10 आप कितने सक्रिय हैं?

(✓ करें)

1. आपका दैनिक कार्यक्रम एवं काम का प्रकार कैसा है?

   अ–बैठक वाला

   ब–काफी सक्रिय, चलता-फिरता

   क–सतत चलने-फिरने का अथवा श्रमवाला।

2. रोज साधारणतः कितना समय टी. वी. देखने/अखबार/पत्रिकाएँ पढ़ने में जाता है?

   अ–3 घंटे अथवा अधिक

   ब–1-3 घंटे

   क–1 घंटे से कम

3. छुट्टी के दिन कौन-से प्रकार के खेल आपको अधिक पसन्द हैं?

   अ–पत्ते, चेस, स्क्रबल्स, टी. वी., सिनेमा

   ब–घूमना, बगीचे में काम

   क–मैदानी खेल (बैडमिन्टन, टेनिस, फुटबॉल आदि)

4. तीन कि. मी. अथवा अधिक अन्तर तक चलना कितनी बार होता है?

   अ–नहीं, कभी-कभार

   ब–सप्ताह में एक दो बार

   क–रोज

5. क्या आधा एक कि. मी. की दूरी तक जाने के लिए आप कार/स्कूटर न इस्तेमाल करते हुए पैदल जाना पसन्द करते हैं?

   अ–नहीं,

   ब–कभी-कभी

   क–हमेशा

6. मैदानी खेल, तैरना, नृत्य, दौड़ना इत्यादि प्रकार के खेलों में आप कितनी बार भाग लेते हैं?

   अ–कभी-कभार/नहीं

   ब–सप्ताह में एक बार

   क–सप्ताह में 2-3 बार से अधिक

7. आप सप्ताह में कितना समय घर के काम करते हैं? (घर साफ करना, कपड़े धोना, पानी भरना, बगीचे में काम)

   अ–1 घंटे से कम

   ब–1-3 घंटे

   क–3 घंटे से अधिक

8. आप कितनी बार पसीना लानेवाला/साँस भरनेवाला व्यायाम/काम करते हैं?

   अ–महीने में एकाध बार

   ब–सप्ताह में 1-2 बार

   क–सप्ताह में 3-6 बार

9. बस/ट्रेन पकड़ने के लिए अचानक थोड़ी दूर दौड़ने अथवा 4 मंजिल सीढ़ियाँ चढ़ने पर साँस नार्मल होने में कितनी देर लगती है?

   अ–2 मिनट अथवा अधिक

   ब–2 मिनट से कम

   क–साँस ही नहीं फूलती

आप कितने सक्रिय हैं? उत्तर

अ = 0, ब = 1, क = 2 इस हिसाब से स्वयं का कुल स्कोर निकालिए।

12-18 : आप काफी सक्रिय हैं। आपकी फिटनेस अच्छी होनी चाहिए। हृदयरोग से मुक्त रहने में आपको आपकी सक्रिय जीवनशैली मददगार साबित होगी।

6-11 : आप कुछ सक्रिय हैं परन्तु रोगमुक्त रहने के लिए काफी नहीं है। रोज व्यायाम करना चाहिए।

5 अथवा कम : आपका जीवनक्रम निष्क्रिय है। व्यायाम का उसमें अभाव है। आपके रोगी व अनफिट होने की सम्भावना अधिक है। श्रम/व्यायाम/ खेल प्रारम्भ कीजिए। आपमें चुस्ती व उत्साह आ जाएगा। करके तो देखिए!

7.11 आप शारीरिक दृष्टि से कितने फिट हैं?

हृदय की गति (नाड़ी) आपकी शारीरिक फिटनेस की अच्छी निर्देशक है। नाड़ी की गति जानने के लिए अपनी कलाई (wrist) के सामनेवाले हिस्से में बाहर की ओर (अँगूठे की ओर) से जानेवाली रेडियल रक्तवाहिनी को कलाई की रेखाओं के 2 इंच ऊपर पहचाननें एवं गिनने की आदत बनाइए। दूसरे हाथ की तर्जनी व मध्यमा के अन्तिम पोरों से यह नाड़ी ढूँढिए, उसका स्पन्दन जानिए व उसे गिनिए। (आकृति-3) साधारणतः 15 सेकंड तक नाड़ी गिनकर उसे चार से गुणा करनें पर नाड़ी की प्रति मिनट गति मिलती है। इसी को हृदय की गति कहते हैं।

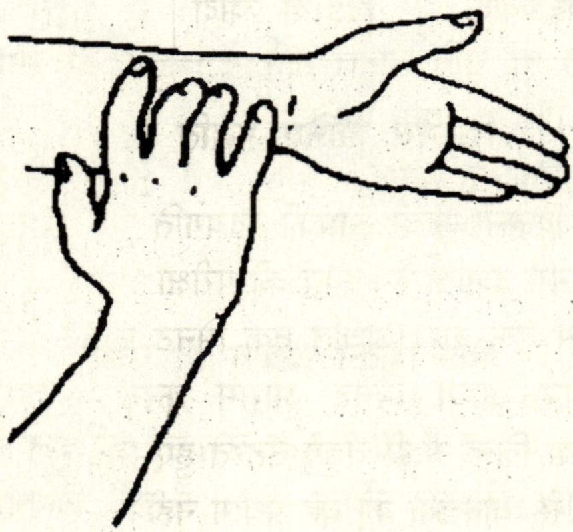

दाहिने हाथ से बायें हाथ की नाड़ी गिनना
(आकृति-3)

फिटनेस जानिए : पद्धति नं. 1

दस मिनट आराम से बैठने के पश्चात् अपनी नाड़ी की गति गिनिए। सामान्य गति 70 से 80 प्रतिमिनट है। वह धीरे होने पर आप ज्यादा फिट हैं। (परन्तु 50 से नीचे अथवा 100 से ऊपर होने पर डॉक्टर को अवश्य दिखाइए।) आयु के अनुसार नाड़ी की गति से अपनी फिटनेस इस प्रकार जानिए : (अगर आप बीटा ब्लॉकर प्रकार की गोली ले रहे हैं तो नाड़ी की गति कृत्रिम तौर से धीमी होगी।)

	आयु (वर्ष)	अनफिट	मध्यम फिट	उत्तम फिट
पुरुष	20 - 29	86 या ज्यादा	60-85	60 से कम
	30 - 39	86 या ज्यादा	64-85	64 से कम
	40 - 49	90 या ज्यादा	66-89	66 से कम
	50 और ज्यादा	90 या ज्यादा	68-89	68 से कम
स्त्री	20 - 29	96 या ज्यादा	72-95	72 से कम
	30 - 39	98 या ज्यादा	72-97	73 से कम
	40 - 49	99 या ज्यादा	74-98	74 से कम
	50 और ज्यादा	103 या ज्यादा	76-102	76 से कम

फिटनेस जानिए पद्धति नं. 2

व्यायाम करने पर कितनी जल्दी आपकी हृदयगति पुनः नॉर्मल हो जाती है यह बात आपकी फिटनेस दर्शाती है। स्वयं की परीक्षा लेने के लिए 8" ऊँची सीढ़ी पर हर 2 सकेंड में एक बार (अर्थात् एक मिनट में 30 बार) इस प्रकार चढ़ उतर करिए। फिर आधा मिनट आराम करके अपनी नाड़ी गिनिए। (हृदयरोगियों अथवा जिन्हें सीढ़ी चढ़ते उतरते हुए छाती में दर्द होता है अथवा चक्कर आते हैं, ऐसे व्यक्तियों को यह प्रयोग नहीं करना चाहिए।) निम्न चार्ट पर से अपनी फिटनेस जानिए :

	आयु (वर्ष)	अनफिट	मध्यम फिट	उत्तम फिट
पुरुष	20 - 29	101 से ज्यादा	76-101	76 से कम
	30 - 39	103 से ज्यादा	80-103	80 से कम
	40 - 49	105 से ज्यादा	82-105	82 से कम
	50 और ज्यादा	107 से ज्यादा	84-107	84 से कम
स्त्री	20 - 29	111 से ज्यादा	88-111	88 से कम
	30 - 39	113 से ज्यादा	89-113	89 से कम
	40 - 49	115 से ज्यादा	90-115	90 से कम
	50 और ज्यादा	117 से ज्यादा	92-117	92 से कम

7.12 कौन-सा व्यायाम चुनें?

व्यायाम के प्रकार एवं उसके परिणाम : व्यायाम के शरीर पर परिणाम 5 प्रकार से गिने जा सकते हैं। फिटनेस, स्टैमिना, ताकत, लचीलापन व सन्तुलन। विविध व्यायामों का परिणाम भिन्न-भिन्न होता है। कुछ चुनिन्दा व्यायामों का परिणाम इस प्रकार है—

(* = थोड़ा, ** = मध्यम, *** = अच्छा, **** = उत्तम, ***** = उत्कृष्ट)

व्यायाम	**फिटनेस**	**स्टेमिना**	**स्नायुओं की ताकत**	**लचीलापन**	**सन्तुलन**
एरोबिक व्यायाम	****	****	***	***	****
बैडमिन्टन	****	***	***	***	*****
क्रिकेट (बैटिंग)	**	**	***	***	***
साइकिलिंग :					
धीमी (8 किमी./घंटा)	***	***	***	**	***
तेज (19 किमी./घंटा)	****	*****	***	**	***
नृत्य	****	***	***	*****	*****
फुटबॉल/हॉकी	****	****	****	***	****
दौड़ना : किमी/घंटा	****	***	***	**	***
: 14.5 किमी./घंटा	*****	****	****	**	***
जूडो/कराटे	**	***	****	*****	*****
रस्सी कूदना	****	****	****	**	***
तैरना (तेज गति से)	****	****	****	****	*****
टेनिस	***	***	****	****	*****
चलना—ब्रिस्क	***	***	***	**	**
—एरोबिक	****	****	****	***	**
वेट लिफ्टिंग	*	****	*****	*	****
योगासन	*	***	**	*****	****

हमें मध्यम दर्जे की फिटनेस व मध्यम गति का व्यायाम ढूँढ़ना है। अतिशय कठिन व्यायाम (जैसे कि वेट लिफ्टिंग) हमारा उद्‌देश्य नहीं है। इसे ध्यान में रखते हुए यह चार्ट देखने पर दौड़ना, साइकिलिंग, नृत्य, तैराकी, बैडमिन्टन, चलना व योगासन ये उपयोगी व्यायाम प्रतीत होते हैं। बिना साधन-सामग्री के और बिना दुर्घटना अथवा हानि के सहज किए जा सकनेवाले व्यायाम में चलना + योगासन जैसी जोड़ी का चुनाव होता है। दोनों मिलाकर सब प्रकार के शारीरिक परिणाम अच्छी तरह देते हैं। इनके अलावा नृत्य भी चुना जा सकता है। उसमें सभी प्रकार के फायदे हैं।

चार्ट में चलना, दौड़ना या साइकिलिंग के फायदे करीब-करीब एक-से दिखते हैं। मैं स्वयं चलना पसन्द करता हूँ। इसके कुछ कारण ये हैं :

1. मनुष्य के तीस लाख वर्षों के उत्क्रान्ति काल में, ल्यूसी से लेकर अभी तक, मनुष्य नामक द्विपाद प्राणी हर काम के लिए प्रायः दो पैरों पर चलता आया है। केवल जान बचाने के लिए अथवा शिकार पकड़ने के लिए कुछ मिनटों के लिए वह दौड़ता था। अन्यथा दिन के कई घंटे वह जंगल में अन्न खोजने के लिए, फल, कन्दमूल इकट्ठे करने के लिए वह सतत चलता था। पशु-पालक संस्कृति में पशुओं के झुंड के पीछे व कृषि-संस्कृति में खेती पर जाने के लिए, ईंधन, पानी लाने के लिए मनुष्य चलता ही रहा। आज भी गाँव के लोग रोज कुछ घंटे चलते हैं—उन्हें चलना ही पड़ता है। अपने जीवन का ज्यादा-से-ज्यादा समय मनुष्यजाति ने, नींद के बाद, चलने में व्यतीत किया है।
2. मनुष्य और चलने का 30 लाख वर्षों का जैसा बहुत करीबी ऐतिहासिक सम्बन्ध है वैसा अन्य किसी व्यायाम का नहीं है। इसलिए मनुष्य की शरीर-रचना 'चलना' कार्य के अनुकूल हो गई है। इस तुलना में कार अथवा स्कूटर चलाना या टी. वी. के सामने बैठकर क्रिकेट देखने का 'व्यायाम' ये सब सिर्फ 25-50 वर्षों से ही अस्तित्व में आए हैं। मानवशरीर अभी स्वयं को उनके अनुकूल नहीं कर पाया है। कुछ लाख वर्षों में कदाचित यह हो भी जाएगा। परन्तु उसके लिए अनेक पीढ़ियों, विशेषतः मुझे और

आपको, बलि चढ़ना पड़ेगा। हम अपनी जैविक नियति के विरोध में बर्ताव करेंगे तो अकाल मृत्यु निश्चित है। ऋषियों की सलाह, 'चरैवेती!' (चलते रहो) केवल "जीवन में सतत आगे बढ़ते रहो" ऐसी रूपकात्मक न लेते हुए शब्दशः भी लेनी चाहिए–चलते रहो। सचमुच में प्रतिदिन चलना ही चाहिए। जो बैठा रहता है उसे मृत्यु आ दबोचती है। मरना नहीं हो तो चलते रहिए।

3. चलने के लिए पादत्राण (जूते/चप्पल) के अलावा अन्य क़िसी भी साधन की आवश्यकता नहीं होती।
4. चलने की गति एरोबिक वॉकिंग की रखने से हम दौड़ने के बराबर फिटनेस पा सकते हैं व उतनी ही कैलरीज जला सकते हैं। यह एक अविश्वसनीय लगनेवाला वैज्ञानिक सत्य है। चलने की गति बढ़ाने से चलने का प्रकार ऐसे बदलता है–

   प्रतिघंटा 4 कि. मी. अथवा 15 मि. में एक कि. मी. = स्ट्रोलिंग (टहलना)

   प्रतिघंटा 6 कि. मी. अथवा 10 मि. में एक कि. मी. = ब्रिस्क वाकिंग (फुर्तीला चलना)

   प्रतिघंटा 8 कि. मी. अथवा 7.5 मि. में एक कि. मी. = एरोबिक वॉकिंग (तीव्रगति से चलना)

चलने की गति बढ़ाकर ऐरोबिक गति तक जा पहुँचती है। इस गति पर (8 कि.मी. प्रति घंटा) चलते हुए तीव्र व्यायाम होता है एवं वह दौड़ने के समकक्ष हो जाता है। उतनी ही फिटनेस भी प्राप्त होती है (आकृति-4)।

प्रति घंटा 8 कि.मी. से अधिक गति से (रेस वॉकिंग) चलना यह अनैसर्गिक गति का व्यायाम हो जाता है। (आकृति में नहीं दर्शाया है।) उस गति से चलने में दौड़ने से भी अधिक प्राणवायु की आवश्यकता होती है।

चलने से फिटनेस कितनी बढ़ती है?

Percent Increase in Fitness

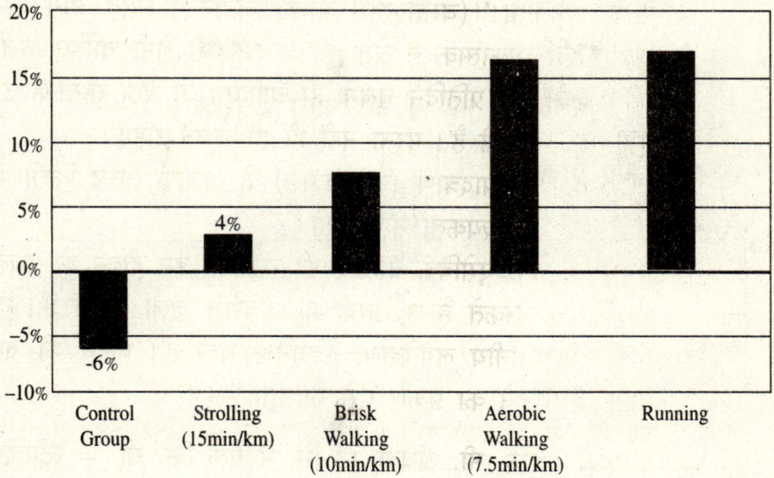

***As measured by maximum oxygen uptake**

(**Source :** Natural Sport Walking Study, Insitute for Aerobics Research, Dallas, Texas)

(आकृति-4)

चलने की भिन्न-भिन्न गति पर प्रति मिनट कितनी कैलरीज जलती है (आकृति-5)? 'ब्रिस्क वॉकिंग' में प्रति मिनट 6 कैलरीज जलती है। अर्थात हर रोज 30 मिनट ब्रिस्क वाकिंग से 180 जलेंगी। ऐरोबिक वॉकिंग की गति से चलने पर प्रति मिनट 10 कैलरीज अर्थात रोज 300 कैलरीज जलती हैं। इतनी ही कैलरीज दौड़ने से जलती है। हर कोई ऐरोबिक वॉकिंग करे यह सुझाव यहाँ नहीं है। परन्तु 'चलना' इस व्यायाम की वैज्ञानिक श्रेष्ठता समझने में इस जानकारी ने मेरी बड़ी सहायता की।

5. चलते हुए पैर में मोच आना, गिरना, जख्म, फ्रैक्चर आदि नहीं होते। इस सम्बन्ध में एक बढ़िया वाक्य पढ़ा–

   "Only thing which running can give you but walking can't is injury!"

6. चलते हुए आसपास का निसर्ग देखा जा सकता है, विचारप्रवाह जारी रखा जा सकता है अथवा श्वास पर ध्यान देते हुए ताल पकड़ा जा सकता है। आनन्द ही आनन्द!

चलने की गति व जलनेवाली कैलरीज

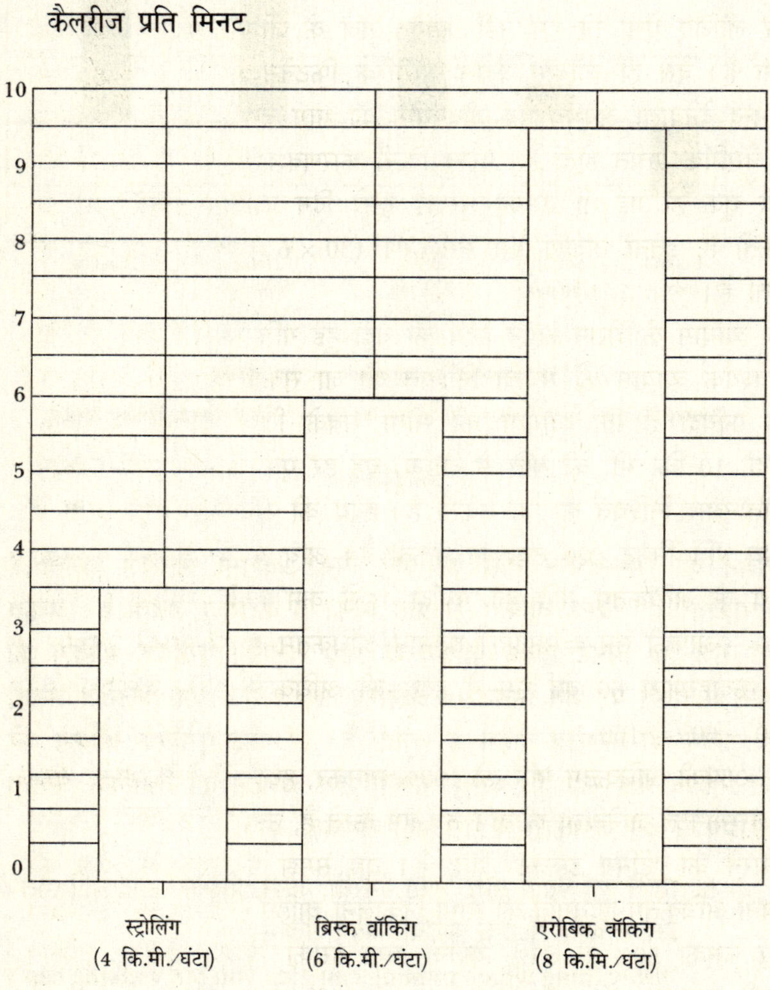

(आकृति-5)

7.13 कितना व्यायाम करें?

शारीरिक फिटनेस बढ़ाने के लिए हर रोज करीब 30 मिनट अथवा सप्ताह में तीन दिन रोज एक घंटा व्यायाम करना चाहिए। यह पश्चिमी सिफारिश है। किन्तु मुझे लगता है कि इसमें व्यायाम का यांत्रिक पद्धति से विचार किया गया है। $30 \times 6 = 60 \times 3$ ऐसे! नींद अथवा भोजन सप्ताह में तीन बार लीजिए ऐसा तो हम नहीं कहेंगे। रोज के जीवन का वह आवश्यक भाग है। वैसे ही व्यायाम केवल शारीरिक फिटनेस के लिए न होते हुए आनन्द देनेवाला अनुभव एवं जीवनयोग का भाग बन जाए तो रोज करना ही नैसर्गिक प्रतीत होता है। परन्तु किसी कारणवश सप्ताह में एकाध दिन यदि चूक हो गई तो उसकी भरपाई दूसरे दिन व्यायाम बढ़ाकर की जा सकती है, इतना अवश्य इस समीकरण $(30 \times 6 = 60 \times 3)$ से ज्ञात हो जाता है।

व्यायाम के दौरान अपने हृदय की बढ़ी हुई गति नापकर स्वयं के लिए आवश्यक व्यायाम की मर्यादा निश्चित की जा सकती है। इस पद्धति का यह फायदा है कि व्यायाम की सीमा सबके लिए एक-सी न रखकर (उदा. 10 कि. मी. की गति से दौड़ना) वह हर एक के लिए अपनी-अपनी क्षमतानुसार निश्चित की जा सकती है। हृदय की अधिकतम गति जन्म के समय प्रति मिनट 220 तक जा सकती है। आयु के प्रत्येक वर्ष के साथ हृदय के अधिकतम गति की मर्यादा 1 से कम होती जाती है। अर्थात् 220 – आपकी उम्र = आपकी वर्तमान अधिकतम हृदयगति की मर्यादा।

उदाहरणार्थ 60 वर्ष उम्र में हृदय की अधिकतम गति आँकी जाएगी $200 - 60 = 160$

आपकी अधिकतम गति को 100% मानकर, हृदय की गति 50 से 85% के दरम्यान ले जानेवाला व्यायाम जब हम करते हैं, उस दौरान हमारी फिटनेस सुधारने का 'ट्रेनिंग इफेक्ट' होता है। यह समझ में आने पर हरेक को अपनी अधिकतम हृदयगति की सीमा निकालनी चाहिए (220 – आपकी उम्र)। फिर उसका 50% से 85% कितना होगा इसका हिसाब लगाना चाहिए। ऊपरी उदाहरण में यह होगी 160 का 50% से 85% अर्थात् 80 से 136 प्रतिमिनट।

व्यायाम के प्रारम्भ के काल में हृदय की गति 50-60% बनी रहे ऐसा व्यायाम करना चाहिए। 8-12 सप्ताह में धीरे-धीरे व्यायाम की तीव्रता इतनी बढ़ानी चाहिए कि व्यायाम के दौरान हृदय की गति 80% से 85% हो। जल्दबाजी नहीं, अतिरेक न हो। शरीर को वेदना अथवा कष्ट नहीं होना चाहिए। यह ध्यान रहे कि व्यायाम भी जीवन-योग का ही एक भाग है, कोई स्पर्धा या प्राप्ति की दौड़ नहीं। अन्यथा इस 85% को भी एक लक्ष्य बनाकर उस लक्ष्य की प्राप्ति के लिए आधुनिक महत्त्वाकांक्षी मानव जी-जान से दौड़ने लगेगा तो सारी बातों पर पानी फिर जाएगा।

शरीर को थोड़ा तनाव और कष्ट तो पड़े किन्तु वेदना न हो, यह ध्यान रहे। मन में और एक नई आकांक्षा न पैदा हो जाए, सहज भाव बना रहे। 50% की हृदयगति के ऊपर ट्रेनिंग इफेक्ट शुरू होने की वजह से आप यदि 85% तक न भी पहुँचे, तो भी 65% या 75% पर उस अनुपात का ट्रेनिंग इफेक्ट हो ही रहा है। शरीर को मित्र मानकर उसके प्रति संवेदनशील रहें। घोड़ा मानकर चाबुक चला-चलाकर दौड़ाइए मत। उसे पुचकारिए, समझाइए और प्रेम से दौड़ाइए।

जिन्हें हृदयगति (नाड़ी) नापने का तरीका न सधे, उनके लिए एक सरल-सी 'बोर्ग स्केल' है। कोई भी काम अथवा व्यायाम करते हुए कितना 'कठिन' श्रम कर किया इसकी हमारी प्रतीति (Rate of perceived exertion) के अनुसार इस स्केल में 6 से 20 तक श्रेणी है। कुछ भी न करते केवल पड़े रहने के लिए 6 नम्बर की श्रेणी है। कुछ-कुछ लेकिन हल्का कष्ट महसूस होने से, उस स्केल 11 पर, ट्रेनिंग इफेक्ट शुरू होता है। 11 से 15 तक 'कठिन कष्ट' महसूस होने की सीमा के भीतर ही व्यायाम किया जाना चाहिए।

बोर्ग स्केल

Rate of perceived exertion (आपको कितना कष्ट महसूस होता है?)

6	आराम
7	बहुत-बहुत हल्का
8	
9	बहुत हल्का
10	

11	कुछ हल्का	
12		व्यायाम का इच्छित स्तर इन दो रेखाओं की (11-15) सीमा में होना चाहिए।
13	थोड़ा कठिन	
14		
15	कठिन	
16		
17	बहुत कठिन	
18		
19	बहुत-बहुत कठिन	
20		

मैं प्रतिदिन कितना चलूँ? कौन-सी गति से चलूँ?

इस ब्रह्मप्रश्न का उत्तर अन्त में हमें स्वयं को ही तय करना पड़ेगा। 'चलना' यदि वजन कम करने के लिए है, तो जितना अधिक चलें उतना उत्तम है। 'चलना' यदि शरीर को व हृदय को फिटनेस की ट्रेनिंग देकर आरोग्य व आयु बढ़ाने के लिए है, तो अपनी हृदयगति के ट्रेनिंग जोन में (50 से 85%) हमें जाना है। भिन्न-भिन्न गति से चलने के दौरान हृदय की गति कितनी बनी रहती है (आकृति-6) देख लेने पर सर्वसामान्य नियम निकलता है, कि मध्यम तीव्रता का व्यायाम अर्थात ब्रिस्क वॉकिंग पर्याप्त है। उतना करने भर से ही मृत्यु की दर आधी हो जाती है। परन्तु फिटनेस ट्रेनिंग की ऊपरी मर्यादा (85% हृदयगति) तक पहुँचना हो और अगर आप महसूस करें कि ब्रिस्क वॉकिंग से वह हृदयगति नहीं पहुँच रही है तो एरोबिक वॉकिंग करें। हालाँकि हृदयरोग टालने के लिए अथवा उसके उपचार के लिए इस 85% पर पहुँचने से कोई बहुत ज्यादा लाभ नहीं है। अतएव 'ब्रिस्क वॉकिंग इज द बेस्ट वॉकिंग'। 4 मील अर्थात 6 कि. मी./प्रति घंटा याने ब्रिस्क वॉकिंग।

चलना व हृदयगति

Percent Heart Rate

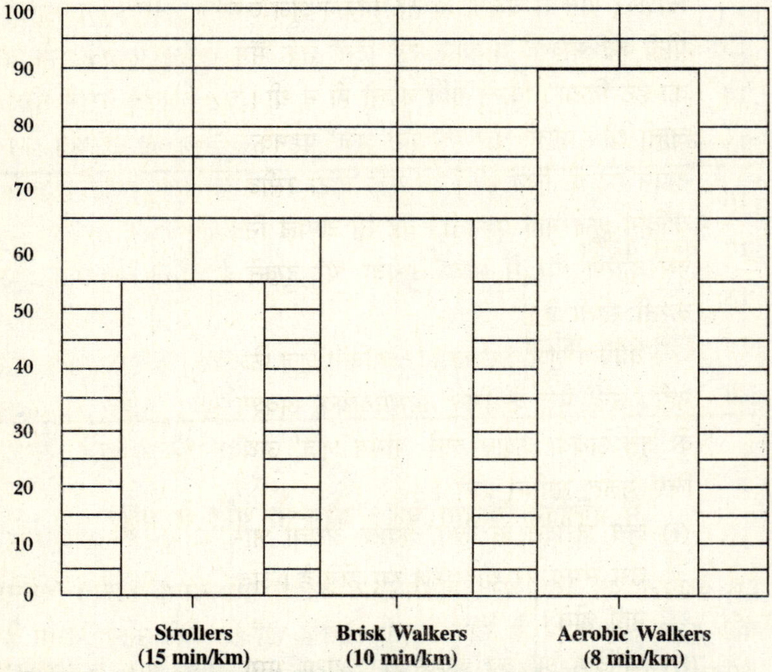

(**Source :** Natural Sport Walking Study, Insitute for Aerobics Research, Dallas, Texas)

(आकृति-6)

7.14 कैसे चलें?

1. केवल समय बिताने के लिए नहीं चलना हो, और यदि फिटनेस के लिए विशिष्ट गति से चलना हो तो वॉकिंग शूज जरूर पहनिए। इसे 'आधुनिक पीढ़ी का नखरा' मानकर कई दिनों तक मैंने चप्पल पहनकर ही चलने का हठ किया। किन्तु गति बढ़ती ही न थी। चलते-चलते पैर में मोच आ जाती थी। पहली बार 'वॉकिंग शूज' पहनकर चलने का अनुभव लेने पर अपने हठ के लिए स्वयं को एक चाँटा रसीद कर दिया। (रानी अभी भी वॉकिंग शूज नहीं पहनती। वह तो चप्पल निकालकर नंगे पैर चलती है। इस कारण 'पैर में मोच' अथवा 'पैर दुखते हैं' ऐसी शिकायतें अक्सर करती रहती है।)

   वॉकिंग शूज कैसे खरीदें? वॉकिंग शूज फैशनेबल होने की आवश्यकता नहीं। उन्हें पैरों के लिए आरामदायक अवश्य होना चाहिए। ऊँची एड़ी के जूते अथवा कुशन वाले 'रनिंग शूज' अथवा 'स्पोर्ट्स शूज' चलने के लिए गलत साबित होते हैं।

   (i) जूते खरीदने के लिए दोपहर अथवा शाम के समय जाना चाहिए। उस समय पैर थोड़े फैले हुए होते हैं। अतः, जूते बाद में छोटे साबित नहीं होते।

   (ii) 'वॉकिंग शू' का सामने का आधा भाग (पंजे वाला हिस्सा) थोड़ा लचीला होना चाहिए। चलते समय एड़ी उठाई जाती है परन्तु पंजा जमीन पर रहता है। (आकृति-11 में पिछला पैर) उस समय जूते को सहज ही मुड़ना चाहिए। जूते को हाथ में लेकर सोल सहित आगे का भाग थोड़ा मोड़कर देखिए। जूता लकड़ी जैसा कड़ा न हो।

   (iii) जूते की एड़ी मजबूत होनी चाहिए क्योंकि चलते ही हम पहिले एड़ी ही टिकाएँगे। उस पर अधिकांश भार देंगे। (आकृति-11 में अगला पैर) एड़ी में कुशनिंग नहीं होना चाहिए। दौड़ते समय 'धप-धप' लगने वाले धक्के कम करने के लिए कुशनिंग की आवश्यकता पड़ती है। चलने के लिए नहीं। चलने के लिए एड़ी पक्की होनी चाहिए, नरम नहीं।

(iv) एड़ी ऊँची नहीं होनी चाहिए। रनिंग शूज, फैशन शूज अथवा स्त्रियों के ऊँची एड़ी के जूते यहाँ फेल हो जाते हैं। वॉकिंग शूज की एड़ी आधे इंच से अधिक न हो।

(v) जूते खरीदते समय दोनों पैरों में पहनकर देखना चाहिए। (अधिकांशतः हमारा एक पैर जरा-सा बड़ा होता है। अतः दोनों पैरों की फिटिंग देखनी आवश्यक है।)

(vi) सीमेन्ट अथवा फर्श की कड़ी सतह पर (कार्पेट पर नहीं—भुलावे में आएँगे) दस-पन्द्रह कदम ब्रिस्क वॉकिंग जैसा तेज चलकर देखिए। यह सबसे महत्त्वपूर्ण परीक्षा है। इस दौरान पैरों को किसी भी प्रकार का कष्ट या चुभन महसूस नहीं होनी चाहिए, इस तरह के जूते खरीदें।

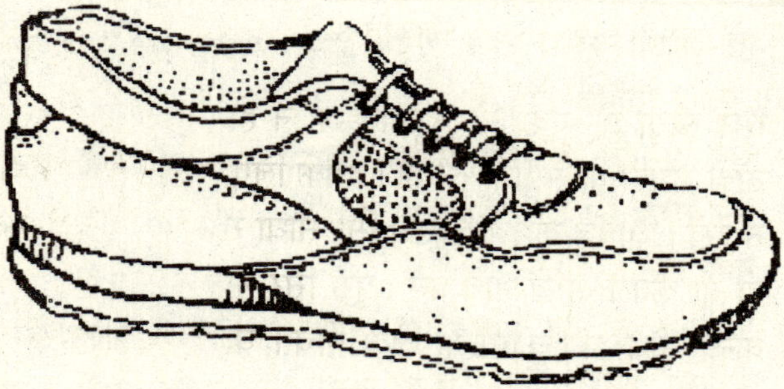

आकृति-7

2. प्रत्यक्ष चलने का व्यायाम प्रारम्भ करने से पूर्व चलने के घटक-संस्थिति (posture), कदम, हाथों की आगे-पीछे स्विंग इत्यादि अच्छी तरह समझ लेनी चाहिए व उनकी अलग से घर में प्रैक्टिस करनी चाहिए। इसके बाद चलते समय उसे अमल में लाने का सावधानीपूर्वक प्रयत्न करना चाहिए। धीरे-धीरे जब यह तरीका 'चलने' की आदत का अंग बन जाएगा तब आप स्वयमेव सही तरीके से चलने लगेंगे।
3. चलते समय शरीर का पॉश्चर ऐसा हो (ऊपर से नीचे की ओर स्वयं का पॉश्चर जाँचिए)

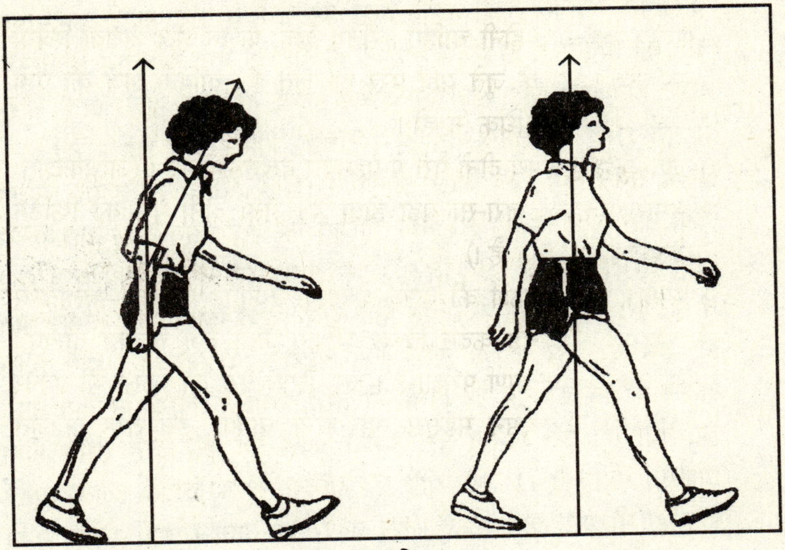

आकृति-8

(i) सिर सीधा हो—एक ओर झुका हुआ न हो। आगे झुका हुआ न हो। ठोढ़ी जमीन के समानान्तर हो। इसके लिए, चलते हुए जमीन की ओर न देखें। क्षितिज की ओर देखें। सिर सीधा रहेगा। नीचे का रास्ता देखना हो तो केवल आँखें नीचे करें। पूरा सिर नीचे न झुकाएँ। (आकृति-8)

(ii) कन्धे सीधे हों। कानों के ठीक नीचे। चलते हुए अनजाने ही कन्धे ऊपर उठाकर न चलें, ढीले छोड़ें।

(iii) पीठ सीधी व छाती थोड़ी आगे हो।

(iv) कटि सीधे, कन्धों के नीचे हो।

(v) कान, कन्धे, कटि ऊपर से नीचे एक सरल रेखा में जमीन पर लम्ब डालते हुए हों। (आकृति-8)

(vi) चलते हुए सिर आगे न झुकाना यह सबसे महत्त्वपूर्ण है। ऐसा करना कठिन प्रतीत होता है। सिर आगे झुका कि उसके वजन से कन्धे व पीठ भी झुकती है और पूरा पॉश्चर बिगड़ जाता है। (आकृति-8)

4. चलते हुए कदम कितने अन्तर पर पड़ने चाहिए? लम्बे व्यक्ति के कदम स्वाभाविक रूप से लम्बे पड़ेंगे; ठिंगने व्यक्ति के छोटे। परन्तु उस वजह से चलने की गति में फर्क नहीं पड़ता। क्योंकि छोटे कद के व्यक्ति

(विशेषतः स्त्रियाँ) जल्दी-जल्दी कदम उठाती हैं व छोटे कदमों की भरपाई गति की तीव्रता से हो जाती है। पैरों के पीछे के भाग के स्नायु (हैमस्ट्रिंग) टाइट होने की वजह से कदम अधिक लम्बे नहीं पड़ पाते। अतः चलने से पूर्व शरीर को तनाव देने के (स्ट्रेचिंग) व्यायाम का महत्त्व है।

5. चलते समय कमर की अस्थि-सन्धि में (Hip joint) निचला पैर पेंडुलम जैसा आगे-पीछे हिलता है। मान लीजिए कि इस समय आप दाहिना पैर आगे ले जा रहे हैं। (आकृति-9)। इस समय यह पैर घुटने में मुड़ा हुआ न हो, पूरी तरह सीधा हो। फिर पीछे वाला बायाँ पैर उठाकर सामने लाते हुए उसे घुटने से मोड़ना होता है। (आकृति-10) अब पूरा भार केवल दाहिने पैर पर है। वह पैर खम्बे की तरह सीधा है। बायाँ पैर अब आगे आ गया है। उसे जमीन पर टिकाते वक्त वह पूरी तरह सीधा होना चाहिए। (आकृति-11) अब पीछे का दाहिना पैर जमीन से उठाकर घुटने में थोड़ा मोड़कर आगे लाइए। इस प्रकार पैर आगे टिकाते समय, घुटने में सीधा, कड़ा होना चाहिए। केवल जमीन पर से उठाकर पीछे से आगे लाते हुए उसे घुटने से मुड़ना चाहिए। यह 'घुटना तना हुआ' (Straight knee) पद्धति उपयोग में न लाते हुए आगे टिकानेवाला पैर यदि घुटने में मुड़ा हुआ होगा तो एक तो आपकी चाल झुके हुए पैरों की 'दौड़ती हुई चाल' हो जाती है अथवा, चलते समय शरीर ऊपर-नीचे होता रहता है एवं चाल अमेरिका के प्रसिद्ध हास्य अभिनेता ग्राउचो मार्क्स जैसी दिखाई देती है।

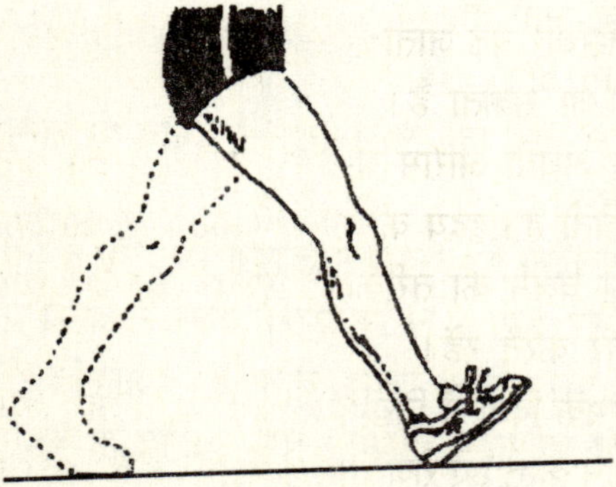

आकृति-9

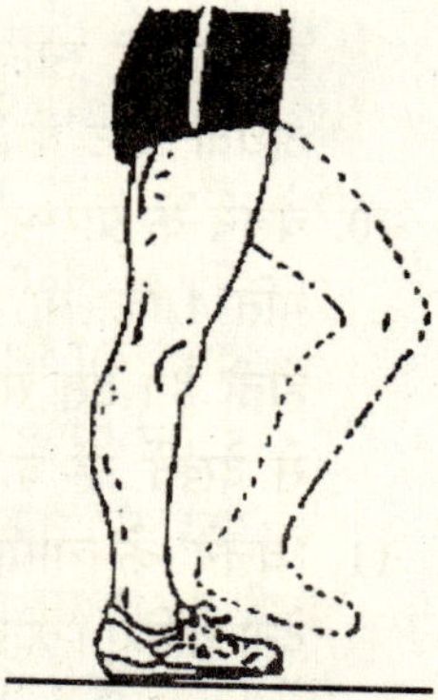

आकृति-10

6. आगे का पैर जमीन पर टिकाते समय पहले एड़ी टिकानी चाहिए। तलवा व पंजा जमीन से थोड़े अंश का कोण बनाता हुआ हो। (आकृति-11) इसे 'हील प्लान्ट' कहते हैं। हील प्लान्ट करने के लिए अपने आप पूरा शरीर, विशेषतः पीठ, छाती, कन्धे, सिर सीधे हो जाते हैं। शरीर आगे झुकाकर हील प्लान्ट करना कठिन होता है।
7. आगे का पैर आगे की ओर बढ़ाते समय पीछे के पैर की मदद से चलने की गति बढ़ाई जा सकती है। मान लो आगे का पैर अभी जमीन पर टिकाना है व पीछे का पैर जमीन से उठाने के लिए आपने एड़ी उठाई है परन्तु पंजा अभी जमीन पर टिका हुआ है (आकृति-11)। तो इस समय पीछे वाले पैर के पंजे से जोर लगाकर जमीन को पीछे धकेलने से पूरा शरीर आगे धकेला जाता है, आगे का कदम लम्बा पड़ता है, गति बढ़ती है व पिंडली के स्नायुओं को व्यायाम मिलता है। चलने के लिए आवश्यक ताकत केवल कमर व जाँघों से ही नहीं अपितु पिंडली से भी पैदा करने के लिए हर बार पीछे वाले पैर के पंजे से जमीन को पीछे धक्का देना चाहिए।
8. कदम व संस्थिती इनके योग्य तरीके का घर पर ही अभ्यास कर लेना चाहिए और तब 'चलने' निकलना चाहिए।
9. चलने की शुरुआत में दो-तीन मिनट वॉर्मअप (जगह पर ही चलन-वलन की क्रियाएँ) करके फिर शरीर तानने का व्यायाम करना चाहिए। तनने में विशेषतः पैर के पंजे, पिंडली, जाँघें, कमर के स्नायु झुकाए व ताने जाने चाहिए। तीन सूर्य नमस्कार करने से भी तानने के अधिकांश पॉश्चर्स पूरे हो जाते हैं। इससे शरीर खुल जाता है, कदम लम्बे पड़ते हैं। जोड़ लचीले हो जाते हैं, स्नायुओं में रक्तसंचार बढ़ जाता है और उससे बाद में थकान अथवा चोट के बिना चला जा सकता है।
10. चलने के प्रारम्भ में स्ट्रोलिंग अथवा आराम से चलना चाहिए। इस समय गति 4 कि. मी. प्रति घंटा होती है। हृदय की गति 55-60% के आसपास होती है। इस समय आपका चलने का तरीका व पॉश्चर बार-बार ध्यान से देखते रहें व उसमें सुधार करते रहें।
11. 'चलने' के व्यायाम के प्रारम्भिक दिनों में नियमितता की ओर विशेष ध्यान देना चाहिए। कोई भी बहाना न करते हुए रोज चलना चाहिए। केवल स्ट्रोलिंग करना चाहिए। धीरे-धीरे अन्तर बढ़ाना चाहिए। नापते रहना चाहिए।

रोज 4 कि. मी. नियमित चलना होने पर फिर गति बढ़ाने का प्रयत्न करना चाहिए। ब्रिस्क वॉकिंग (6 कि. मी. प्रति घंटा) साधना चाहिए। अर्थात 'पहले नियमितता, फिर दूरी व अन्त में गति' साधना चाहिए। उलटा क्रम न अपनाएँ।

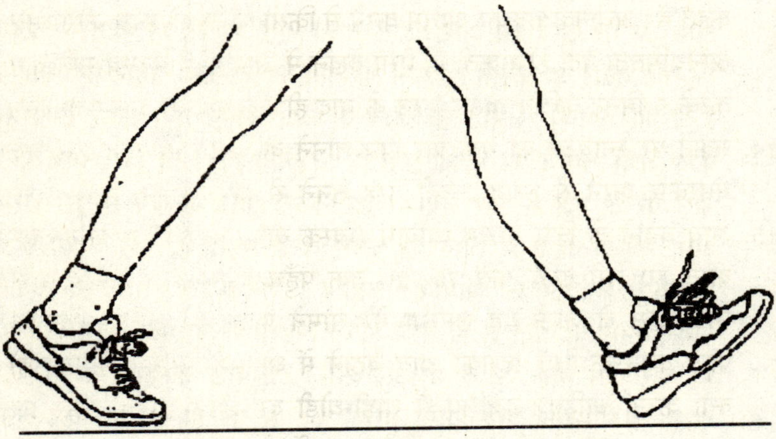

आकृति-11

चलने की शुरुआत ही करनेवाले और कम फिटनेस के व्यक्तियों के लिए प्रारम्भिक स्तर से शुरू करके क्रमशः बढ़ाने का एक कार्यक्रम ऑर्निश ने सुझाया है।

सप्ताह क्र.	प्रतिदिन कितने मिनट चलें	प्रतिदिन कितनी बार	इच्छित हृदयगति	बोर्ग स्केलनुसार श्रम	सप्ताह में कितने दिन
1	15	2	50-60%	10-12	6-7
2	20	2	50-60%	10-12	6-7
3-5	30	1	50-70%	10-13	6-7
6-8	40-50	1	60-75%	11-14	6-7
9-12	40-50	1	60-80%	11-15	6-7

12. इस प्रकार अन्तर व गति सधने पर रोज प्रारम्भ में वार्मअप, उसके बाद तानने के व्यायाम, फिर 5 मिनट स्ट्रोलिंग व 5 से 10 मिनट ब्रिस्क वॉकिंग करने से शरीर खुल जाता है। इस समय हम अपनी हृदयगति के टारगेट

ज़ोन में पहुँच जाते हैं। (नाड़ी गिनिए।) अब इससे आगे और 20 मिनट सतत इस गति से चलना है। जिसके बाद, अन्त में पुनः नाड़ी गिनकर ये 20 मिनट आप हृदयगति के टारगेट ज़ोन में चले इसे जाँच लीजिए।

13. इसके बाद गति कम करके स्ट्रोलिंग पद्धति से चलिए। इसे 'कूलिंग डाउन' कहते हैं। अचानक रुककर आराम करने से किसी-किसी को हृदय की गम्भीर अनियमितता पैदा हो सकती है, ऐसा देखने में आया है। अतएव गति कम करके 5 मिनट कूलिंग डाउन करने के बाद ही चलना खत्म करना चाहिए।

14. रुकने पर स्नायुओं को एक बार फिर तानने के व्यायाम अथवा कुछ सूर्य नमस्कार करने से स्नायु अच्छी तरह तनने से रिलैक्स होते हैं।

15. आयु बढ़ाने के लिए मध्यम व्यायाम (ब्रिस्क वॉक) काफी है। ब्रिस्क वॉक करते हुए मेरी हृदय गति 70-72% तक पहुँच जाती थी। उसे 80% से ऊपर कैसे ले जाऊँ यह समस्या मेरे सामने पैदा हुई। अधिक फिटनेस प्राप्त करने के लिए (इसका आयु बढ़ाने में थोड़ा-सा अधिक फायदा है) क्या करना चाहिए? इसलिए मैं थोड़ी-थोड़ी दूर दौड़ने लगा। परन्तु इस प्रकार चलने-दौड़ने के क्रम से रिलैक्स नहीं हो पाता था।

16. मुझे अचानक 'एरोबिक वॉकिंग' का पता चला। ब्रिस्क चलते हुए दोनों हाथ कोहनी से 90 डिग्री से समकोण पर मोड़कर ऊपर उठाए और हाथ आगे-पीछे करने की ड्रिल की गति बढ़ाई (आकृति 12, 13) तो अपने आप पैरों की गति बढ़ जाती है। इससे चलने की गति 8 कि. मी./ घंटा होकर हृदय की गति 80% से ऊपर चली जाती है। इसी को एरोबिक वॉकिंग कहते हैं।

    दौड़ने जितना ही व्यायाम इससे हो जाता है। कैलरीज जलाकर वजन कम करने के लिए यह बहुत उपयोगी है, क्योंकि हर मिनट में 10 कैलरीज जलती हैं। प्रत्येक को यह व्यायाम करने की जरूरत नहीं। हृदयरोग टालने और आयु बढ़ाने के लिए उच्च फिटनेस आवश्यक नहीं है, मध्यम फिटनेस काफी है। (आकृति-2) परन्तु वजन कम करने व फिटनेस बढ़ाने की इच्छा रखनेवालों को एरोबिक वाकिंग का उपयोग करना चाहिए। चलते समय वार्मअप, स्ट्रोलिंग और फिर करीब 10 मिनट ब्रिस्क वॉक होने पर एरोबिक वॉक की गति पकड़नी चाहिए। प्रारम्भ में रोज केवल पाँच मिनट, फिर बढ़ाते हुए रोज 10 से 20

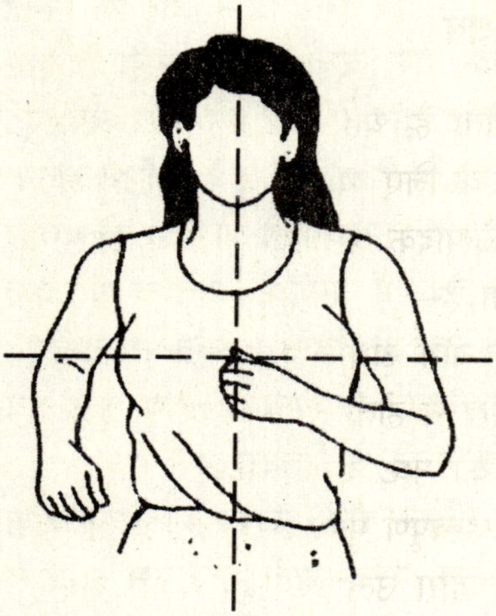

आकृति-12

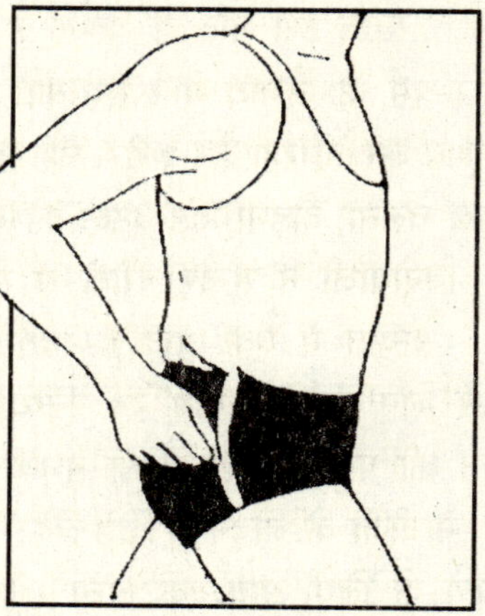

आकृति-13

मिनट की एरोबिक गति से चलना चाहिए। अन्त में एरोबिक वॉक पर से ब्रिस्क वॉक पर आना चाहिए। (हाथ कोहनी में सीधे करके चलें, अपने आप गति कम हो जाएगी)। फिर पाँच मिनट स्ट्रोलिंग वॉक, फिर स्ट्रेचिंग व अन्त में आराम।

17. चलते हुए पॉश्चर, तरीका, कदम इन सबसे सम्बन्धित जानकारियों को मन में दोहराते हुए स्वयं को ऊपर से नीचे तक देखते हुए सुधार करना चाहिए।
18. दूरी, समय, चलने की प्रति घंटा गति, हृदय की गति का रिकार्ड रखिए।
19. इन सब सूचनाओं के अलावा महत्त्व की तीन सूचनाएँ इस प्रकार हैं :
    - हृदयरोग वालों को ट्रेडमिल टेस्ट व अपने डॉक्टर की सलाह से ही व्यायाम की सीमा निश्चित करनी चाहिए।
    - चलते हुए यदि कभी छाती में दर्द हो अथवा अचानक बहुत थकान लगे तो रुकिए। डॉक्टर को दिखाइए।
    - चलने में लय, ध्यान व आनन्द आने दीजिए। चलना मात्र शारीरिक काम न हो। चलते हुए मानो ध्यान ही हो रहा हो।

7.15 शरीर-श्रम

शरीर-श्रम के अभाव में शरीर का क्या होता है, यह मैं और सारा समाज अनुभव कर ही रहा है। शरीर निरोगी रखने के लिए व्यायाम करना ही हो तो केवल चलना, दौड़ना, दंड-बैठक की बजाय उत्पादक श्रम क्यों न किया जाए?

विनोबाजी ने सुन्दर तरीके से समझाया है–

"संस्कृत में एक शब्द है–उद्योग। उत् योग अर्थात उच्च योग। उद्योग हमारे लिए सर्वश्रेष्ठ योग है। मनुष्य को भूख न होती व उसके लिए उद्योग करने की प्रवृत्ति न होती, तो मनुष्य स्वयं को नष्ट कर डालता।"

गांधीजी के जीवन में 'ब्रेड-लेबर' एक महत्त्वपूर्ण मूल्य था। स्वयं के शरीर पोषण के लिए आवश्यक अन्न खुद शरीर द्वारा उत्पादक श्रम करके प्राप्त करना चाहिए। ऐसा उत्पादक श्रम यह आध्यात्मिक साधना ही है, ऐसा गांधीजी मानते थे। इसी कारण आश्रम में हरेक के लिए खेती, सफाई अथवा रसोई का काम करना आवश्यक था। नेहरू और पटेल को भी बापू ने सब्जी-भाजी काटने के काम में लगाया था। बापू ने लिखा है–

"शारीरिक श्रम सभी मनुष्यों के लिए आवश्यक है। यह सिद्धान्त सर्वप्रथम मेरे मन में टॉलस्टाय का एक निबन्ध पढ़ने से पैठ गया। परन्तु यह सिद्धान्त इतनी स्पष्टता से जाँचने के पूर्व ही रस्किन के "अनटु द लास्ट" (सर्वोदय) को पढ़कर मैंने इस सिद्धान्त को व्यवहार में लागू कर दिया था। शरीर-श्रम यह 'ब्रेड-लेबर' इस अंग्रेजी शब्द का अनुवाद है। ब्रेड-लेबर का शब्दशः अनुवाद होगा रोटी (के लिए) मेहनत। रोटी के लिए प्रत्येक आदमी को मेहनत करनी ही चाहिए, शरीर को झुकाना, मोड़ना चाहिए। यह ईश्वरीय नियम है। इस सिद्धान्त की मूल खोज टॉलस्टाय की नहीं बल्कि उनसे कहीं कम प्रसिद्ध बुर्नोह (T.M. Bondaref) नामक रशियन लेखक की है। टॉलस्टाय ने उसे प्रसिद्ध करके अपना-सा बना लिया। मेरी नजर में यही सिद्धान्त भगवद् गीता के तीसरे अध्याय में दिखाई देता है। यज्ञ किए बिना जो खाता है वह चोरी का अन्न खाता है–ऐसा कठोर शाप यज्ञ न करनेवाले को दिया गया है। यहाँ यज्ञ का अर्थ अन्न अथवा रोटी के लिए शरीर-श्रम यही सार्थक लगता है। मेरे विचार में तो यही सम्भव भी है। यही अपने इस व्रत का उद्गम है। बुद्धिवाद से भी हम इस सिद्धान्त पर आ पहुँचते हैं। मेहनत न करनेवाले को

खाने का क्या हक है? बाइबिल कहती है, "तू अपनी रोटी स्वयं के शरीर से पसीना बहाकर कमा व खा।" करोड़पति भी यदि अपने पलंग पर लेटा ही रहा और मुँह में किसी और द्वारा खाना डालने पर ही खाता रहा, तो वह बहुत दिनों तक ऐसे नहीं खा पाएगा। उसे अन्न की मिठास भी महसूस नहीं होगी। अतएव व्यायाम वगैरह करके वह भूख को उगाता है; और खाने के लिए तो उसे स्वयं के ही हाथ व मुँह हिलाने पड़ते हैं। अगर इस तरह नहीं तो उस तरह, राजा व रंक सभी को, व्यायाम करना ही पड़ता है तो फिर रोटी उत्पन्न करने का ही व्यायाम सब क्यों न करें, ऐसा प्रश्न स्वाभाविक ही दिमाग में आता है।

—महात्मा गांधी

(मंगल प्रभात)

8
परिशिष्ट व सन्दर्भ

हृदयरोग संबंधी कुछ वैज्ञानिक अध्ययन
स्वधर्म–विनोबा
पठनीय संदर्भ ग्रंथ
Scientific references

हृदयरोग सम्बन्धी कुछ वैज्ञानिक अध्ययन

भारतीय लोगों में हृदयरोग के आधिक्य, इन्सुलिन रेजिस्टन्स व सिन्ड्रोम एक्स–इन विषयों के अध्ययनों का उल्लेख इससे पूर्व किया ही जा चुका है, कुछ अन्य महत्त्वपूर्ण अध्ययन इस प्रकार हैं–

1. **फ्रामिंगहैम स्टडी :** अमेरिका में बॉस्टन शहर से 20 मील की दूरी पर 24,000 जनसंख्या के फ्रामिंगहैम नामक छोटे से शहर का चुनाव किया गया एवं 1949 में वहाँ "हृदय रोग क्यों व किसे होता है?" इसका अध्ययन प्रारम्भ किया गया। इस शहर में 30 से 62 वर्ष की आयु के 5209 स्त्री पुरुष सैंपलिंग की पद्धति से चुनकर उनकी पूरी जाँच की गई। उनके खाने-पीने-रहने सम्बन्धी सैकड़ों बातों की विस्तृत जानकारी नोट की गई।

इन 5209 लोगों की दर दो वर्षों में जाँच व उनकी जीवनशैली का विस्तृत लेखा-जोखा ये सब गत 52 वर्षों से लगाकार चल रहा है। उनमें से कई व्यक्तियों का इस दौरान देहान्त हो गया अथवा उन्हें हृदयरोग अथवा अन्य रोग हो गए। वह उनके डॉक्टरों द्वारा अथवा हर दो वर्षों में होनेवाली अध्ययन जाँच से ज्ञात होते रहे। 5000 लोगों के जीवन की सैकड़ों बातों की जानकारी रखने की वजह से उनमें से हृदयरोग क्यों व किन्हें होते हैं इस विषय में अमूल्य जानकारियाँ प्राप्त हुई। हृदयरोग के होने के खतरे का निम्न घटकों से सम्बन्ध सिद्ध हुआ–(1) पुरुष होना (2) हृदयरोग की आनुवांशिकता (3) बढ़ती हुई

आयु–ये हमारे नियंत्रण से बाहर के तीन घटक तथा (4) रक्त में बढ़ा हुआ कॉलेस्ट्राल (5) कम हो गया एच.डी.एल. (6) धूम्रपान (7) मोटापा (8) व्यायाम का अभाव (9) मधुमेह व (10) बढ़ा हुआ ब्लड प्रेशर–ये पाँच हमारे द्वारा नियंत्रित हो सकनेवाले घटक–इन दोनों तरह के घटकों का हृदयरोग से कारण सम्बन्ध प्रस्थापित हो गया। मेडिकल खोजों में इस खोज को बहुत ऊँचा स्थान दिया गया है। (मैं और रानी फ्रामिंगहैम जाकर इसे देख आए हैं।)

इन 5209 लोगों के बाल-बच्चे हुए। उन्हें भी इस अध्ययन में शामिल किया गया। अब तो उनके पोते-पोतियों का भी अध्ययन हो रहा है। तीन पीढ़ियों की जानकारी के कारण जीवनशैली के अतिरिक्त आनुवांशिकता का हृदयरोग से सम्बन्ध भी देखा जा सकता है। आज भी अध्ययन निरन्तर जारी है।

फ्रामिंगहैम स्टडी द्वारा मिली हुई काफी जानकारी का उपयोग 'आपकी हृदयरोग कुंडली' (प्रकरण 7.2) बनाने में किया गया है।

2. सेवन कन्ट्री स्टडी : परन्तु अमेरिका के अलावा अन्य देशों में हृदयरोग के क्या कारण हैं, इस प्रश्न का उत्तर खोजने के लिए फिनलैंड, इटली, ग्रीस, जापान, हॉलैण्ड, यूगोस्लाविया व अमेरिका इन देशों में यह सप्तदेशीय अध्ययन 1950-60 के दरमियान प्रारम्भ हुआ। इन सात देशों में भिन्न-भिन्न जीवनशैली के 12,000 मध्यम आयु के व्यक्तियों को अध्ययन के लिए चुना गया। अनेक दशकों तक यह अध्ययन चला। इससे ऐसा ज्ञात हुआ कि हृदयरोग होने का परिमाण फिनलैण्ड व अमेरिका में सबसे अधिक तो जापान, इटली, ग्रीस में सबसे कम है। ग्रीस-इटली की जीवनशैली (मेडिटरेनियन लाईफस्टाईल) को हृदयरोग से सुरक्षित मानकर उसके संरक्षक घटकों की खोज शुरू हुई।

3. रोज़ेटो स्टडी : अमेरिका के पेन्सिलवेनिया प्रान्त के रोज़ेटो शहर में बड़ी संख्या में इटली से लोग आकर बस गए थे। 1960 के आसपास तक इन लोगों ने आपसी प्रेम सम्बन्ध, मजबूत पारिवारिक रिश्ते एवं पारम्परिक इटालियन जीवनशैली को बरकरार रखा था। इसके भीतर वे सुरक्षित रहे। रोज़ेटो के गोरे इटालियन्स और एक मील दूर के बैंगोर शहर के गोरे अमेरिकनों के हृदयरोग के परिमाण में खूब फर्क नजर आया। इटालियन गोरों की हृदयरोग से सुरक्षा करनेवाले कारण थे–आहार में आलिव ऑइल एवं मछली का उपयोग, पारिवारिक नाते-रिश्ते, सामूहिक जीवन की परम्परा, तनावरहित जीवन

(नाचना, गाना, उन्मुक्त व्यवहार, काम का सारा तनाव भूलकर दोपहर के खाने के बाद एक झपकी!)।

बोल्फ नामक एक वैज्ञानिक ने भविष्यवाणी की (या कि श्राप), कि समय के साथ रोज़ेटो के इन इटालियन लोगों का पारम्परिक, कौटुम्बिक जीवन टूट जाएगा तथा वे भी तनावग्रस्त स्पर्धात्मक अमेरिकन बन जाएँगे और तब उनमें भी हृदयरोग बढ़ जाएगा। आनेवाले 25 सालों में यही हुआ–रोज़ेटो तथा बैंगॉर में हृदयरोग का अनुपात एक जैसा हो गया।

4. मायग्रण्ट स्टडीज : जापान में जापानियों को हृदयरोग बहुत कम होता था। क्या यह आनुवंशिक विशेषता थी? उनका अध्ययन करने पर पता चला कि अमेरिकन जीवनशैली अपनाने पर जापानियों में हृदयरोग का अनुपात बढ़कर करीब-करीब अमेरिकन लोगों के जैसा ही हो गया।

दीपक भटनागर व उनके सहकर्मियों द्वारा पंजाब एवं इंगलैंड में किए गए अध्ययनों से ऐसा पता चला कि एक ही परिवार के जो लोग पंजाब के गाँव में रह रहे थे उनमें हृदयरोग का अनुपात कम था। परन्तु उन्हीं के जो भाई-बहिन चण्डीगढ़ अथवा ऐसे ही बड़े शहरों में रहने लगे अथवा इंगलैंड में जा बसे उन सबमें हृदयरोग का अनुपात बढ़ गया–इंगलैंड में रहनेवाले काले तथा गोरे लोगों से भी वह कहीं अधिक हो गया। अर्थ स्पष्ट था। ग्रामीण जीवनशैली को अपनाए रहने तक ये भारतीय लोग सुरिक्षत थे। परन्तु उनके शरीर में ऐसे कुछ खतरनाक जैविक घटक हैं कि वे चाहे भारत के किसी शहर में रहें अथवा इंगलैंड में, वहाँ की जीवनशैली अपनाने पर यह खतरा एकदम उभर आता है। आप भारत में है अथवा इंगलैंड में यह महत्व नहीं रखता। कहीं भी रहें–सुशिक्षित, आरामवाली आधुनिक जीवनशैली खतरे की जननी है।

5. ॲलामेडिया स्टडी : बर्कमन व साइम ने इससे आगे का अध्ययन किया। कैलिफोर्निया प्रान्त के ॲलामेडिया काउण्टी के 4775 गोरे अमेरिकन्स की विस्तृत जाँच करके उन्हें विवाह, रिश्तेदारी, मित्र, चर्च और अन्य सामाजिक समूहों में हिस्सेदारी आदि विविध सामाजिक सम्बन्धों (सोशल नेटवर्क इन्डेक्स) के आधार पर अंक दिए। नौ वर्षों बाद फिर से वहाँ जाकर उनमें मृत्यु का अनुपात देखा। सोशल नेटवर्क इन्डेक्स के अनुसार जिन्हें कम अंक मिले थे, वे अधिक अंकवालों की अपेक्षा दुगुनी संख्या में मरे थे। सामूहिक वृत्ति व

जीवनशैली हमारे हृदय की रक्षा करती है। स्वार्थी, संकुचित, अकेलेपन की वृत्ति मृत्यु को जल्दी न्यौता देती है।

6. स्पर्धात्मक बन्दर : प्रयोगशाला में बन्दरों के एक झुंड को भरपूर फैटवाले आहार पर रखा गया। स्वाभाविक ही था कि उनका कोलेस्ट्राल बढ़ा हुआ रहने से उन्हें हृदयरोग जल्दी होने की संभावना बढ़ गई। उसमें से आक्रामक, दादागिरी करनेवाले बन्दरों में से कुछ को उनके स्पर्धकों के साथ रखने की वजह से सतत तनाव में जीना पड़ा। उनके जैसे ही कुछ आक्रामक बन्दरों को शान्त, कलहमुक्त झुंड में रखा गया। आहार सबका समान ही रखा गया। 22 महीनों बाद स्पर्धात्मक जीवन जीनेवाले बन्दरों में हृदयरोग का परिमाण दूसरे झुंड की अपेक्षा दुगुना था। (रजनीश की कुत्तेवाली कहानी वास्तव में सच निकली!)

स्वधर्म

(गीता प्रवचन से)

अर्जुन अहिंसा की ही नहीं संन्यास की भी भाषा बोलने लगा था। इस रक्तरंजित क्षात्रधर्म से संन्यास भला!–ऐसा अर्जुन कह रहा था। परन्तु क्या वह अर्जुन का स्वधर्म था? क्या वह उसकी वृत्ति थी? अर्जुन संन्यासी का वेश तो सहज ही धारण कर सकता था परन्तु संन्यासी की वृत्ति कैसे ला सकता था? संन्यास के नाम पर यदि वह जंगल में जाकर रहने भी लगता तो वह हिरणों को मारना शुरू कर देता। अतः भगवान कृष्ण ने स्पष्ट कहा–"अरे अर्जुन, ये जो तू लड़ाई न करने की बात कह रहा है यह तेरा भ्रम है। तेरा आज तक बना हुआ स्वभाव तुझे लड़े बिना नहीं रहने देगा।"

अर्जुन को स्वधर्म अवगुण लगने लगता है; किन्तु स्वधर्म कितना ही अवगुण हो, तो भी उसी में रहकर मनुष्य को अपना विकास करना चाहिए। क्योंकि उसी में रहकर उसका विकास हो सकता है। यह अभिमान का प्रश्न नहीं है बल्कि विकास का सूत्र है। स्वधर्म बड़ा होने से स्वीकार्य अथवा छोटा होने से अस्वीकार्य नहीं हो जाता। वस्तुतः वह न तो बड़ा होता है, न ही छोटा। वह हमारे नाप का होता है! "श्रेयान स्वधर्मों गुणः" गीता के इस वचन में धर्म शब्द का तात्पर्य हिन्दू, मुस्लिम या ईसाई से नहीं है। प्रत्येक व्यक्ति का धर्म भिन्न है। यहाँ मेरे सामने बैठे 200 लोगों के 200 धर्म हैं। मेरा भी जो धर्म

आज से दस वर्ष पूर्व था वह आज नहीं है। और आज जो धर्म है वह दस वर्ष बाद नहीं रहेगा। चिन्तन तथा अनुभव से जैसे-जैसे वृत्ति बदलती जाती है, वैसे-वैसे पहले का धर्म छूटता जाता है और नवीन धर्म प्राप्त होता जाता है। हठपूर्वक कुछ भी नहीं करना है।

दूसरे का धर्म श्रेष्ठ प्रतीत होने पर भी उसे स्वीकारने में मेरा कल्याण नहीं है। सूर्य का प्रकाश मुझे प्रिय है। उस प्रकाश से मेरा विकास होता है। सूर्य मेरे लिए वन्दनीय भी है। परन्तु इस कारण यदि मैं पृथ्वी को छोड़कर सूर्य के पास जाना चाहूँ और चला जाऊँ तो जल जाऊँगा। इसके विपरीत, पृथ्वी पर रहना बुरा लगने पर भी, पृथ्वी सूर्य के सामने अति तुच्छ होने पर भी, पृथ्वी के स्वयं प्रकाशित न होने पर भी, जब तक सूर्य का तेज सहन करने का सामर्थ्य मुझमें नहीं है, तब तक सूर्य से दूर पृथ्वी पर रहकर ही मुझे अपना विकास करना चाहिए। मछली से यदि कोई कहे, "पानी से दूध मूल्यवान है, दूध में रहो" तो मछली को वह स्वीकार्य होगा क्या? मछली पानी में जी सकती है, दूध में मर जाएगी।

दूसरे का धर्म आसान प्रतीत होने पर भी स्वीकार करने योग्य नहीं होता। ज्यादातर तो वह 'आसान' होने का आभास ही देता है। संसार में रहकर पत्नी एवं बच्चों की भली-भाँति रक्षा और पोषण नहीं कर सकता, इस वजह से यदि कोई गृहस्थ संन्यास लेता है तो वह ढोंग भी है और कठिन भी। मौका मिलते ही उसकी वासनाएँ जोर पकड़ेंगी। संसार का बोझ नहीं उठाया जाता, इसलिए वन में जानेवाला पहले वहाँ छोटी-सी झोंपड़ी बनाएगा। फिर उसकी रक्षा के लिए वह बाड़ लगाएगा। ऐसा करते-करते वह वहाँ सवाया संसार बना लेगा। वैराग्यवृत्ति हो तो संन्यास में भी क्या कठिनाई है? संन्यास को आसान कहने वाले स्मृति वचन भी हैं। परन्तु मुख्य मुद्दा वृत्ति का है। जिसकी जो वृत्ति होगी उसी के अनुसार उसका धर्म होगा। श्रेष्ठ-कनिष्ठ, कठिन व आसान का यह प्रश्न नहीं है। सच्चा विकास होना चाहिए और सही परिणति होनी चाहिए।

...दूसरे अध्याय में जीवन के तीन महान सिद्धान्त प्रस्तुत किए गए हैं। 1. आत्मा की अमरता एवं अखण्डता 2. देह की क्षुद्रता 3. स्वधर्म की अबाध्यता। इनमें से स्वधर्म का सिद्धान्त कर्तव्यरूप है तथा शेष दो ज्ञातव्य हैं। स्वधर्म के विषय में मैंने पिछली बार थोड़ी-सी बात की थी। यह स्वधर्म

हमें स्वभावतः ही प्राप्त होता है। स्वधर्म को खोजना नहीं पड़ता। हम आकाश से 'गिर पड़े' और भूमि पर 'पनप गए'—इस प्रकार नहीं है। हमारा जन्म होने से पहले भी यह समाज था, हमारे माता-पिता थे, अड़ोसी-पड़ोसी थे। ऐसे इस प्रवाह में हमारा जन्म होता है। जिन माता-पिता की कोख से मेरा जन्म हुआ उनकी सेवा करने का धर्म मुझे जन्मतः ही प्राप्त हुआ है। जिस समाज में मैं पैदा हुआ उसकी सेवा करना भी मेरा धर्म है। हमारे जन्म के साथ ही हमारा स्वधर्म भी जन्म लेता है। अथवा, हमारे जन्म लेने से पूर्व ही वह हमारे लिए तैयार रहता है ऐसा भी कह सकते हैं। क्योंकि वह हमारे जन्म का उद्‌देश्य है। उसी को पूरा करने के लिए हमारा जन्म हुआ है।

कुछ लोग स्वधर्म को पत्नी की उपमा देते हैं। पत्नी का सम्बन्ध जिस प्रकार अविच्छेद्य माना जाता है, उसी प्रकार स्वधर्म भी छूट नहीं सकता। किन्तु मुझे तो यह उपमा भी गौण प्रतीत होती है। मैं स्वधर्म को माँ की उपमा देता हूँ। इस जन्म के लिए मैं अपनी माँ का चुनाव नहीं कर सकता क्योंकि वह तो पहले ही से चुनी जा चुकी है। वह कैसी भी क्यों न हो, बदली नहीं जा सकती। यही स्थिति स्वधर्म की है। इस संसार में प्राणी के लिए स्वधर्म के अलावा अन्य कोई आश्रय नहीं है। स्वधर्म को छोड़ना यानी 'स्व' को ही छोड़ने जैसा आत्मघाती कदम होगा। स्वधर्म के सहारे ही हम आगे बढ़ सकते हैं। इसलिए, स्वधर्म का आश्रय हमें कभी नहीं छोड़ना चाहिए। यह जीवन का एक मूलभूत सिद्धान्त बनता है।

स्वधर्म इतना सहज प्राप्य है कि मनुष्य उसका आचरण बड़ी सरलता से कर सकता है। परन्तु अनेक प्रकार के मोह के कारण वह हो नहीं पाता, अथवा बड़ी कठिनाई से हो पाता है; और यदि हो भी जाए तो उसमें जहर घोल दिया जाता है। स्वधर्म के मार्ग में काँटे बिछानेवाली मोहमाया के बाह्यरूप तो असंख्य हैं, परन्तु उन सबके मूल में है संकुचित व उथली देहबुद्धि। मैं और मेरे शरीर-सम्बन्धी—इतना ही मेरा संसार। इसके बाहर के सब पराये अथवा शत्रु—ऐसी विभेद की दीवार यह देहबुद्धि खड़ी करती है। इतना ही नहीं, 'मैं' और 'मेरे अपनों' के भी वह केवल शरीर ही देख पाती है। देहबुद्धि की इस संकुचितता और उथलेपन में फँसकर, हम छोटे-छोटे डबरों का निर्माण कर लेते हैं। अंधिकांशतः सब यही करते हैं। किसी का डबरा छोटा तो किसी का बड़ा। परन्तु कुछ भी हो, है तो वह डबरा ही। इस शरीर की चमड़ी जितनी उसकी

गहराई। कोई कुटम्ब और कुल के अभिमान का डबरा बनाकर रहता है, तो कोई देशाभिमान का। ब्राह्मण-ब्राह्मणेतर नाम का एक डबरा तो हिन्दू-मुसलमान नाम का दूसरा। एक-दो नहीं अनन्त डबरे। जिधर देखो उधर डबरे ही डबरे। इनके बिना मानो हम जी ही नहीं सकते। परन्तु इसका परिणाम क्या होता है? परिणाम एक ही। हीन विचार के रोग जन्तुओं की विपुलता और स्वधर्मरूपी आरोग्य का नाश!

—विनोबा
(गीता प्रवचन)

पठनीय सन्दर्भ ग्रंथ

1.	Reversing Heart Disease	Dean Ornish	Callantine Book, a division of Random House Inc. New York.
2.	ईशावास्य वृत्ति	विनोबा	परमधाम प्रकाशन, पवनार, वर्धा–442 401
3.	गीता प्रवचन	...."....	....".....
4.	विचारपोथी	...."....	....".....
5.	स्थितप्रज्ञ दर्शन	...."....	....".....
6.	महागुहा में प्रवेश	...."....	सर्व सेवा संघ, राजघाट, वाराणसी
7.	सत्य के प्रयोग (आत्मकथा)	महात्मा गांधी	नवजीवन प्रकाशन, अहमदाबाद
8.	मंगल प्रभात	महात्मा गांधी	परमधाम प्रकाशन, पवनार, वर्धा-442 401
9.	Hatha Yoga Pradipika	Swami Muktibodhanand Saraswati	Bihar School of Yoga, Munger, Bihar
10.	Light on Yoga	B K S Iyengar	Harper and Collins Publishers, 7/116, Ansari Road, New Delhi-110 029
11.	Light on Pranayama	B K S Iyengar,	Harper and Collins
12.	Light on the Yogasutra of Patanjali	B K S Iyendar	Harper and Collins
13.	धर्म : जीवन जीने की कला	सत्यनारायण गोयनका	विपश्यना विशोधन विन्यास, इगतपुरी
14.	प्रवचन सारांश	सत्यनारायण गोयनका	विपश्यना विशोधन विन्यास, इगतपुरी

15. साधनापथ	आचार्य रजनीश	ओशो बुक्स एंड कॅसेट्स 2/12 नीती पार्क, गुंजन सिनेमाहॉल, जेल रोड, येरवडा, पुणे-411 006
16. Anatomy of an illness	Norman Cousins,	Bantam Books, New York
17. Love, Medicine and Miracles	Bernie Siegal	Arrow Books Limited, Random House, 20, Vauxhall, bridge Road, London SW1V 2SA U.K.
18. Walking	Casey Meyers	Random House Inc., New York
19. The Art of Loving	Erich Fromm	Unwin paperbacks, London
20. Psychoanalysis and religion	Erich Fromm	Bantam Books, New York.
21. प्रयाणोत्सव	विमला ठकार	केशव भिकाजी ढवले प्रकाशन, श्री समर्थ सदन पाहिनी भाटवाडी, गिरगांव, मुम्बई-400 004
22. ध्यानमय दैनन्दिन जीवन	........"...............	.........".........
23. आत्मोल्लास	........"............	........"............
24. जगावेगलं अध्यात्म	........"............	........"............
25. विश्व स्वधर्म सूर्ये पाहो	........"............	........"............
26. Nutritive Value of Indian Foods	C. Gopalan & Others	National Institute of Nutrition, Hyderabad.
27. Meditation for everybody	Louis Proto	Penguin Books
28. I am that	Nisargdatt Maharaj	Chetana Ltd, Bombay
29. The Power of Now	Eckhart Tolle	Yogi Impressions, Mumbai
30. All there is	Tony Parsons	Open Secret publishing, U.K.

Scientific References

1. Braunwald E. Heart Disease. W. B. Saunders & Co. Philadelphia, USA. 1992.
2. Ockene I.S. and Ockene J. K. Prevention of Coronary Heart Disease. Little, Brown & Co. Boston, 1992.
3. Bryan Williams. Insulin resistance: the shape of things to come, Lancet, 1994; 344: 521-24.
4. P.M. Mckeigue, Bela Shah, M. G. Marmot. Relation of central obestity and insuling resistance with high diabetes prevalance and cardiovascular risk in South Asians. The Lancet, 1991: 337; 382-86.
5. Bryan Williams. Westernised Asians and cardiovascular disease : nature or nature? Lancet, 1995; 345; 401-2.
6. Prem Pais, J. Pogue, etal. Risk factors for acute myocardial infarction in Indians : a case-control study. Lancet, 1996; 348; 358-63.
7. W. Philip T. James, Coronary Heart Disease in Indians, NFI Bulletin, Volume 16, Number 2, p.1-4, April 1995.
8. C. H. D. Fall, D. J. P. Barker, The Fetal Origins of Coronary Heart Disease and Non-Insulin Dependent Diabetes in India. Indian Pediatrics, 1997; 34; 508.

9. C. E. Stein, C. H. D. Fall, K Kumaran, C. Osmaond etal. Fetal growth and coronary heart disease in South India, Lancet, 1996; 348; 1269-73
10. Deepak Bhatnagar, Inder S. Anand, Paul N. Durrington etal. Coronary risk factors in people from the Indian subcontinent living in West London and their siblings in India, Lancet 1995; 345; 405-9.
11. C. Gopalan. Nutrition and DegenerativeDiseases in India, NFI Bulletin, Volume 15 Number 1, p.1-4, January 1994.
12. Stephen Frankel, Peter Elwood, etal. Birthweight, body-mass index in middle age, and incident coronary health disease. Lancet, 1996; 348 (I) : 1478-80.
13. Coronary Heart Discase, Supplement to the Lancet, November 1996; 348 : (1) : 1-31
14. Dean Ornish, Shirley E. Brown, Larry W. Scherwitz etal. Can lifestyle changes reverse coronary heart disease? Lancet, 1990; 336; 129-33.
15. Stevens J. etal. The effect of age on the association between bodymass index and mortality. N. Engl J. Med 1998; 338 : 1-7.
16. Kassirer J. P. and Anell M. Losing weight - An ill-fated New Year's resolution. N. Engl J. Med 1998; 338; 52-4.
17. Exercise for health, WHO/FIMS Committee on Physical Activity for Health, Bulletin of the World Health Organization, 1995. 73(2) : 135-136.
18. Friedman M. Rosenman RH. Type A behaviour and your heart. New York: Knopf, 1974.
19. M. G. Marmot, H. Bosma, J. Hemingway etal. Contribution of job control and other risk factors to social variations in coronary heart disease incidence, The Lancet, 1997; 350; 235-39.
20. Dawber TR, Meadors GF. Moore EF, Jr. Epidemiological approaches to heart disease: The Framingham study. Am J. Publ. Health 1951; 41 : 279-86

21. Gordon T, Kannel W.B. Premature mortality from coronary heart disease. The Framingham Study, JAMA 1971; 215 : 1617-25.
22. Keys A, Aravanis C, Blackburn H, etal. Epidemiological studies related to coronary heart disease. Characteristics of men aged 40-59 in seven countries. Acta Med Scand 1967; 180; (Suppl 460) : 1-392.
23. Worth RM, Kato H, Rhoads GG, et al. Epidemiologic studies of coronary heart disease and stroke in Japanese men living in Japan, Hawaii and California : Mortality. Am J. Epidemiol 1975; 102 : 476-87.
24. Bruhn JG, Chandler B, Miller MC, et al. Social aspects of coronary heart disease in two adjacent, ethnically different communities. Am J. Public Health 1966; 56 : 1493-506.
25. Wolf s, Herrenkohl RC, Lasker J, et al. Roseto Pennsylvania 25 years later– highlights of a medical and sociological survey. Trans Am Clin Climatol Assoc 1988; 100: 57-67.
26. Berkman LF, Syme SL. Social networks, host resistance, and mortality: a nine-year follow-up study of Alamedia County residents. Am J. Epidemiol 1979; 109 : 186-204.

●●●